职业技能等级认定培训教材

U0248813

公共场所卫生管理员

主　编　石红梅　贾丽华

副主编　李聚杰　张　瑞　薛　涛　刘士朋

人民卫生出版社
·北京·

图书在版编目（CIP）数据

公共场所卫生管理员 / 石红梅, 贾丽华主编. —北京：人民卫生出版社，2022.10
ISBN 978-7-117-31809-9

Ⅰ. ①公… Ⅱ. ①石… ②贾… Ⅲ. ①公共卫生-卫生管理-教材 Ⅳ. ①R126.4

中国版本图书馆 CIP 数据核字（2021）第 144402 号

人卫智网	www.ipmph.com	医学教育、学术、考试、健康，购书智慧智能综合服务平台
人卫官网	www.pmph.com	人卫官方资讯发布平台

公共场所卫生管理员

Gonggong Changsuo Weisheng Guanliyuan

主　　编：石红梅　贾丽华
出版发行：人民卫生出版社（中继线 010-59780011）
地　　址：北京市朝阳区潘家园南里 19 号
邮　　编：100021
E - mail：pmph @ pmph.com
购书热线：010-59787592　010-59787584　010-65264830
印　　刷：三河市潮河印业有限公司
经　　销：新华书店
开　　本：787×1092　1/16　印张：15
字　　数：365 千字
版　　次：2022 年 10 月第 1 版
印　　次：2022 年 10 月第 1 次印刷
标准书号：ISBN 978-7-117-31809-9
定　　价：49.00 元

打击盗版举报电话：010-59787491　E-mail：WQ @ pmph.com
质量问题联系电话：010-59787234　E-mail：zhiliang @ pmph.com

编 者 （按姓氏笔画排序）

马　辉　石家庄市疾病预防控制中心
马新颜　石家庄市疾病预防控制中心
王　鑫　河北省卫生健康委员会综合监督服务中心
王常乐　河北医科大学
石红梅　河北医科大学
刘士朋　河北医科大学
闫　琳　国家食品安全风险评估中心
李聚杰　河北省职业技能鉴定指导中心
张　宪　河北大学
张　瑞　河北医科大学
苗俊杰　河北医科大学
贾丽华　河北省卫生健康委员会综合监督服务中心
郭晓亮　河北省疾病预防控制中心
梁震宇　石家庄市疾病预防控制中心
揣　侠　河北医科大学
薛　涛　河北医科大学
薛红妹　河北医科大学第一医院

河北省健康职业培训教材评审委员会

前　言

2019 年年底以来,席卷全球的新冠肺炎疫情给人类健康带来了严重威胁。面对突如其来的严重疫情,我国在以习近平同志为核心的党中央领导下,全国上下风雨同舟、众志成城,新冠肺炎疫情得到有效控制。2020 年 4 月 29 日召开的中共中央政治局常务委员会会议提出"疫情防控这根弦必须时刻绷紧,决不能前功尽弃"的总要求,我国疫情防控进入常态化。

我国人力资源和社会保障部为顺应社会需求,助力疫情防控,在《人力资源社会保障部办公厅　市场监管总局办公厅　统计局办公室关于发布区块链工程技术人员等职业信息的通知》(人社厅发〔2020〕73 号)文件中,明确将"公共卫生辅助服务人员"职业下的"防疫员""消毒员"和"公共场所卫生管理员"3 个工种升级为 3 个职业。河北省人力资源和社会保障厅随即委托河北医科大学公共卫生与健康管理研究中心、河北省检验检疫学会制定了公共场所卫生管理员职业评价规范。为顺利推进培训工作,河北省人力资源和社会保障厅依据规范中的职业功能和技能要求,组织人员完成了本教材的编撰工作。

根据公共场所卫生管理员职业的培养要求,本教材共分十二章,包括公共场所卫生管理概述、公共场所常见传染病预防及控制、公共场所健康危害因素、公共场所设计卫生要求、公共场所卫生管理要求、公共场所饮用水安全管理、公共场所集中空调通风系统卫生管理、公共场所控烟管理、公共场所消毒杀虫技术、公共场所现场快速检测技术、公共场所危害健康事故处置及公共场所健康教育。本教材内容全面、系统,具有较强的指导意义和实践性。部分章节中某些内容或标题重复,但侧重点不同,突出了相关知识在章节中的重要性。

本教材可用于公共场所卫生管理人员的培训,还可作为各级各类公共场所从业人员的专业参考书籍。

由于编写人员知识水平有限,编写时间较短,书中缺点和错误在所难免,敬请广大读者批评指正。

石红梅　贾丽华
2021 年 1 月

目 录

第一章

公共场所卫生管理概述

第一节 公共场所基本概念与分类

一、公共场所基本概念

公共场所(public place)是在自然环境或人工环境的基础上,根据公众生活活动和社会活动的需要,人工建成的具有多种服务功能的公共建筑设施,供公众进行学习、工作、休息、文体、娱乐、参观、旅游、交流、交际、购物、美容等活动的临时性生活环境。对公众而言,公共场所是人类生活环境的组成部分,而对公共场所的从业人员来说,公共场所又属于职业环境。

我国幅员辽阔,地域差异显著,民族风俗习惯各异,社会经济发展水平参差不齐,不同阶层人群的物质需求、生活方式差异很大,因此全国各地还有许多各式各样的民众聚集地,从广义上都被认可为公共场所。

二、公共场所分类和范畴

我国公共场所种类繁多,档次也相差悬殊。按照其建筑类型,公共场所可分为封闭式(如宾馆、公共浴室、影剧院、博物馆等)、开放式(如体育场、游泳场、公园等)和移动式(如一些小型游乐场)。按照其功能用途可分为 4 类:生活服务设施类,包括宾馆、饭馆、旅店、咖啡馆、酒吧、理发店、美容店、影剧院、录像厅(室)、游艺厅(室)、音乐厅、商场(店)、书店、候诊室等;体育设施类,包括体育场(馆)、游泳场(馆)、健身房;公共文化设施类,包括展览馆、博物馆、科技馆、美术馆、图书馆、植物园、动物园、水族馆等;公共交通设施类,包括候车(机、船)室、公共交通工具(汽车、火车、飞机、轮船、地铁)等。

国务院 1987 年 4 月 1 日颁布了《公共场所卫生管理条例》及其实施细则,根据 2016 年 2 月 6 日《国务院关于修改部分行政法规的决定》进行了修订,2019 年 3 月 2 日再次修订,于 4 月 23 日正式实施。其中,第二条规定了法定公共场所包括以下 7 大类 28 种:

1. 住宿与休闲场所(8 种)　宾馆、饭馆、旅店、招待所、车马店、咖啡馆、酒吧、茶座。
2. 洗浴与美容美发场所(3 种)　公共浴室、理发店、美容店。
3. 文化娱乐场所(5 种)　影剧院、录像厅(室)、游艺厅(室)、舞厅、音乐厅。
4. 健身休闲场所(3 种)　体育场(馆)、游泳场(馆)、公园。
5. 文化交流场所(4 种)　展览馆、博物馆、美术馆、图书馆。

6. 购物场所（2 种）　商场（店）、书店。

7. 就诊与交通场所（3 种）　候诊室、候车（机、船）室、公共交通工具。

三、公共场所的发展

近 20 年来，由于我国经济和社会的快速发展，人们生活娱乐方式的多元化，一方面上述个别公共场所逐渐趋于消失，如车马店、录像厅（室）等，另一方面公共场所的新兴业态不断涌现，如会展中心、网吧、歌厅、足浴店、按摩店、汗蒸馆、婴幼儿游泳场所、洗衣店、保龄球馆、棋牌室、高尔夫球场、温泉度假村、娱乐城、儿童游乐园、旅游景区、高铁、地铁、商业综合体等。总体来说，我国公共场所的种类和数量呈现井喷式增长。

第二节　公共场所卫生与管理

一、公共场所卫生概述

公共场所卫生是应用环境卫生学的理论与技术，研究各种公共场所存在的环境卫生问题，阐明其对人群健康产生影响的性质、程度和规律，制定公共场所卫生标准和卫生要求，研究改善公共场所卫生的措施，达到预防和控制疾病，保障公众健康的目的。因此，公共场所卫生既是一项专业技术工作，又是一项卫生管理工作。

公共场所卫生作为环境卫生学的组成部分，其存在的卫生问题涉及环境卫生学的许多领域，包括大气卫生、室内空气卫生、生活饮用水卫生及通风、采光、照明、噪声、公共用品用具污染等卫生问题。因此公共场所卫生管理工作具有技术性和管理性的双重属性。公共场所卫生管理员应认真学习和掌握环境卫生学的基本理论、方法和技术，深入实际，努力实践，提高专业技术水平，才能做好公共场所卫生管理工作。

二、公共场所卫生学特点

公共场所在一定空间内接纳、聚集的人群数量较大，人群在公共场所停留时间短，人群流动性大；进出公共场所的人群组成复杂，文化程度、生活方式和习惯各不相同，身体状况也有很大差别，健康与非健康个体混杂，容易造成传染病的传播；同时，公共场所的设备及公共用品用具供人群重复使用，易造成致病微生物的污染。公共场所的环境非常复杂，影响因素多种多样，物理的、化学的、生物的各种因素通过人群的活动进入公共场所，影响公共场所的卫生质量。概括起来，公共场所的卫生学特点主要有以下 6 个方面。

（一）人群密集，流动性大，易混杂传染源

公共场所在一定的空间和时间内接纳、聚集的人群数量较大，不同性别、不同年龄、不同职业、不同身体状况（健康和非健康）的人员密切接触，单位面积的人口密度高，由于人群疾病谱的谱阶复杂，难免混杂各种各样的传染病患者。如我国每年夏秋季高发的急性出血性结膜炎（即红眼病），在一定程度上就是通过公共场所及其公共用品用具传播的。每年暑假，不少儿童、青少年在去游泳池戏水后，突然出现高烧、全身无力、头痛、咽痛、肌肉痛及胃肠道症状，就是由游泳池水消毒不彻底而引起的"游泳池热"感染。此外，由于人群多为短期停留，流动性大，部分顾客的保洁意识差，对维护公共场所环境、公共用品用具清洁和卫生的责

任心和自觉程度不够,也给公共场所的卫生管理带来难度。

(二) 设备及物品被频繁使用,易造成污染

公共场所人群高度聚集,人与人之间接触频繁,其中的设备(电梯、集中空调)、公共用品(卧具、毛巾、拖鞋)、公共用具(水杯、水壶、剪发工具、坐便器)也被来往人群反复使用。根据北京市对 7 000 家旅店和影剧院的统计,一年中接待的中外旅客和顾客高达 1.5 亿人次,住宿场所中从地面到每一件物品、器具都要被人群反复使用和触摸。在上述使用和触摸过程中,如果有传染病的患病者存在,极易造成致病微生物污染,一旦未消毒或消毒不彻底,容易造成交叉污染,危害人群健康。由于公共场所人口密度大,接触机会多,呼吸道疾病容易在人群间传播;公用餐具、茶具的污染也容易导致肠道传染病的传播。此外,也容易传播一些接触性疾病,如头癣、脚癣、皮肤病、性病等。

(三) 从业人员流动性大,卫生水平偏低

随着经济社会的不断发展,公共场所不断增多,从业人员数量也大幅增加,这些人员的素质参差不齐,流动性大,文化水平和卫生知识有限,卫生观念和卫生意识也比较差,对做好公共场所卫生工作的重要性认知不足,责任感不强,往往只注意表面上的整洁,而忽视卫生工作的本质内容。如有的宾馆、旅店,客房服务人员把擦拭卫生间坐便器的抹布,用来擦拭浴盆、洗脸池及洗脸台;把擦拭茶几、写字台的抹布,用来擦拭水杯、茶具、水壶;对客房的卧具、毛巾、拖鞋、脸盆、脚盆等,不坚持一客一换一消毒,而是让顾客反复使用,造成交叉感染、重复感染。如有的理发店,毛巾、理发工具未经消毒处理而让顾客重复使用。有的游泳池(馆)浸脚池内,由于含氯消毒剂补充不及时,使游离性余氯浓度不达标。

(四) 公共场所经营单位缺乏卫生管理知识,卫生意识淡薄,卫生制度不健全

《公共场所卫生管理条例》及其实施细则规定,公共场所的卫生管理应由公共场所的主管部门和经营单位负责,卫生防疫部门负责卫生监督工作。

要做好公共场所的卫生管理工作,一方面,公共场所的主管部门充分发挥卫生管理的领导作用,建立卫生管理制度,配备专职或兼职卫生管理人员,对所属经营单位(包括个体经营者)的卫生状况进行经常性检查,并提供必要的条件;各级卫生防疫机构根据需要设立公共场所卫生监督员,执行公共场所的卫生监督职责:①对公共场所进行卫生监测和卫生技术指导;②监督从业人员健康检查,指导有关部门对从业人员进行卫生知识的教育和培训。另一方面,公共场所的经营单位必须认真做好各项自身管理工作,建立卫生责任制度,设立卫生管理部门或配备专(兼)职卫生管理人员,结合本单位的实际情况,建立健全卫生管理制度和卫生管理档案,组织本单位的从业人员经常进行卫生法律知识和公共场所卫生知识的培训、考核工作,每年进行健康检查,对患有痢疾、伤寒、病毒性肝炎、活动性结核、化脓性或渗出性皮肤病等疾病的人员,治愈前不得从事直接为顾客服务的工作。

而现实情况是,有一部分公共场所的主管部门和经营单位,卫生观念淡薄,从思想上和管理上缺乏把卫生工作作为服务工作重要内容的意识,不重视自身卫生管理工作。不设置专门卫生管理机构,甚至连兼职的卫生管理人员都不设置;在制定卫生管理制度时流于形式,不讲时效,没有提出做好卫生工作的具体要求和考核标准。主管部门的有些卫生管理人员到所属的公共场所经营单位检查工作时,对卫生工作只听汇报,不进行实地检查。而有许多公共场所经营单位,一旦获得了"卫生许可证",便放松了卫生管理工作,虽然卫生制度张贴上墙,但平时不进行卫生检查,也不组织培训考核,管理人员和服务人员也不清楚卫生制

度的内容;对不能运转的卫生设备和卫生设施不及时进行维修;对于新招聘的服务人员,不经健康体检和卫生知识培训考核,就直接上岗为顾客服务。

(五)部分公共场所的建筑和布局不合理

目前,国内有部分公共场所的建设项目是在老城区内见缝插针建立起来的,或是在原有建筑物改建出来的,其选址与布局在没有报请当地卫生监督机构审查批准的情况下,便动工兴建;建成以后也不报请卫生监督机构监测验收,没有获得"卫生许可证"就开业经营。这些场所往往存在大量的卫生问题,不得不在后期停业整顿,重新进行改造,浪费了大量的人力和物力。例如,有些室内游泳池,没有建造强制性通过式浸脚消毒池;有些宾馆、饭店的中央空调排气管道的开口,与新风系统吸入管道的入口处相邻,导致刚刚排出的废气又被新风系统吸入室内。

(六)涉及面广

无论城市,还是乡村,只要是有人群居住的地方,都会存在大小不一、数量不等、档次各异、功能繁多的公共场所。这些公共场所的卫生设施和卫生条件相差较大,服务项目也各不相同。因而公共场所卫生涉及面极其广泛。

综上所述,公共场所呈现的卫生学特点,充分说明了公共场所卫生管理工作的重要性。因此,公共场所的卫生质量,是社会进步和文明程度的反映,也是一个城市、一个地区、一个国家物质文明和精神文明的重要标志。做好公共场所的卫生工作,不断完善和提高公共场所的卫生质量,不仅对丰富人民的物质生活和文化生活、促进国民经济的发展和国际间的友好往来有重要意义,而且对预防和控制疾病,保护和增进健康有重要作用。

三、公共场所卫生管理

公共场所卫生管理是指公共场所的主管部门、卫生防疫部门、公共场所经营单位依照国家有关卫生法规的规定,通过行业管理、政府监管、单位自律等方式,促进公共场所卫生水平的提高,保障公共场所消费人群和从业人员的健康安全。

根据《公共场所卫生管理条例》及其实施细则的规定,公共场所的以下内容是卫生管理和卫生监督的重点。

(一)不断改善和提高公共场所的卫生质量

公共场所的下列项目应符合国家卫生标准和要求。

1. 空气(室内空气质量、集中空调送风质量)、微小气候(湿度、温度、风速)。
2. 水质(指集中式供水、单位自备水、二次供水、游泳池水、浴池水等)。
3. 采光和照明。
4. 噪声。
5. 顾客用具(公共用品用具、一次性用品等)和卫生设施(消毒设施、清洗设施、集中空调系统、新风系统等)。

对于未按照规定对公共场所的空气、微小气候、水质、采光、照明、噪声、顾客用具和卫生设施等进行卫生检测的,由县级以上地方人民政府卫生行政部门责令限期改正,给予警告,并可处以二千元以下罚款;逾期不改正,造成公共场所卫生质量不符合卫生标准和要求的,处以二千元以上二万元以下罚款;情节严重的,可以依法责令停业整顿,直至吊销"卫生许可证"。

(二) 把可能存在和发生的卫生问题消灭在设计和施工阶段

国家对公共场所实行"卫生许可证"制度。"卫生许可证"由县级以上卫生行政部门签发。公共场所进行新建、改建、扩建的,应符合有关卫生标准和要求,经营者应按照有关规定办理预防性卫生审查手续,报请卫生监督机构审查批准后方可施工,竣工后必须经卫生监督机构验收,发放"卫生许可证"后,方可营业。

对于未按照规定对公共场所新建、改建、扩建项目办理预防性卫生审查手续的,由县级以上地方人民政府卫生行政部门责令限期改正;逾期不改的,给予警告,并处以一千元以上一万元以下罚款;对拒绝监督的,处以一万元以上三万元以下罚款;情节严重的,可以依法责令停业整顿,直至吊销"卫生许可证"。

(三) 应设有专用消毒间,对公共用品进行清洗、消毒和保洁

公共用品用具是指公共场所经营者提供给顾客重复使用的床单、枕套、被套、毛巾、浴巾、浴衣、杯具、洁具、拖鞋、美容美发工具、修脚工具及其他重复使用且与皮肤、黏膜等接触的物品。公共用品用具由于被污染的机会多,公共场所经营者应根据经营规模、项目设置清洗、消毒、保洁、盥洗等设施设备和公共卫生间。公共用品洗涤房间应专室专用,公共用品的洗涤、消毒、烘干设备和洗手、更衣、通风、照明、保洁设施应正常使用;应做到分类清洗,清洁物品应及时存放到保洁设施内,清洁物品和污染物品的存放容器应严格区分,运输过程应有效防止交叉污染、二次污染。公共用具清洗消毒间,应做到专间专用,不得擅自停用或更改房间用途,不得从事与清洗消毒无关的活动;应有清洗消毒操作规程,配备消毒剂定量配制容器(化学法消毒)、洗消器材和工具。

公共场所经营者提供给顾客使用的用品用具应保证卫生安全,可以反复使用的用品用具应一客一换,按照有关卫生标准和要求清洗、消毒、保洁。禁止重复使用一次性用品用具。对于未按照规定对顾客用品用具进行清洗、消毒、保洁,或重复使用一次性用品用具的,由县级以上地方人民政府卫生行政部门责令限期改正,给予警告,并可处以二千元以下罚款;逾期不改正,造成公共场所卫生质量不符合卫生标准和要求的,处以二千元以上二万元以下罚款;情节严重的,可以依法责令停业整顿,直至吊销"卫生许可证"。

对于未按照规定设置与其经营规模、项目相适应的清洗、消毒、保洁、盥洗等设施设备和公共卫生间,或擅自停止使用、拆除上述设施设备,或挪作他用的,由县级以上地方人民政府卫生行政部门责令限期改正;逾期不改的,给予警告,并处以一千元以上一万元以下罚款;对拒绝监督的,处以一万元以上三万元以下罚款;情节严重的,可以依法责令停业整顿,直至吊销"卫生许可证"。

(四) 应对从业人员进行健康体检和卫生知识培训

从业人员应体检取得健康合格证明,应进行卫生知识培训,经考核取得合格证明后,方可上岗工作。旅店、咖啡馆、酒吧、茶座、公共浴室、理发店、美容店、游泳场(馆)的从业人员每年应进行一次健康检查,取得健康合格证后,方可继续上岗工作。对体检不合格的从业人员应及早调离直接为顾客服务的岗位,治愈后方可恢复原岗位工作。公共场所经营者应建立卫生培训制度,组织从业人员学习相关卫生法律知识和公共场所卫生知识,并进行考核。对考核不合格的,不得安排上岗。

公共场所经营者安排未获得有效健康合格证明的从业人员从事直接为顾客服务工作的,由县级以上地方人民政府卫生行政部门责令限期改正,给予警告,并处以五百元以上五

千元以下罚款;逾期不改正的,处以五千元以上一万五千元以下罚款。

未按照规定组织从业人员进行相关卫生法律知识和公共场所卫生知识培训,或安排未经相关卫生法律知识和公共场所卫生知识培训考核的从业人员上岗的,由县级以上地方人民政府原卫生计生行政部门责令限期改正;逾期不改的,给予警告,并处以一千元以上一万元以下罚款;对拒绝监督的,处以一万元以上三万元以下罚款;情节严重的,可以依法责令停业整顿,直至吊销"卫生许可证"。

(五) 应防止发生危害健康的事故和中毒事故

公共场所经营者应制定公共场所危害健康事故应急预案或方案,定期检查公共场所各项卫生制度、措施的落实情况,及时消除危害公众健康的隐患,预防发生传染病、皮肤病、化学中毒、虚脱、休克等危害健康的事故和中毒事故。一旦发生,应立即报告卫生防疫机构,并对现场进行妥善处理(包括抢救受害者脱离现场,迅速送医院治疗,防止事故继续发展,确保不扩大危害范围和继续恶化环境,保护现场)。任何单位或个人对危害健康事故不得隐瞒、缓报、谎报或授意他人隐瞒、缓报、谎报。

公共场所经营者对发生的危害健康事故未立即采取处置措施,导致危害扩大,或隐瞒、缓报、谎报的,由县级以上地方人民政府原卫生计生行政部门处以五千元以上三万元以下罚款;情节严重的,可以依法责令停业整顿,直至吊销卫生许可证。构成犯罪的,依法追究刑事责任。

(六) 建立卫生管理机构,制定卫生管理制度

公共场所可根据实际情况建立卫生管理机构,或成立卫生管理组织;配备专(兼)职的卫生管理人员;制定切实可行的卫生管理制度;按不同功能部位,建立卫生工作岗位责任制。卫生管理制度和卫生工作岗位责任制,应切实可行。即应结合本单位的规模、等级、人员和卫生设备、卫生设施的具体情况,提出做好卫生工作的具体要求,制定各个服务岗位卫生工作质量考核制度,经常检查公共场所各个功能部位的卫生状况,对从业人员完成卫生工作的质量进行考核,并与服务质量优劣的奖惩制度相联系。公共场所卫生管理制度和卫生工作岗位责任制,是做好公共场所各项卫生工作的重要条件,是不同岗位服务员做好卫生工作的依据。因此,卫生管理制度和卫生工作岗位责任制一旦制定,就应坚决执行,并应定期检查,防止流于形式。

对于未按照规定建立卫生管理制度、设立卫生管理部门或者配备专(兼)职卫生管理人员,或未建立卫生管理档案的,由县级以上地方人民政府原卫生计生行政部门责令限期改正;逾期不改的,给予警告,并处以一千元以上一万元以下罚款;对拒绝监督的,处以一万元以上三万元以下罚款;情节严重的,可以依法责令停业整顿,直至吊销"卫生许可证"。

第三节　公共场所管理的相关卫生法律法规

我国制定了一系列公共场所卫生法律法规及相关卫生标准规范,对规范公共场所卫生管理,预防和控制疾病流行,创造良好的公共场所卫生条件,保障人民群众的卫生健康,促进社会和经济协调发展发挥积极作用。随着这些法律法规标准规范的发布和实施,全国各类公共场所的卫生状况大为改善,卫生质量逐年提高,卫生管理和卫生监督监测工作逐步程序化、规范化和科学化。

一、法律

《中华人民共和国传染病防治法》,由 1989 年 2 月 21 日第七届全国人民代表大会常务委员会第六次会议通过,经 2004 年 8 月第十届全国人民代表大会常务委员会第十一次会议修订,并于 2004 年 12 月 1 日起实施(2013 年 6 月 29 日第十二届全国人民代表大会常务委员会第三次会议通过对《中华人民共和国传染病防治法》作出修正)。该法所调整法律关系的客体内容具有广泛性、多样性的特点,在整个公共卫生法律法规体系中占有重要地位,对于提高我国传染病防治的整体水平,促进公共卫生体系建设,保障广大人民群众的身体健康及经济、社会的协调发展发挥着积极的作用。

《中华人民共和国传染病防治法》部分条款对公共场所传染病防控做了相应的规定。如第一条:为了预防控制和消除传染病的发生和流行,保障人民健康和公共卫生,制定本法;第五十三条第一款第六项:对公共场所和有关单位的卫生条件和传染病预防、控制措施进行监督检查。

二、法规

1987 年 4 月 1 日,国务院颁布实施《公共场所卫生管理条例》,条例对公共场所适用范围、卫生许可、卫生执法监督职责、经营单位责任、违法行为及罚则作了明确规定。《公共场所卫生管理条例》是公共场所卫生执法监督最重要和主要的法律依据,它的发布实施标志着我国公共场所卫生监管步入法制化管理轨道。2016 年 2 月 6 日《国务院关于修改部分行政法规的决定》将《公共场所卫生管理条例》第八条修改为:"除公园、体育场(馆)、公共交通工具外的公共场所,经营单位应当及时向卫生行政部门申请办理'卫生许可证'。'卫生许可证'两年复核一次。"(《国家卫生计生委关于修改〈新食品原料安全性审查管理办法〉等 7 件部门规章的决定》已取消复核);2019 年 4 月 23 日《国务院关于修改部分行政法规的决定》(中华人民共和国国务院令第 714 号)将《公共场所卫生管理条例》第三条第二款、第十八条中的"卫生部"修改为"国务院卫生行政部门";第四条第一款修改为:"国家对公共场所实行'卫生许可证'制度";删去第十二条第三项。

此外,《突发公共卫生事件应急条例》《艾滋病防治条例》等法规也是公共场所卫生管理和卫生执法监督的重要依据。

三、部门规章

根据《公共场所卫生管理条例》,1987 年 9 月 15 日卫生部发布了《公共场所卫生管理条例实施细则》。但是随着我国经济社会快速发展和人民生活水平的提高,对公共场所的卫生监管不断提出新的要求,因此,卫生部先后于 1991 年 3 月 11 日、2011 年 3 月 10 日对《公共场所卫生管理条例实施细则》进行了重新发布。现行的《公共场所卫生管理条例实施细则》,即为 2011 年 3 月 10 日卫生部令第 80 号文件公布(2011 年 5 月 1 日起施行),后经两次修正(根据 2016 年 1 月 19 日国家卫生和计划生育委员会第 8 号令《国家卫生计生委关于修改〈外国医师来华短期行医暂行管理办法〉等 8 件部门规章的决定》第一次修正;根据 2017 年 12 月 26 日国家卫生和计划生育委员会第 18 号令《国家卫生计生委关于修改〈新食品原料安全性审查管理办法〉等 7 件部门规章的决定》第二次修正)的版本。

此外,《生活饮用水卫生监督管理办法》等部门规章也是公共场所卫生管理和卫生执法监督的重要依据。

四、相关卫生标准与规范

1.《公共场所卫生检验方法》(GB/T 18204—2013)(发布日期:2013-12-31;实施日期:2014-12-01)。

2.《公共场所卫生管理规范》(GB 37487—2019)(发布日期:2019-04-04;实施日期:2019-11-01)。

3.《公共场所卫生指标及限值要求》(GB 37488—2019)(发布日期:2019-04-04;实施日期:2019-11-01)。

4.《公共场所设计卫生规范》(GB 37489—2019)(发布日期:2019-04-04;实施日期:2019-11-01)。

5.《公共场所卫生学评价规范》(GB/T 37678—2019)(发布日期:2019-05-10;实施日期:2019-12-01)。

6.《公共场所集中空调通风系统卫生规范》(WS 394—2012)(发布日期:2012-09-19;实施日期:2013-04-01)。

7.《公共场所集中空调通风系统卫生学评价规范》(WS 395—2012)(发布日期:2012-09-19;实施日期:2013-04-01)。

第四节 公共场所卫生管理员职业概述

一、公共场所卫生管理员职业定义

公共场所卫生管理员是指从事公共场所卫生管理、卫生管理制度制定、人员健康监测、卫生风险分析与控制及卫生知识宣传工作的公共卫生防控辅助人员。

二、公共场所卫生管理员工作内容

1. 制定公共场所卫生管理制度和规范。
2. 建立公共场所卫生管理档案。
3. 开展公共场所人员健康监测。
4. 开展公共场所物理因素、室内空气质量、生活饮用水、游泳池水、沐浴用水、集中空调通风系统、应急通道、安全出口等的卫生管理工作。
5. 进行公共场所卫生风险分析与控制。
6. 开展公共场所卫生知识宣传工作。
7. 开展公共场所物理因素、室内空气质量、生活饮用水等卫生评价。

三、公共场所卫生管理员职业由来

我国第一部《中华人民共和国职业分类大典》于1999年颁布。2015年版中,公共场所卫生管理员是隶属于公共卫生辅助服务员职业下的三个工种之一。

党的十八大以来,党中央明确了新时代党的卫生健康工作方针,将为群众提供安全、有效、方便、价廉的公共卫生和基本医疗服务作为基本职责。2019 年底,席卷全球的新冠病毒疫情给人类健康造成了严重威胁。面对突如其来的严重疫情,全国上下风雨同舟、众志成城,新冠疫情得到了有效控制。习总书记指出,这次新冠肺炎疫情防控斗争表明,我国公共卫生服务体系、医疗服务体系、医疗保障体系、药品供应保障体系及重大疫情防控与应急管理体系,总体上是有效的,但也存在一些薄弱环节。只有构建起强大的公共卫生体系,健全预警响应机制,全面提升防控和救治能力,织密防护网、筑牢筑实隔离墙,才能切实为维护人民健康提供有力保障。

为顺应社会需求,助力疫情防控,2020 年 5 月 11 日,人力资源和社会保障部发布了《关于对拟发布新职业信息进行公示的公告》,将"公共卫生辅助服务人员(4-14-04)"小类下"公共卫生辅助服务员(4-14-04-00)"职业取消,将该职业下的"防疫员""消毒员"和"公共场所卫生管理员"工种上升为职业。具体为"防疫员(4-14-04-01)""消毒员(4-14-04-02)"和"公共场所卫生管理员(4-14-04-03)"。6 月 28 日,在《人力资源社会保障部办公厅 市场监管总局办公厅 统计局办公室关于发布区块链工程技术人员等职业信息的通知》(人社厅发〔2020〕73 号)文件中,重新定义了公共场所卫生管理员的职业信息。

公共场所卫生管理员职业的设立顺应了社会发展和传染病疫情常态化防控的需要,凸显了职业的重要性,体现了我国在构建公共卫生体系和重大疫情防控与应急管理体系方面的战略部署。公共场所的卫生安全是关系人民群众身体健康的大事,维护好公共场所卫生安全,需要靠政府、企业、行业、社会各方面的参与,其中企业的主体责任是关键。根据《公共场所卫生管理条例实施细则》规定,公共场所的法定代表人或负责人是其经营场所卫生安全的第一责任人;公共场所经营者应设立卫生管理部门或配备专(兼)职卫生管理人员,具体负责本公共场所的卫生管理工作。

第五节 公共场所卫生管理员职业要求

一、公共场所卫生管理员应具备的职业道德

1. 遵守法律、法规和有关规定。
2. 爱岗敬业,具有高度的责任心。
3. 严格执行安全操作规程。
4. 珍视生命,关爱健康,将预防和控制疾病、维护人民的健康利益作为自己的职业责任。
5. 依法维护社会公共卫生秩序,依法维护公众和自身的权益。
6. 保护环境,降耗增效。
7. 具有科学的态度和实事求是的精神。
8. 严格遵守保密制度。

二、公共场所卫生管理员应具备的理论知识

1. 传染病流行病学知识。
2. 传染病防控知识。

3. 公共场所的卫生知识。

4. 公共卫生监测知识。

5. 突发公共卫生事件应急处理知识。

6. 消毒相关知识。

7. 微生物及感染性疾病知识。

8. 安全防护知识。

9. 健康教育学知识。

10. 卫生管理学知识。

11. 环境卫生学知识。

三、公共场所卫生管理员应具备的技术基础知识

1. 个人防护技能。

2. 卫生处理方法。

3. 传染病防控措施。

4. 公共场所卫生风险分析。

5. 现场急救技术。

6. 突发公共卫生事件应急处理技术。

四、公共场所卫生管理员的职业特点

1. 知识面要求较宽,需要具备较为广泛的传染病学、流行病学、消毒、突发公共卫生事件处置、健康教育、卫生管理等基础知识。

2. 对个人素质要求较高,从业者应具有高度的责任心和实事求是的精神,并能开展健康教育、控烟管理、疾病预防控制科普宣传等工作。

根据公共场所卫生管理员职业的培养要求,公共场所卫生管理员需要了解公共场所常见传染病的预防及控制、公共场所的健康危害因素、公共场所的设计卫生要求、公共场所的卫生管理要求、公共场所的饮用水安全管理、公共场所集中空调通风系统的卫生管理、公共场所控烟管理、公共场所的消毒杀虫技术、公共场所现场快速检测技术、公共场所危害健康事故处置及公共场所健康教育等。知识点多,学习难度较大,学习过程中要善于利用实践教学环节,复习巩固理论知识。对于抽象的理论知识,实践环节能够加强从感性到理性的理解过程,有助于更好地理解所学内容,在现场管理中能有效应用所学知识。

第 二 章

公共场所常见传染病预防及控制

第一节 传染病基本知识

传染病(communicable diseases)是指由病原微生物,如朊粒、病毒、细菌、支原体、衣原体、立克次体、螺旋体、真菌和寄生虫,和原虫、蠕虫、医学昆虫等感染人体后产生的有传染性、在一定条件下可造成流行的疾病。

一、传染病的流行过程

传染病的流行过程就是传染病在人群中发生、发展和转归的过程。流行过程的发生需要 3 个基本条件,即传染源、传播途径和易感人群。流行过程本身又受社会因素和自然因素的影响。

(一) 传染源

传染源(source of infection)是指病原体已在体内生长繁殖并将其排出体外的人和动物,主要包括以下 4 个方面。

1. 患者 通过咳嗽、呕吐、腹泻等促进病原体播散,在大多数传染病中是重要的传染源。

2. 隐性感染者 在某些传染病中,如流行性脑脊髓膜炎、脊髓灰质炎等,隐性感染者是重要的传染源。

3. 病原携带者 慢性病毒携带者无明显临床症状但可长期排出病原体,在某些传染病如伤寒、乙型病毒性肝炎中具有重要的流行病学意义。

4. 受感染的动物 某些动物间的传染病,如狂犬病、鼠疫等,也可传给人类,引起严重疾病。还有一些传染病,如钩端螺旋体、恙虫病等,受感染动物是重要的传染源。

(二) 传播途径

病原体离开传染源到达另一个易感者的途径称为传播途径(route of transmission)。各种传染病都有其各自的传播途径。传染病的传播途径主要有如下几种。

1. 呼吸道传播 病原体存在于空气中的飞沫或气溶胶(aerosol state)中,易感者吸入时获得感染,如结核病、麻疹、流行性感冒、新型冠状病毒肺炎等。

2. 消化道传播 病原体污染食物、水源或食具,易感者于进食时获得感染,如细菌性痢疾、伤寒和霍乱等。

3. 接触传播 易感者与被病原体污染的手、用具、玩具、土壤等接触时被感染,又称日常生活接触传播,如手足口病、白喉、破伤风等。

4. 虫媒传播　　被病原体感染的吸血节肢动物,如按蚊、人虱、硬蜱、恙螨等叮咬时把病原体传给易感者,如疟疾、黑热病、莱姆病和恙虫病等。

5. 血液和体液传播　　病原体存在于患者或携带者的血液或体液中,通过应用血制品、分娩或性交等传播,如乙型病毒性肝炎、艾滋病等。

以上传播途径均为水平传播,而有的病原体可通过垂直传播,即母婴传播传给下一代,如艾滋病、乙型肝炎等。

(三) 易感人群

对某种传染病缺乏特异性免疫力的人称为易感者。当易感者在某一特定人群中的比例达到一定水平,并且又有传染源和合适的途径时,则容易发生传染病的流行。某些病后免疫力很巩固的传染病如麻疹,经过一次流行后,通常要等易感者比例再次上升到一定水平,才发生另一次流行。这种现象称为流行的周期性。在普遍推行人工主动免疫的情况下,可把某种传染病的易感者水平始终保持很低,从而阻止周期性的发生。有些传染病还有可能通过全民长期坚持接种疫苗而被消灭,如天花、脊髓灰质炎、麻疹等。

二、传染病的预防

传染病的预防是传染病学工作者的一项重要任务。及时报告和隔离患者是临床工作者不可推卸的责任。同时,应针对构成传染病流行过程的三个环节采取综合有效的措施,并且根据各个传染病的特点,针对传播的主要环节,采取适当措施,防止传染病持续播散。

(一) 管理传染源

传染病的报告制度是早期发现、控制传染病的重要措施。应严格按照《中华人民共和国传染病防治法》及其细则的规定,及时上报,必须遵守。

对传染病的接触者,应分别按照具体情况采取检疫措施,密切临床观察、药物预防或预防接种;要在人群中检出病原携带者,进行治疗、教育、调整工作岗位和随访观察。对动物传染源,如有经济价值的家禽、家畜,应尽可能加以治疗,必要时宰杀后加以消毒;如无经济价值者则设法消灭。

(二) 切断传播途径

对于各种传染病,尤其是消化道传染病、虫媒传染病和寄生虫病,切断传播途径是起主导作用的预防措施。其主要措施包括隔离和消毒。

1. 隔离　　隔离是将患者或病原携带者妥善地安排在指定的隔离单位,暂时与人群隔离,积极进行治疗、护理,并对具有传染性的分泌物、排泄物、用具等进行必要的消毒处理,防止病原体向外扩散的医疗措施。

2. 消毒　　消毒是切断传播途径的重要措施。广义的消毒包括消灭传播媒介即杀虫措施在内,狭义的消毒是指消灭污染环境的病原体。消毒有疫源地消毒(包括随时消毒和终末消毒)及预防性消毒两大类。消毒方法包括物理消毒法和化学消毒法两种,可根据不同的传染病选择采用。

开展爱国卫生运动、搞好环境卫生是预防传染病的重要措施。

(三) 保护易感人群

提高人群免疫力可从两方面进行。改善营养、锻炼身体和提高生活水平等可提高机体的非特异性免疫力。但起关键作用的,还是通过预防接种,提高人群的主动或被动特异性免疫力。接种疫苗可使机体产生针对病毒、细菌等特异性的主动免疫力;注射特异性免疫球蛋白,可使机体具有特异性的被动免疫。免疫预防接种对传染病的控制和消灭起着关键性作用,如人类普遍接种牛痘疫苗,现已在全球消灭天花;我国在儿童中坚持实行计划免疫,全面推广口服脊髓灰质炎疫苗,目前我国已基本消灭脊髓灰质炎。

三、法定传染病分类(三类 40 种)及报告制度

根据《中华人民共和国传染病防治法》①,将法定传染病分为甲类、乙类和丙类。

甲类传染病(2 种):鼠疫、霍乱。为强制管理的传染病。城镇要求发现后 2 小时内通过传染病疫情监测信息系统上报,农村不超过 6 小时。

乙类传染病(27 种):传染性非典型肺炎②、艾滋病(艾滋病病毒感染者)、病毒性肝炎、脊髓灰质炎、人感染高致病性禽流感、麻疹、流行性出血热、狂犬病、流行性乙型脑炎、登革热、炭疽、细菌性和阿米巴性痢疾、肺结核、伤寒和副伤寒、流行性脑脊髓膜炎、百日咳、白喉、新生儿破伤风、猩红热、布鲁氏菌病、淋病、梅毒、钩端螺旋体病、血吸虫病、疟疾、人感染 H7N9 禽流感、新型冠状病毒肺炎。为严格管理的传染病。城镇要求发现后 6 小时内上报,农村不超过 12 小时。

丙类传染病(11 种):流行性感冒、流行性腮腺炎、风疹、急性出血性结膜炎、麻风病、流行性和地方性斑疹伤寒、黑热病、包虫病、丝虫病,除霍乱、细菌性和阿米巴性痢疾、伤寒和副伤寒以外的感染性腹泻病、手足口病。为检测管理传染病,要求发现后 24 小时内上报。

值得注意的是,在乙类传染病中,严重急性呼吸综合征、炭疽中的肺炭疽、人感染高致病性禽流感和脊髓灰质炎等必须按照甲类传染病的报告措施。

2020 年,将新型冠状病毒肺炎纳入《中华人民共和国传染病防治法》(修订草案征求意见稿)规定的乙类传染病,按甲类传染病管理。

第二节 公共场所常见传染病

公共场所作为公众活动的聚集场所,是引发传染病传播的重要场所和传播媒介。本节重点介绍公共场所 13 种常见传染病的病原体、流行病学及预防措施。

一、严重急性呼吸综合征

严重急性呼吸综合征(sever acute respiratory syndrome,SARS)是由 SARS 冠状病毒(SARS-CoV)引起的一种急性呼吸道传染病。2002 年 11 月首先在我国广东发现,主要通过短距离飞沫、接触患者呼吸道分泌物及密切接触传播。临床上以发热、乏力、头痛、肌肉和关节酸痛、干咳少痰、腹泻为主要临床表现,严重者可出现呼吸困难和呼吸窘迫。

(一)病原体

SARS-CoV 属于冠状病毒科冠状病毒属,病毒颗粒呈圆形、椭圆形或多形性,直径为 120～

---

① 依据 2020 年 10 月 2 日,国家卫生健康委员会发布的《中华人民共和国传染病防治法》(修订草案征求意见稿)。

② "传染性非典型肺炎"为曾称,现规范用词为"严重急性呼吸综合征",后文均使用规范用词。

140nm,有包膜,包膜上的刺突向四周伸出,形如日冕。病毒基因组为单股正链 RNA,全长约 30 000 个核苷酸,编码病毒膜蛋白(M)、刺突蛋白(S)、核衣壳蛋白(N)等结构蛋白和 RNA 依赖的 RNA 聚合酶等非结构蛋白。

SARS-CoV 的抵抗力和稳定性要强于其他人类冠状病毒。在塑料、玻璃、金属等多种物体表面可存活 2~3 日,尿液中至少 1 日,腹泻患者粪便中至少 4 日以上。在 4℃培养中存活 21 日,-80℃保存稳定性佳。56℃加热 90 分钟或 75℃加热 30 分钟可使病毒灭活。病毒对乙醚、氯仿、甲醛和紫外线敏感。

(二)流行病学

1. 传染源 SARS 患者是主要的传染源,急性期患者体内病毒含量高,症状明显。病毒容易经呼吸道分泌物排出,少数患者有腹泻,排泄物中含有病毒。个别患者可造成数十甚至成百人感染,被称为"超级传播者(super-spreader)"。潜伏期患者传染性低或无传染性;康复期患者无传染性;隐性感染者是否存在及其作为传染源的意义尚待研究,目前未发现慢性感染者。

2. 传播途径 近距离呼吸道飞沫传播是本病的主要传播途径,病毒存在于患者呼吸道黏膜液或纤毛上皮脱落的细胞里,当咳嗽、打喷嚏或大声说话时,飞沫直接被易感者吸入而发生感染。气溶胶是另一种传播方式,易感者吸入悬浮在空气中含有病毒的气溶胶而感染。患者粪便中可检测出病毒 RNA,通过消化道传播可能是另一种传播途径。通过直接接触患者呼吸道分泌物、消化道分泌物或其他体液,或间接接触被污染的物品,亦可导致感染。患者粪便中的病毒污染了建筑物污水排放系统和排气系统造成环境污染,可造成局部流行。

3. 易感人群 人群普遍易感,发病者以青壮年居多,儿童感染率较低。患者家庭成员和医务人员属高危人群。患病后可获得一定程度的免疫力,尚无再次发病的报告。

4. 流行特征 SARS 于 2002 年 11 月首先在我国广东佛山被发现,2003 年 1 月底在广州流行,2~3 月达高峰。随后蔓延到山西、北京、内蒙古、天津及河北等地,其他省份也相继出现输入性病例。2002 年 2 月下旬开始在香港流行,并迅速波及越南、加拿大、新加坡和中国台湾等国家和地区。据 2003 年 8 月卫生部公布,我国 24 个省、直辖市、自治区共 266 个县、市有本土病例报告,全国 5 327 例,死亡 349 例。全球约 32 个国家和地区出现疫情,累计 8 442 例,死亡 916 例。2004 年初广东省报告 4 例散发病例。

该病流行于冬末春初。有明显的家庭和医院聚集发病现象。社区发病以散发为主,偶见点状暴发流行。主要流行于人口密集的大城市,农村地区甚少发病。

(三)预防措施

1. 控制传染源 发现或怀疑本病时应尽快向卫生防疫机构报告,做到早发现、早隔离、早治疗。对临床诊断病例和疑似确诊病例应在指定的医院按呼吸道传染病分别进行隔离观察和治疗。对医学观察病例和密切接触者,如条件许可应在指定地点接受隔离观察 14 日。

2. 切断传播途径 加强科普宣传,流行期间减少大型集会或活动,保持公共场所通风换气、空气流通;注意空气、水源、下水道系统的处理消毒。保持良好的个人卫生习惯,不随地吐痰,流行季节避免去人多或相对密闭的地方。有咳嗽、咽痛等呼吸道症状及时就诊,佩戴口罩,避免与人近距离接触。严格隔离患者,医院设立发热门诊,建立本病的专门通道。疑似患者与临床诊断患者应分开病房收治,切实做好患者和医护人员的个人防护。加强医护人员 SARS 防治知识的培训。

二、新型冠状病毒肺炎

新型冠状病毒肺炎(coronavirus disease-2019,COVID-19)是由严重急性呼吸综合征冠状病毒2(severe acute respiratory syndrome coronavirus 2,SARS-CoV-2)引起的急性传染病。2019年底,新型冠状病毒肺炎疫情暴发,之后迅速发展为全球大流行。患者表现有发热、咳嗽、气促和呼吸困难等呼吸道症状,较严重感染病例可导致肺炎、严重急性呼吸综合征、肾衰竭,甚至死亡。新冠肺炎疫情在全球持续蔓延,给人类生命和身心健康带来严重威胁,同时对中国和世界经济带来巨大影响,给全球公共卫生安全带来巨大挑战。

(一)病原体

SARS-CoV-2是继严重急性呼吸综合征冠状病毒(SARS-CoV)和中东呼吸综合征冠状病毒(MERS-CoV)之后在人类出现的第三种致病冠状病毒,在分类上属于冠状病毒科冠状病毒属。SARS-CoV-2直径为60~140nm,呈球形或椭圆形,具有多形性,有包膜,基因组为单股正链RNA,全长约29.8kb,与SARS-CoV具有高度同源性。

SARS-CoV-2对紫外线和热敏感,56℃30分钟、乙醚、75%乙醇、含氯消毒剂、过氧乙酸和氯仿等脂溶剂均可有效灭活病毒,氯己定不能有效灭活病毒。

(二)流行病学

1. 传染源 新型冠状病毒感染的患者和无症状感染者是主要传染源,在潜伏期即有传染性,发病后5日内传染性较强。

2. 传播途径 经呼吸道飞沫和密切接触传播是主要的传播途径。接触病毒污染的物品也可造成感染。在相对封闭的环境中长时间暴露于高浓度气溶胶情况下,存在经气溶胶传播的可能。由于在粪便、尿液中可分离到新型冠状病毒,应注意其对环境污染造成接触传播或气溶胶传播。

3. 易感人群 人群普遍易感。感染后或接种新型冠状病毒疫苗后可获得一定的免疫力,但持续时间尚不明确。

4. 流行特征 2019年12月,湖北省武汉市出现不明原因肺炎疫情,2020年1月通过对患者下呼吸道肺泡灌洗液样本基因组测序后认为该病毒是一种与已知病毒不符的新型冠状病毒,并暂命名为2019-novel Coronavirus(2019-nCoV)。2020年2月11日,国际病毒分类委员会将其命名为"严重急性呼吸综合征冠状病毒2(SARS-CoV-2)",世界卫生组织(World Health Organization,WHO)将该病毒感染所致肺炎命名为"2019新型冠状病毒肺炎(COVID-19)"。2020年1月20日,国家卫生健康委员会宣布将该病纳入国家"乙类"传染病,采取"甲类"传染病防控措施。SARS-CoV-2传染力强,多聚集发病,自疫情暴发后传播流行迅速,全球多个国家均出现感染病例,对全球公共卫生造成了巨大威胁。

(三)预防措施

目前尚无特异性药物用于SARS-CoV-2防控。当前最有效的防控策略是注射疫苗和隔离,包括找到和管理传染源、切断传播途径和保护易感人群。保持良好的个人及环境卫生,均衡营养、适量运动、充足休息,避免过度疲劳。提高健康素养,养成"一米线"、勤洗手、戴口罩、公筷制等卫生习惯和生活方式,打喷嚏或咳嗽时应掩住口鼻。保持室内通风良好,科学做好个人防护,出现呼吸道症状时应及时到发热门诊就医。近期去过高风险地区或与确诊、疑似病例有接触史者,应主动进行新型冠状病毒核酸检测。

三、人感染高致病性禽流感

人感染高致病禽流感(highly pathogenic avian influenza,HPAI)简称"人禽流感",指由甲型流感病毒某些感染禽类亚型中的一些毒株感染人类引起的急性呼吸道传染病。通常禽流感病毒不感染人,但病毒在复制过程中发生基因重配,致使结构发生改变,获得感染人的能力,可造成高致病性禽流感。人感染后主要临床表现为高热、咳嗽、气促,病情轻重不一,严重者可出现毒血症、感染性休克、多器官功能衰竭及脑病合并内脏脂肪变性综合征(Reye syndrome)等多种并发症而致人死亡。

(一) 病原学

禽流感病毒属于正黏病毒科甲型流感病毒属,病毒颗粒一般为球形,直径为80~120nm,有包膜。病毒基因组为单股负链分节段 RNA,根据包膜糖蛋白血凝素(hemagglutinin,HA)和神经氨酸酶(neuraminidase,NA)抗原性不同,甲型流感病毒分出许多亚型。目前感染人类的禽流感病毒亚型主要有 H5N1、H9N2、H7N7 和 H7N9 等,其中 H5N1 和 H7N9 被认为是高致病性的,特别是 H5N1 亚型的患者病情重,病死率高。

禽流感病毒对乙醚等有机溶剂敏感,可被含氯石灰、碘剂等消毒剂灭活,对热也较敏感,56℃加热 30 分钟或 100℃加热 2 分钟可使病毒灭活。病毒对低温抵抗力较强。

(二) 流行病学

1. 传染源　患禽流感或携带禽流感病毒的鸡、鸭、鹅等家禽是主要传染源。其他禽类、野禽或猪也可能成为传染源。患者是否为人类禽流感的传染源尚待进一步确定。

2. 传播途径　主要经呼吸道传播,也可通过密切接触感染的禽类及其分泌物、排泄物、受病毒感染的水等被感染。目前尚缺乏人传人的确切证据。

3. 人群易感性　人群普遍易感。与不明原因病死家禽或感染、疑似感染禽流感家禽密切接触人员为高危人群。12 岁以下儿童发病率较高,病情较重。

4. 流行特征　H5N1 于 1977 年在中国香港首次被发现传染到人类,2003 年荷兰报道首例人感染高致病性 H7N7;首例 H7N9 病例于 2013 年在中国大陆报道。全球多个国家或地区均有 H5N1 和 H7N9 病例报道,均为散发,一年四季均可发病,但多发于冬、春季节。高致病性禽流感潜伏期短、传播快、发病急,发病率高,死亡率高。

(三) 预防措施

1. 监测及控制传染源　加强禽类疾病的检测,一旦发现禽流感疫情,动物防疫部门应立即封锁疫区,将高致病性禽流感疫点周围半径 3km 范围划为疫区,捕杀疫区内的全部家禽,并对疫区 5km 范围内的易感禽类进行强制性疫苗紧急免疫接种。此外,应加强对密切接触禽类人员的检疫。

2. 切断传播途径　发生高致病性禽流感疫情后,应对禽类养殖场、市售禽类摊档及屠宰场进行彻底消毒,对死禽及禽类废弃物应销毁或深埋,医院诊室要彻底消毒,防止患者排泄物及血液污染院内环境及医疗用品,医护人员要做好个人防护。加强检测标本和实验室毒株的管理,进行禽流感病毒分离的实验室应达到 P3 级生物安全标准。严格执行操作规范,防止医院感染和实验室的感染及传播。

3. 保护易感人群　因禽流感病毒高度易变,目前尚无商品化的人用 H5N1 和 H7N9 疫苗。对密切接触者可试用抗流感病毒药物或按中医药辨证施治。

四、流行性感冒

流行性感冒(influenza)简称"流感",是由流感病毒(influenza virus)引起的急性呼吸道传染病,主要通过飞沫传播,传播速度快,传染性强。临床主要表现为急性高热、乏力、头痛、周身肌肉酸痛等明显中毒症状和较轻的呼吸道症状。但在老年人和慢性病患者中则可引起较严重的并发症。其病原体分为甲、乙、丙三型,甲型流感病毒极易发生变异,可引起反复流行和大流行。

(一)病原体

流感病毒属于正黏病毒科,为RNA病毒。病毒由包膜、基质蛋白及核心组成,核心包含病毒单股负链RNA,具有特异性。病毒包膜中有两种重要的糖蛋白,即血凝素(HA)和神经氨酸酶(NA)。HA在病毒进入宿主细胞的过程中起着重要的作用。NA主要是协助释放病毒颗粒,促进其黏附于呼吸道上皮细胞,此外还能促进病毒颗粒的扩散。

流感病毒根据其核蛋白和基质蛋白M1的抗原性分为甲、乙、丙三型(即A、B、C三型),三型间无交叉免疫。感染鸟类、猪等动物的流感病毒,其核蛋白抗原性与人甲型流感病毒相同。甲型流感病毒根据HA和NA的抗原性不同分为若干亚型,HA分为16个亚型(H1~H16),NA有9个亚型(N1~N9)。

流感病毒易发生抗原变异,抗原漂移(antigenic drift)与抗原转变(antigenic shift)是主要的抗原变异形式。由于不断发生抗原变异导致流感反复流行。甲型流感病毒抗原变异频繁、传染性强,常引起流感大流行。乙型、丙型流感病毒的抗原性非常稳定。

(二)流行病学

1. 传染源 患者和隐性感染者潜伏期即有传染性,发病3日内传染性最强,是主要传染源。轻型患者和隐性感染者在疾病传播上有重要意义,健康带病毒者排病毒数量少且时间短,传播意义不大。

2. 传播途径 主要通过飞沫经呼吸道传播,也可通过接触被污染的手、日常用具等间接传播。

3. 人群易感性 人群普遍易感,感染后可获得对同型病毒免疫力,但持续时间短,各型及亚型之间无交叉免疫,可反复发病。

4. 流行特征 流感每年都会发生,且有一定的季节性(我国北方地区流行高峰一般发生在冬、春季节,而南方地区全年流行,高峰多发生在夏季和冬季)。一般流行3~4周后会自然停止,其流行特点为突然发生和迅速传播。甲型流感病毒一般每隔10~15年就会发生一次抗原性转变,出现新的亚型,因人群对其缺乏免疫力,可引发世界性大流行。甲型流感病毒还会发生抗原漂移,因HA和NA氨基酸序列点突变引起季节性或地方性流行。乙型流感病毒以局部流行为主,丙型流感病毒多为散发。

(三)防治措施

1. 控制传染源 早期发现疫情,及时掌握疫情动态。及早对流感患者进行呼吸道隔离和早期治疗,隔离时间为1周或至主要症状消失。

2. 切断传播途径 流感流行期间,避免集会等集体活动,易感者尽量少去公共场所,注意通风,必要时要对公共场所进行消毒。医务人员在工作期间戴口罩,勤洗手,防止交叉感染。对流感患者的用具及分泌物使用消毒剂消毒。

3. 保护易感人群 预防流感最有效的措施是疫苗接种。我国目前使用三种流感疫苗,包括全病毒灭活疫苗、裂解疫苗和亚单位疫苗,均有良好的免疫原性,但应严格按照适应证使用。

药物预防可使用金刚烷胺,每次 100mg 口服,每日 2 次,连服 10～14 日,仅对甲型流感有一定预防作用。奥司他韦可用于甲型、乙型流感的预防,成人预防用药推荐剂量为 75mg,每日 1 次,连用 7 日。

五、皮肤病

皮肤病主要指各种皮癣,与公共浴池关系较为密切。皮癣是由真菌感染引起的浅部皮肤病,缺乏系统周密的消毒是造成浴室中皮癣传播的主要原因。目前足疗行业在我国兴盛,如果不能保证足浴盆一人一用一消毒,可引起足癣、体癣等真菌病的传播。常见的真菌性皮肤病有甲癣、足癣、体癣及股癣等。

(一)病原体

各种皮癣的病原体多为皮肤癣菌,主要由红色毛癣菌、絮状表皮癣和石膏样小孢子菌等引起。皮肤癣菌是寄生于皮肤角蛋白组织的浅部真菌,多为丝状型菌落,呈绒毛状、棉絮状、粉末状等。各种皮肤癣菌可通过其关节孢子黏附于人表皮角质细胞,在温暖、潮湿的适宜条件下,可发芽生成菌丝,穿入角质层,进而侵入甲板及毛发,引起各种皮癣。

(二)流行病学

1. 传染源 传染源多为皮癣的患者,也可通过病畜或土壤中的真菌引起。

2. 传播途径 皮癣多经直接接触或间接接触患者或病畜或被污染的物品而被感染。其中足癣可经公用脚盆、拖鞋和浴巾而传染。赤足行走于浴室潮湿地面、游泳池淋浴室地面或互穿鞋袜等均可受到传染。

3. 易感人群 人群普遍易感。

4. 流行病学 我国患者感染最多的皮肤癣菌为红色毛癣菌,占浅部真菌感染的 50% 以上,主要引起手足癣、甲癣及体癣。在所有的皮癣中,足癣的发病率最高,它常是手癣、甲癣及体癣的传染源。

(三)防治措施

皮癣多由直接或间接接触而传播,因此应注意清洁卫生,足癣应保持鞋袜干燥,避免与患者接触。预防应注意浴室地面、浴盆、脸盆、拖鞋、毛巾及浴巾的清洁和消毒,避免与患者共用。

六、急性出血性结膜炎

急性出血性结膜炎(acute hemorrhagic conjunctivitis,AHC),俗称"红眼病",是一种发生于眼部的自限性病毒感染,具有很强的传染性,人群普遍易感,发病率高。世界上许多地区都报道过该病的暴发,导致数千万人感染。目前已被认为是一种世界性的公共卫生问题。

(一)病原体

在世界性急性出血性结膜炎暴发中,柯萨奇病毒 A 组 24 型变种(Coxsakie virus group A type 24 virant,CVA24v)和人肠道病毒 70 型(human enterovirus type 70,HEV70)被认为是主要致病病原体,少数情况下某些血清型的腺病毒(adenovirus)也可引起 AHC。HEV70 和

CVA24v 属于小核糖核酸病毒科(picornaviridae)肠道病毒属(enterovirus)。病毒颗粒呈球形,直径为 20~30nm,蛋白衣壳呈对称排列的 20 面体结构,无包膜,在宿主细胞胞质内复制。

CVA24v 和 HEV70 适合在温暖、潮湿的环境中生存与传播,均耐酸,耐乙醚,对一般常用消毒剂、脂溶剂抵抗,对紫外线、氧化剂、高温干燥敏感。

(二)流行病学

1. 传染源 急性期患者是本病的主要传染源,在急性发作期,眼分泌物可排出大量病毒。

2. 传播途径 接触病原污染物是引起该病的主要原因。生活中直接接触及经水传播是本病主要的传播方式。最常见的是病原体通过污染的手、毛巾、眼镜、物品、脸盆、游泳池水等接触眼部间接传播。

3. 易感人群 人群普遍易感,易在人口稠密、卫生条件差的地区流行。

4. 流行特征 AHC 是严重危害人群健康的常见急性传染病,传染性强,临床症状明显,短期内可导致暴发或流行,给公众健康造成严重危害。该病流行期间会造成城市停产、停课,不但导致劳动力的大量损失,而且还消耗了大量的家庭及社会资源,对社会、政治、经济秩序产生不良影响。我国人口密度大、流动性强,但部分地区卫生条件相对落后,这为急性出血性结膜炎的流行提供了条件。因此在我国托幼机构、学校、企业等人群聚集的地方是预防控制的重点。

(三)防治措施

对该病的预防措施关键在于个人卫生和公共场所卫生。确诊患者应隔离治疗,禁止去公共浴池及游泳池,患者用过的毛巾、手帕等煮沸消毒,接触患者后应用肥皂和流动水洗手。对于医疗机构应加强眼科器械消毒,防止医源性传播。做好从业人员的健康检查、卫生管理和培训工作;游泳场所要做好游泳者的健康管理,禁止患者进入。

七、咽结膜炎(游泳池热)

咽结膜炎以发热、咽炎和单眼或双眼的急性滤泡性结膜炎三联征为特征。1953 年首次在美国流行,1956 年陆续传播至欧洲、亚洲,多见于 4~9 岁的儿童及青少年。由于夏天多在游泳池等处感染,所以叫游泳池热。

(一)病原学

咽结膜炎由腺病毒(adenovirus)3 型、4 型和 14 型引起,腺病毒直径为 70~90nm,无包膜,基因组为线性双链 DNA,约 3.6kb,衣壳呈 20 面立体对称,由 252 个壳粒组成,其中 240 个壳粒是六邻体,位于二十面体顶端的 12 个壳粒组成五邻体;每个五邻体包括基底部分和伸出表面的一根末端有顶球的纤突,病毒通过纤突与细胞表面的受体结合吸附于细胞表面。

腺病毒对理化因素的抵抗力较强,对脂溶剂等不敏感,对温度和酸的耐受范围较大,56℃加热 30 分钟可被灭活。

(二)流行病学

患者为重要的传染源,可通过呼吸道或接触感染,传播速度快。游泳池人员密集,消毒不彻底,致病病毒通过游泳池水及密切接触等途径传播,可导致暴发流行。

咽结膜炎为常见于儿童的病毒性感染疾病,具有一定的春夏流行特征,经常在学校、游泳馆等儿童聚集的场所流行。1955 年文献第一次报道了腺病毒通过游泳池传播咽结膜炎疾病,我国最近几年也多次报道咽结膜炎的集体暴发事件。

（三）预防措施

患者发病期间避免去公共场所,尤其是游泳场所,减少传播机会。一方面,加强对游泳场所管理,建议当地游泳馆严格按照国家《公共场所卫生管理条例》和《游泳场所卫生标准》（GB 9667—1996）的要求,严格执行消毒制度和增设每场游泳者的上限,确保游泳池水水质卫生安全。另一方面,加强对群众的卫生教育,教育群众出现传染性疾病后不到公共游泳场所游泳。游泳和淋浴时尽量避免呛水(饮水)。各级卫生监督部门要加强对游泳场所的管理和监督,确保游泳馆的卫生符合国家标准,防止此类疾病的流行。

八、细菌性痢疾

细菌性痢疾是由志贺菌属(*Shigella*)引起的肠道传染病,以直肠、乙状结肠的炎症和溃疡为主要病理变化,患者主要表现为寒战、高热、腹痛、腹泻、里急后重和黏液脓血便。严重可出现感染性休克和/或中毒性脑病。

（一）病原学

志贺菌属细菌又称痢疾杆菌,属肠杆菌科,为革兰氏阳性杆菌,有菌毛,无鞭毛及荚膜,无动力,不形成芽孢。最适宜温度为 37℃,在普通培养基中生长良好。在蔬菜瓜果及被污染物品上可存活 1~2 日,在阴暗、潮湿、冰冻条件下存活数周。日照 30 分钟或 100℃加热 1 分钟可灭活,对酸及一般消毒剂均敏感。

（二）流行病学

1. 传染源　急、慢性菌痢患者和带菌者是该病主要的传染源,其中非典型患者、慢性患者及无症状带菌者因症状不典型而容易误诊或漏诊,因此在流行病学中具有重要意义。

2. 传播途径　主要经粪-口途径传播。痢疾杆菌可通过手、苍蝇、食物和水、生活接触传播。食物和水被污染可引起食物型或水型暴发流行。另外,接触被患者或带菌者污染的生活用具可受感染。

3. 人群易感性　人群普遍易感。病后可获得一定免疫力,但持续时间较短,不同菌群及血清型间无交叉保护性免疫,可反复感染。

4. 流行特征　该病终年散发,但有明显的季节性,通常从 5 月份开始上升,8~9 月份达高峰,10 月份以后开始下降。季节性高峰与苍蝇密度高、细菌易于繁殖、人喜生冷食物及胃肠功能易失常等有关。菌痢的年龄分布有两个高峰,第 1 个高峰为儿童,第 2 个高峰为青壮年期,可能与他们日常生活中接触病原菌的机会较多有关。

（三）预防措施

1. 管理传染源　早期发现患者和带菌者,及时隔离和彻底治疗是控制细菌性痢疾的重要措施。从事饮食业、保育及水厂工作等行业人群中的患者,应立即调离原工作岗位并彻底治疗。

2. 切断传播途径　做好公共场所卫生管理工作,公共场所消灭蚊蝇。加强对公共场所内生活饮用水的卫生管理;加强公共用品用具的日常清洗消毒。

3. 保护易感人群　可采用接种疫苗的方法预防,国内已生产多价痢疾活菌苗。

九、结核病

结核病(tuberculosis)是由结核分枝杆菌(mycobacterium tuberculosis)引起的一种慢性感染性疾病,以肺结核最常见,主要病变为结核结节、浸润、干酪样坏死和空洞形成。临床多呈慢性过程,表现为长期低热、咳嗽、咯血等。结核菌可侵袭肺外多个组织和器官。

(一)病原学

结核分枝杆菌,菌体细长而稍弯,呈分枝状生长,抗酸染色阳性。该菌生长缓慢,12~24小时才繁殖一代。对外界抵抗力较强,耐干燥,在干燥的痰中可存活6~8个月,对热、紫外线及酒精敏感,煮沸1分钟,5%~12%甲酚皂(来苏)2~12小时、75%酒精2分钟就可以将其灭活。

(二)流行病学

1. 传染源 为排菌的患者和动物(主要是牛)。排菌的开放性肺结核患者是主要传染源。经正规化治疗后,随着痰菌排量减少而传染性降低。

2. 传播途径 以空气传播为主。肺结核患者咳嗽、喷嚏排出的结核分枝杆菌悬浮在飞沫核中播散,健康人吸入可感染;痰液干燥后,结核分枝杆菌随尘埃吸入也可感染。其他途径如饮用带菌的牛奶经消化道感染、患病孕妇垂直传播及经皮肤伤口感染均少见。

3. 易感人群 人群普遍易感。婴幼儿、青春后期及老年人发病率较高。社会经济发展水平低下的人群因居住拥挤、营养不良等原因发病率较高。患糖尿病、硅肺、恶性肿瘤及过度劳累、妊娠易诱发结核病。免疫抑制状态(如器官移植、艾滋病)患者尤其好发结核病。

4. 流行特征 近年来,由于人口流动增加、耐药结核增多及结核分枝杆菌与艾滋病合并感染等原因,结核病在全球呈明显的上升趋势。据WHO 2000年公布的资料,全世界有20亿人感染过结核分枝杆菌,年新发病例800万,死亡病例300万。目前结核病仍是危害我国人民健康和生命的主要传染病,疫情十分严重,在全球22个结核病高负担国家中仅次于印度,位于第二位。全国至少5.5亿人感染过结核分枝杆菌,肺结核患者450万例,痰涂片阳性肺结核病例150万例。

(三)预防措施

1. 控制传染源 加强本病防治知识宣传。早发现、早诊断、早治疗痰菌阳性肺结核患者。直接督导下短程化疗是控制本病的关键。

2. 切断传播途径 管理好患者的痰液,用2%煤酚皂活1%甲醛消毒,污染物阳光暴晒。

3. 保护易感人群 新生儿出生时接种卡介苗后可获免疫力,但不提倡复种。对儿童、青少年或HIV等有感染结核分枝杆菌好发因素而结核菌素试验阳性者,酌情预防用药,如每日300mg,儿童每日5~10mg/kg,1次顿服,疗程6~12个月。

十、伤寒

伤寒(typhoid fever)是由伤寒杆菌引起的经消化道传播的急性传染病,又称肠热症。临床特征为持续发热、全身中毒症状、相对脉缓、肝脾大、玫瑰疹及白细胞减少等,主要并发症为肠出血和肠穿孔。一年四季均可发病,但以夏秋季为多。

(一)病原学

伤寒杆菌属于沙门菌属,革兰氏染色阴性,大小为(0.6~1)×(2~3)μm,有鞭毛,无芽孢和荚膜。在普通培养基能生长,但在含有胆汁的培养基中生长更佳。伤寒杆菌不产生外毒素,菌体裂解能释放出内毒素,在该病的发病机制中起重要作用。自然环境中生命力强,水中存活 2~3 周,耐低温,在 −20℃ 可长期存活。对热抵抗力较弱,60℃ 加热 15 分钟即可灭活。对一般化学消毒剂敏感,5% 苯酚 5 分钟可灭活。

(二)流行病学

1. 传染源 患者及带菌者是唯一的传染源。患者从潜伏期开始即从粪便排菌。在整个病程中均有传染性,以第 2~4 周排菌量最大,每克粪便含菌量可达数十亿个,传染性最大。持续排菌超过 3 个月者称慢性带菌者。50 岁以上妇女和患有血吸虫病、胆石症、胆囊肿瘤及其他胃肠道癌症患者带菌率较高,容易变成慢性带菌者,是伤寒持续散发甚至流行的主要传染源。

2. 传播途径 伤寒杆菌随患者或带菌者的粪、尿中排出,通过污染的水和食物是传播本病的重要途径,常造成流行。散发病例以日常生活接触和苍蝇、蟑螂等媒介传播为主,具有重要的流行病学意义。

3. 人群易感性 人群对伤寒普遍易感,病后可获得持久免疫力,少有第 2 次发病。伤寒与副伤寒之间无交叉免疫。

4. 流行特征 该病终年可见,以夏季为多。发病以儿童和青壮年居多。在发达国家,由于建立完善的卫生供水系统和污水处理设施,伤寒的发病率逐年下降并维持低水平。但是,在发展中国家,伤寒仍是一种常见传染病,特别是农村居民,伤寒是主要的肠道传染病之一。

(三)预防措施

1. 控制传染源 患者应按肠道传染病隔离。体温正常后的第 15 日才解除隔离。如果有条件,症状消失后 5 日和 10 日各做尿、粪便培养,连续二次阴性,才能解除隔离。慢性携带者应调离饮食业,并给予治疗。接触者医学观察 15 日。

2. 切断传播途径 应做好水源管理、饮食管理、粪便管理和消灭苍蝇等卫生工作。要避免饮用生水,避免进食未煮熟的肉类食品,进食水果前应洗净或削皮。

3. 保护易感人群 对易感人群进行伤寒、副伤寒甲、乙三联菌苗预防接种。已经进行免疫预防的个体,仍然需要注意饮食卫生。

十一、病毒性肝炎

病毒性肝炎(viral hepattis)是由多种肝炎病毒引起的,以肝脏损害为主的一组全身性传染病。目前按病原学明确分类的有甲型、乙型、丙型、丁型、戊型五型肝炎病毒。各型病毒性肝炎临床表现相似,以疲乏、食欲减退、厌食油腻、肝功能异常为主,部分病例出现黄疸。甲型和戊型主要表现为急性感染,经粪-口途径传播,乙型、丙型、丁型多呈慢性感染,少数病例可发展为肝硬化或肝细胞癌,主要经血液、体液等胃肠外途径传播。

(一)病原学

病毒性肝炎的病原体是肝炎病毒,目前已证实甲型、乙型、丙型、丁型、戊型肝炎病毒是病毒性肝炎的致病因子。庚型肝炎病毒(hepatis G virus 或 GB virus-C,HGV/GBV-C)、输血传播病毒(transfusion transmitted virus,TTV)和 Sen 病毒(Sen virus,SENV)是否引起肝炎尚无定论,不排除仍有未发现的肝炎病毒。巨细胞病毒、EB 病毒、单纯疱疹病毒、风疹病毒、黄热病毒、严重急性呼吸综合征(SARS)冠状病毒等感染也可引起肝脏炎症,但这些病毒所致的肝炎是全身感染的一部分,不包括在"病毒性肝炎"的范畴内。

(二) 流行病学

1. 传染源 甲型肝炎的主要传染源是患者和无症状感染者;急、慢性乙型肝炎患者和 HBV 携带者为传染源;丙型肝炎的传染源是急、慢性患者和无症状病毒携带者;丁型肝炎的传染源是丁型肝炎患者和丁型肝炎病毒携带者。急性患者和亚临床感染者均可成为戊型肝炎的传染源。

2. 传播途径 甲型肝炎主要经粪-口途径传播,以日常生活接触为主要方式;乙型肝炎的传播途径包括输血及血制品及使用污染的注射器或针头等,垂直传播、生活上的密切接触、性接触传播等;丙型肝炎和丁型肝炎的传播途径与乙型肝炎相同,以输血及血制品传播为主;戊型肝炎传播途径与甲型肝炎相同。

3. 易感人群 人类对各型肝炎普遍易感,各年龄均可发病,且各肝炎之间无交叉免疫,可重叠感染、先后感染。

4. 流行特征 我国甲型肝炎主要呈散发分布,但时有暴发流行;甲型肝炎病毒(HAV)感染多为隐性感染,人群流行率(抗 HAV IgG 检出率)达80%以上。乙型肝炎病毒(HBV)呈世界性流行,全球约20亿人曾感染HBV,其中2.4亿人为慢性HBV感染者。我国1~59岁一般人群乙型肝炎表面抗原(HBsAg)携带率为7.18%,由此推算,我国现有慢性感染者约9 300万人,其中慢性乙型肝炎患者约2 000万例。丙型肝炎亦呈全球流行,是欧美及日本等国家终末期肝病的最主要病因。我国1~59岁人群抗丙型肝炎病毒(HCV)流行率为0.43%,在全球范围属于低流行区。丁型肝炎的传播非常广泛,主要分布在地中海地区、中南美洲、中东地区及非洲部分地区。戊型肝炎的流行特征与病毒的基因型有关。

(三) 预防措施

1. 管理传染源 各种肝炎患者、病毒携带者是本病的传染源,急性甲型、戊型肝炎隔离期自发病日起3周,乙型、丙型和丁型肝炎可不定隔离期,如需住院治疗,也不宜以HBsAg阴转或肝功能完全恢复正常为出院标准,只要病情稳定即可出院。患者隔离后,对其居住和活动场所(家庭、宿舍及托幼机构等)应尽早进行终末消毒。符合抗病毒治疗者应尽可能给予抗病毒治疗,现症感染者不能从事食品加工、饮食服务、托幼保育等工作。对献血员进行严格筛查。急性病毒性肝炎应做病原学分型报告和统计。

2. 切断传播途径 甲型、戊型肝炎以粪-口传播为主要传播途径,重点在于加强粪便、水源管理,注意个人卫生,加强饮水消毒、食品卫生,并做好卫生宣教工作。

对于乙型、丙型、丁型肝炎要把好输血、血液制品质量关,严格筛查献血员的健康状况。大力推广安全注射(包括针灸的针具),并严格遵循医院感染管理中的标准预防原则。服务行业所用的理发、刮脸、修脚、穿刺和文身等器具也应严格消毒。注意个人卫生,不与任何人共用剃须刀和牙具等用品。对HBsAg阳性的孕妇,应避免羊膜腔穿刺,并缩短分娩时间,保证胎盘的完整性,尽量减少新生儿暴露于母血的机会,采用主动和被动免疫,最大程度阻断垂直传播。

3. 保护易感人群 甲型肝炎疫苗主要用于幼儿、学龄前儿童及其他高危人群。我国目前使用的甲型肝炎疫苗有减毒疫苗和灭活疫苗两种,安全性和免疫原性均良好,其中灭活疫苗的保护性免疫反应维持时间较长,可持续20年以上,安全性较减毒疫苗可靠。

接种乙型肝炎疫苗是预防乙型肝炎的最有效措施。我国2005年起已纳入免费计划免疫管理,主要用于阻断垂直传播及高危人群预防。乙型肝炎疫苗全程需接种 3 针,按照 0、1、6 个月的接种程序。剂量为 10μg 重组酵母乙型肝炎疫苗或 20μg 仓鼠卵巢细胞(CHO)重组乙型肝炎疫苗。

对新生儿时期未接种乙型肝炎疫苗的儿童应进行全程补种;对免疫功能低下或无应答者,应增加疫苗的接种剂量(如 60μg)和针次;对 3 针免疫程序无应答者可再接种 1 针 60μg 或 3 针 20μg 重组酵母乙型肝炎疫苗,并于第 2 次接种乙型肝炎疫苗后 1~2 个月检测血清中抗-HBs,如仍无应答,可再接种 1 针 60μg 重组酵母乙型肝炎疫苗。

HBV 感染母亲的新生儿及意外暴露于 HBV 的易感者,应注射高效价乙型肝炎免疫球蛋白(HBIG)。

丙型肝炎、丁型肝炎目前尚无特异的免疫措施。

目前已有戊型肝炎疫苗用于戊型肝炎的预防,适用于 16 岁及以上人群,接种后 4~5 年内可维持较高的保护率。

十二、艾滋病

艾滋病是获得性免疫缺陷综合征(acquired immunodeficiency syndrome,AIDS)的简称,是由人免疫缺陷病毒(human immunodeficiency virus,HIV)引起的慢性传染病,具有传播迅速、发病缓慢、病死率高的特点。HIV 主要侵犯、破坏 CD4$^+$ T 淋巴细胞,导致机体细胞免疫功能受损乃至缺陷,最终并发各种严重的机会性感染和肿瘤。

(一)病原学

HIV 病毒属逆转录病毒科慢病毒属,为单股正链 RNA 病毒。病毒颗粒呈球形,有核心和包膜组成,核心包括两条正链 RNA 及病毒复制所需的酶类。病毒最外层为类脂质包膜,其中嵌有外膜蛋白 gp120 和跨膜蛋白 gp41,还包含有多种宿主蛋白。HIV 主要感染 CD4$^+$T 淋巴细胞、单核巨噬细胞、小神经胶质细胞和骨髓干细胞等。

HIV 对外界抵抗力低,对热敏感,100℃加热 20 分钟可将 HIV 完全灭活。能被 75% 乙醇、2% 次氯酸钠和漂白粉灭活,但对 0.1% 福尔马林、紫外线和 γ 射线不敏感。HIV 进入人体后可刺激产生抗体,但不是中和抗体,仅表示被 HIV 感染,抗 HIV 阳性的血清有传染性。HIV 具有高度变异性,HIV 变异株在细胞亲和性、病毒复制效率、免疫逃逸及临床表现等方面均有明显变化。

(二)流行病学

1. 传染源 艾滋病患者、HIV 感染者是本病传染源。无症状感染者,以及处于窗口期(血清病毒阳性而 HIV 抗体阴性)的感染者具有重要流行病学意义。

2. 传播途径 艾滋病可通过性接触、血液、垂直等方式传播。HIV 存在于感染者血液、精液、阴道分泌物、唾液、眼泪和乳汁中,性接触传播是主要的传播途径。共用针具静脉吸毒,输入被 HIV 感染的血液或血制品、介入性医疗操作也可感染。感染 HIV 的孕妇可经胎盘将病毒传给胎儿,也可经产道或哺乳等方式传给胎儿。并且接受 HIV 感染者的器官移植、人工授精或使用被感染的医疗器械,医务人员被含 HIV 的针头刺伤等均可感染。

3. 人群易感性 人群普遍易感,高危人群包括静脉注射吸毒者、男同性恋者、性乱者、经常接受输血或血制品患者。

4. 流行特征 艾滋病在全球流行和蔓延。我国艾滋病疫情成低流行状态,但感染率呈

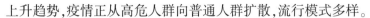

上升趋势,疫情正从高危人群向普通人群扩散,流行模式多样。

(三)预防措施

1. 管理传染源　患者及 HIV 携带者血液、排泄物和分泌物必须进行消毒,艾滋病进展期患者应注意隔离。加强国境检疫,防止传染源传人。

2. 切断传播途径　严格消毒医疗器械,不共用针头,如被 HIV 感染者用过的针头或器械刺伤,应在 2 小时内服用 AZT,连用 4 周。严格筛查血液及血制品,血液抗-HIV 阳性者应禁止献血、血浆、器官、组织和精液。加强艾滋病相关的健康教育,切断垂直传播,对 HIV 感染的孕妇可进行产科干预,加以抗病毒药物干预及人工喂养等措施。

3. 保护易感人群　在进行手术及有创检查前应检测 HIV 抗体,加强对高危行为者的 HIV 感染监测,接触患者血液或体液时,应戴手套穿隔离衣。

十三、军团病

军团病是由军团菌引起的以肺部感染为主、可合并肺外多系统损伤的急性传染病。自 1976 年美国首次报道嗜肺军团菌病流行后,世界各地相继出现了很多报道。目前已知军团病有两种不同的临床流行病学表现,即军团病(肺炎型)和 Pontiac 热(非肺炎型军团病)。

(一)病原学

军团菌是革兰氏阴性杆菌,菌体纤细,有一根多树根端鞭毛或侧鞭毛,能运动。有菌毛和微荚膜,不形成芽孢。嗜肺军团菌在适宜的环境中可长期存活。在下水道污水中和自来水水龙头上可存活 1 年。对常用化学消毒剂、干燥、紫外线敏感,对酸有一定抵抗力,在 pH 2.0 的 HCl 中可存活 30 分钟。

(二)流行病学

1. 传染源　军团病发病率取决于水资源污染的程度。研究显示,该菌在全球有很广泛的分布,在土壤、河泥、溪流、湖泊、河水、温泉水、空调系统、供水系统、冷却塔等中均能检出该菌。

2. 传播途径　主要因吸入含有嗜肺军团杆菌的气溶胶和嗜肺军团杆菌污染的尘粒、水蒸气、呼吸机的湿化器等而感染。途径主要有空调系统、暖水管道、供水系统及旅馆等。可因空调系统或给水系统污染、建筑施工扬尘等引起暴发流行。但迄今为止,尚未见有人传播给人的报道。

3. 易感人群　该病男性多见,男女发病比例为 2:1~3:1。正常的儿童几乎不患本病,人群发病常因院内感染造成。新生儿、吸烟者、吸毒者、老年人、有肺部基础疾病或全身慢性疾病,如糖尿病、器官移植后或接受糖皮质激素治疗者,本病发生率明显升高。

4. 流行特征　本病呈世界性分布。在我国多个省市地区均有流行的报告。嗜肺军团菌广泛分布于自然环境,但对健康人的感染性不高。新近发现,本病是人畜共患的急性细菌性传染病,在世界许多地区报道军团病在家畜中流行。

(三)预防措施

嗜肺军团杆菌的传染源与人们日常生活关系密切,其主要存在被嗜肺军团杆菌污染的系统、冷却水系统和自来水系统。因此,应充分注意上述水质的卫生,尽量避免饮用未煮沸的自来水,注意房间的通风。最好做到对自来水定期进行嗜肺军团杆菌培养的监测。发现已被军团杆菌污染的设备应进行严格消毒。饮用水消毒还可采用增加氯浓度的方法。对于高危人群可口服抗嗜肺军团杆菌药物进行预防。

第三章

公共场所健康危害因素

公共场所健康影响因素是指在公共场所类项目运营过程中,相关场所存在的或可能存在的各种化学的、物理的、生物的,对公共场所参与人员及工作人员的健康会产生急性、慢性、非特异性或持续性积蓄损害的影响因素。

人群在公共场所中往往长时间低水平地暴露在各种健康影响因素之中,加上健康影响因素对人群健康的影响往往是多因素的联合作用,多种因素共同作用下产生的效应可有叠加、协同、拮抗和独立作用等多种联合方式表现出来。探索健康影响因素对人群健康影响的敏感而特异的反映指标相对困难,由于公共场所面向的是广大人群,包括老、幼、病、弱,甚至胎儿及具有遗传易感性的敏感人群,个体差异大,因此,完整、详细地识别出公共场所内存在的各类健康影响因素对保护所涉人群的健康十分必要。

公共场所的健康危害因素主要有物理性有害因素、化学性有害因素、生物性有害因素及放射性有害因素四类。我国公共场所卫生管理规范及公共场所卫生标准及限值要求(GB 37488—2019)对上述四类危害因素的某些项目有具体的卫生要求:规定了室内温度、相对湿度、风速,采光照明,噪声,新风量等物理因素的卫生要求;规定了一氧化碳(CO)、二氧化碳(CO_2)、可吸入颗粒(PM_{10})、甲醛($HCHO$)、氨(NH_3)、臭氧(O_3)、硫化氢(H_2S)、苯、甲苯、二甲苯、总挥发性有机物(VOC)等化学指标的限值要求;人工游泳池水中浑浊度、pH、余氯、臭氧、氰尿酸、尿素等限定值;规定了公共用品用具(茶具、毛巾、卧具、美容美发工具等)、泳池水中菌落总数、大肠杆菌、金黄色葡萄球菌、真菌总数等微生物指标的限定值。

第一节　物理性有害因素

公共场所的物理性有害因素主要包括气温、气湿、气流、辐射、采光、照明、噪声、振动等。舒适的采光和照明、安静的环境可以使人身心愉悦,有利于健康。反之,异常的物理因素如高温、高湿、不良采光和照明、噪声等会使人心情烦躁,影响人体的体温调节及消化、呼吸、循环等系统的功能,导致一些亚健康状态的发生甚至引发疾病。

一、温度

气温指环境空气温度,一般是指距离地面1.5m左右,处于通风、防辐射条件下测得的温度。环境温度可直接影响室内温度。气温对体温的调节起主导作用,人体感到舒适的气温是(23.5±2)℃,人体耐受的室内气温冬季下限为8~10℃,夏季上限为28~30℃。

　　高温环境指气温在30℃以上,相对湿度超过80%。在高温环境下,皮肤温度随周围环境温度升高而迅速升高,当环境温度高于体表温度时,机体通过出汗散热降温。大量出汗导致失水、水盐平衡代谢障碍及循环系统、泌尿系统、消化系统、神经内分泌系统等功能改变,甚至引发热致疾病。

　　低温环境下,人体皮肤血管收缩,身体散热量减少,新陈代谢加强,增加产热以维持体温。严重寒冷时,可发生代谢紊乱和血液循环障碍,并诱发某些疾病,如麻疹、肌关节疾病、风湿性疾病、化脓性疾病、呼吸道和消化道疾病等。寒冷易发生疲劳,人的作业能力下降。

　　公共场所室内温度要求:公共浴室和游泳场(馆)冬季室内温度宜达到表3-1的要求;其他公共场所冬季采用空调等调温方式的,室内温度宜在16~20℃之间;公共场所夏季采用空调等调温方式的,室内温度在26~28℃之间。

表 3-1　公共浴室和游泳场(馆)冬季室内温度要求

场所类别	温度/℃
公共浴室	
更衣室、休息室	≥25
浴室	
普通浴室(淋、池、盆浴)	30~50
桑拿浴室	60~80
游泳场(馆)	水温±(1~2)

二、相对湿度

　　气湿即空气的湿度,表示空气中的含水量,一般以相对湿度表示,即空气中实际含水汽的量与同一温度条件下饱和水汽量的比值,用百分比(%)表示。相对湿度大于80%为高气湿,小于30%为低气湿,人体感觉舒适的气湿为30%~70%。

　　相对湿度对人体的热平衡和温热感有重要影响,在高温和低温下,高湿对人体的作用更为显著。相对湿度高于70%时,生理饱和差小,皮肤表面蒸发散热困难,可能出现人体体温调节障碍,并易出现中暑;气湿小于10%~15%可引起皮肤黏膜干燥,甚至引起鼻出血,有时还容易造成感染、诱发感冒等,所以在冬季干冷空气侵入时,极易诱发呼吸系统疾病。

　　公共场所空气湿度较高,气温较低时,不利于空气中有害物质的扩散,使空气质量下降,污染物在环境中的停留时间长,有害作用加强;气湿太低,空气干燥,地面及公用物品设施等尘土、颗粒污染物飞扬,影响公共场所的卫生条件。

　　公共场所相对湿度要求:带有集中空调通风系统的游泳场(馆)相对湿度不宜大于80%;其他带有集中空调通风系统的公共场所,相对湿度宜在40%~65%之间。

三、风速

　　空气的流动称为气流,气流又称风速,是由于空气的自然温差、压差和人工通风、空调装置等引起的空气流动。气流能促进干冷空气和暖湿空气的交换,影响室内外的通风换气和人体的散热。夏季气流能加速机体的对流及蒸发散热,冬季气流可使机体散热加快,低温高湿环境下更明显。在室内环境中,舒适温度的气流为0.15~0.25m/s。

室内气流对污染物有输送和稀释两种作用,在输送作用下,污染物从一处移到另一处;在稀释作用下,室内污染物的浓度越来越低,污染范围逐渐扩大。通风是一种自然清除微生物的有效措施。场所通风不良、空气污染严重的室内,人体会感到疲劳、头晕、恶心、贫血,且易患各种呼吸系统传染病和其他疾患。

公共场所风速要求:宾馆、旅店、招待所、理发店、美容店及公共浴室、休息室风速不宜大于 0.3m/s,其他公共场所不宜大于 0.5m/s。

四、采光照明

公共场所照明过低,易发生视觉疲劳,甚至引起视力下降;不良的采光照明可能会导致一些亚健康状态的发生。

公共场所采光照明要求:室内游泳馆自然采光系数不宜低于 1/4,其他利用自然采光的公共场所室内自然采光系数不宜低于 1/8。

游泳场馆游泳池区域的水面水平照度不应低于 200Lx,理发店、美容店工作面照度不应低于 150Lx,其他有阅读需求的公共场所照度不应低于 100Lx。

五、噪声

环境噪声污染是指环境噪声超过国家规定的环境噪声限定标准并干扰他人正常生活、工作和学习的现象。城市环境噪声的主要来源:①机动车、铁路机车、机动船舶及航空运输器等交通运输工具在运行中产生的交通噪声,是城市噪声污染的主要来源,在城市中分布广泛;②工矿企业在生产过程中机械设备运转产生的工业噪声;③建筑施工现场动力机械产生的建筑施工噪声;④人为活动产生的生活噪声等。噪声是人主观上不需要和令人厌烦的声音,噪声达到一定程度时可引起耳鸣、耳聋等听力损伤,对人体的生理和心理产生有害影响。

声音的单位为分贝(dB),声音在 50dB 以下,感到是宁静的;声音达到 80dB 就感到吵闹;90dB 如身处闹市区;120dB 就会感到不适或难受。我国采用等效声级评价环境噪声。《声环境质量标准》(GB 3096—2008)规定了 5 类声环境功能区在昼间和夜间时段的环境噪声限值(表 3-2)。

表 3-2 各类声环境功能区环境噪声限值

类别		昼间/dB(A)	夜间/dB(A)	适用区域
0		50	40	康复疗养区等特别需要安静的区域
1		55	45	以居民住宅、医疗卫生、文化教育、科研设计、行政办公为主要功能,需要保持安静的区域
2		60	50	以商业金融、集市贸易为主要功能,或者居住、商业、工业混杂,需要维护住宅安静的区域
3		65	55	以工业生产、仓储物流为主要功能,需要放置工业噪声对周围环境产生严重影响的区域
4	4a	70	55	为高速公路、一级公路、二级公路、城市快速路、城市主干路、城市次干路、城市轨道交通、内河航道两侧区域
	4b	70	60	为铁路干线两侧区域

公共场所噪声要求:公共场所噪声来源于环境及人为噪声。对有睡眠、休憩需求的公共场所,环境噪声不应大于 45dB(A 计权),且空调、排风设施、电梯运行等所产生的噪声对场所环境造成的影响不应高于设备设施关闭状态时环境噪声值 5dB(A 计权);候诊室、候车室及公共交通工具客舱环境噪声宜小于 70dB(A 计权);影剧院、录像厅、游艺厅、舞厅、音乐厅等娱乐场所及轨道交通站台环境噪声宜小于 85dB(A 计权);其他场所的环境噪声宜小于 55dB(A 计权)。

六、新风量

新风量是指在门窗关闭的状态下,单位时间内由空调系统通道、房间的缝隙进入室内的空气总量,单位为 m^3/h。新风量与室内空气质量有着密切的关系,是影响室内空气质量的首要因素。进入室内新鲜空气量少,室内空气污染程度增加,空气质量下降,影响人体健康。长期处于新风量不足的室内,人易产生疲劳、头晕、胸闷等症状,还容易引发呼吸道系统和神经系统等疾病。

公共场所新风量要求:对有睡眠、休憩需求的公共场所,室内新风量不应小于 $30m^3/(h \cdot 人)$;其他场所室内新风量不应小于 $20m^3/(h \cdot 人)$。

第二节 化学性有害因素

化学性有害因素主要包括可吸入颗粒物、CO_2、CO、H_2S、SO_2、氨、NO_X、甲醛、挥发性有机污染物(VOC)、臭氧、多环芳烃、苯系物等。

一、二氧化碳

(一)理化性质

二氧化碳,分子式 CO_2,分子量 44.01,沸点 $-56.55℃$,常温常压下为无色无嗅的气体,密度比空气略大,不助燃、不可燃,是一种温室气体。能溶于水,并生成碳酸。人群聚集的公共场所内空气中的 CO_2 浓度与细菌总数、可吸入颗粒物等污染物浓度呈正相关,因此很多国家把 CO_2 作为评价空气清洁度的综合监测指标。

(二)公共场所二氧化碳气体的来源

空气中有微量的 CO_2,约占空气总体积的 0.03%。大气中的 CO_2 含量随季节变化,主要源于植物生长的季节性变化。春夏季节,植物由于光合作用消耗 CO_2、产生 O_2,空气中的含量相对减少,秋冬季节空气中含量相对上升。动植物和微生物的呼吸作用均可排出 CO_2。机动车尾气、工业生产排放的废气等含有大量 CO_2 气体。

室内 CO_2 气体主要来自人群的呼出气(成人每小时呼出 22L CO_2 气体)、香烟烟气、燃料的燃烧及室外 CO_2 气体进入室内等。

(三)二氧化碳的健康危害

CO_2 密度较空气大,在低浓度时,对呼吸中枢有一定的兴奋作用,高浓度时能抑制呼吸中枢,影响人的呼吸,原因是血液中的碳酸浓度增大,酸性增强,并产生酸中毒。CO_2 浓度在 0.07% 以下的室内空气属于清洁空气;浓度达到 0.07% 时,大部分人感觉良好,少数敏感者会有不适感;浓度达到 0.1% 时,空气质量开始恶化,出现显著的不良气味,多数人都会感觉不舒服;浓度达到 0.3%~0.4% 时,人呼吸加深,出现头痛、耳鸣、脉搏滞缓、心悸、血压升高;浓度超过 6% 时,就会重度中毒,使人神志不清、呼吸困难甚至死亡。因此,室内 CO_2 浓度可反映室内有害气体的综合水平,也可反映室内通风换气的实际效果,在一定程度上可作为居室内空气清洁程度的一个指标。

(四) 室内空气中二氧化碳卫生标准

公共场所室内 CO_2 浓度不应大于 0.15%。

二、一氧化碳

(一) 理化性质

一氧化碳,分子式 CO,分子量 28.01,沸点 -191.4℃,无色、无臭、无刺激性的气体,难溶于水。剧毒,不易被人察觉,空气中含量在 12.5%~74.2% 范围内,可光照爆炸分解。化学性质稳定,不易液化和固化,燃烧时生成 CO_2,火焰呈蓝色。

(二) 公共场所一氧化碳气体来源

空气中的 CO 主要来自一些自然因素如火山爆发、森林火灾、矿坑爆炸等;人类的生产生活活动是 CO 更为重要的污染来源。机动车尾气、炼钢、炼铁、焦炉、采暖锅炉、民用炉灶、固体废弃物焚烧排出的废气是含碳物质不完全燃烧的产物。CO 是排放量最大的大气污染物,全球每年人为排放 CO 总量有 3 亿~4 亿吨,其中 1/2 以上来自汽车废气。近年来,我国城市机动车数量快速增加,机动车尾气排放的 CO 对大气 CO 污染的分担率明显增加。

室内 CO 气体主要来自人群吸烟和使用燃气灶、小型煤油加热器等。

(三) 一氧化碳的健康危害

空气中的 CO 进入人体肺泡后能迅速与血液中的血红蛋白结合生成碳氧血红蛋白,阻止氧与血红蛋白的结合,它不仅减少红细胞的携氧能力,而且还抑制和减慢氧和血红蛋白的分离释放能力,造成组织缺氧使机体代谢发生紊乱。

轻度 CO 中毒,血中碳氧血红蛋白含量达 10%~20%,患者可出现头痛、头晕、失眠、视物模糊、耳鸣、恶心、呕吐、全身乏力、心动过速、短暂昏厥。血中 30%~40% 的碳氧血红蛋白即可引起中度中毒,除上述症状加重外,口唇、指甲、皮肤黏膜出现樱桃红色,多汗,血压先升高后降低,心率加速,心律失常,烦躁,一时性感觉和运动分离(即尚有思维,但不能行动)。症状继续加重,可出现嗜睡、昏迷。经及时抢救,可较快清醒,一般无并发症和后遗症。

重度 CO 中毒时患者迅速进入昏迷状态,初期四肢肌张力增加,或有阵发性强直性痉挛;晚期肌张力显著降低,患者面色苍白或青紫,血压下降,瞳孔散大,最后因呼吸麻痹而死亡。经抢救存活者可有严重合并症及后遗症。

急性 CO 中毒是我国发病和死亡人数最多的急性职业中毒。CO 也是许多国家引起意外生活性中毒中致死人数最多的毒物。

(四) 室内空气中一氧化碳卫生标准

公共场所 CO 浓度卫生标准 ≤10mg/m³;星级宾馆和带空调的宾馆 ≤5mg/m³。

三、氨

(一) 理化性质

氨,分子式 NH_3,是无色有强烈刺激性气味的气体,密度 0.771 0,沸点 -33.5℃。NH_3 易溶于水,可液化,也可固化,可以氨气、氨水、铵盐类三种形态存在。NH_3 是化学工业的主要原料,如胶黏剂、合成尿素、合成纤维、塑料、炸药等。

(二)公共场所氨的来源

环境空气中的 NH_3 主要来自工厂排放的废气,如化肥厂、胶黏剂厂等。室内氨的来源主要有:①高碱混凝土的膨胀剂和防冻剂。北方地区冬季施工较大量使用,导致新建墙体 NH_3 的释放量严重超标。②家具、室内装修装饰用的人造板材的释放。③家具、室内装修装饰用的胶黏剂(如脲醛胶)、墙面涂料添加剂(增白剂、增强剂),常加入氨水。④美容美发业使用的烫发剂中常含有 NH_3,可使店内氨气含量高达 $28 \sim 30mg/m^3$。

(三)氨的健康危害

NH_3 有刺激作用,人对氨气的嗅阈值为 $0.5 \sim 1.0mg/m^3$。但由于嗅觉疲劳,长期接触后对低浓度的 NH_3 会难以察觉。吸入是接触的主要途径,轻度吸入 NH_3,中毒表现有鼻炎、咽炎、喉痛、发音嘶哑。NH_3 进入气管、支气管会引起咳嗽、咯痰、痰内有血。严重时可咯血及肺水肿,呼吸困难,咯白色或血性泡沫痰,双肺布满大、中水泡音。患者有咽灼痛、咳嗽、咳痰或咯血、胸闷和胸骨后疼痛等;吸入过多,能引起肺肿胀,以至死亡。

(四)室内空气中氨浓度卫生标准

美发店、美容店的卫生标准规定 NH_3 浓度 $\leq 0.50mg/m^3$;其他场合的空气质量卫生规范要求为 NH_3 浓度 $\leq 0.2mg/m^3$。

四、二氧化硫

(一)理化性质

二氧化硫,分子式 SO_2,是一种无色有强烈刺激性臭味的气体,分子量 64.06,沸点 $-10℃$,对空气的相对密度为 2.26。SO_2 易溶于水,溶于乙醇和乙醚;在空气中,SO_2 可与水、尘粒形成气溶胶,经日光照射及某些金属粉尘的催化作用,很容易进一步氧化成三氧化硫(SO_3),SO_3 与水蒸气结合而形成硫酸酸雾,以气溶胶状态存在于空气中。SO_3 化学性质更活泼,比 SO_2 毒性大 10 倍左右,对呼吸道的附着作用更强,危害也更大。

(二)公共场所二氧化硫来源

SO_2 是最常见的空气污染物,是我国空气质量自动监测系统污染监测项目之一。自然源污染和人为污染均可产生 SO_2。自然源中的硫化氢从沼泽、洼地等进入空气后氧化形成 SO_2;我国的燃料结构以燃煤为主,原煤中一般都含有不低于 1% 的硫,甚至含量高达 6%。在煤的燃烧过程中,煤中的硫被氧化为 SO_2,大量 SO_2 排入大气,在合适的氧化剂和催化剂作用下,又可形成 SO_3;工业生产过程中各种含硫燃料的燃烧释放;以及有色金属冶炼、钢铁、化工、硫酸及硫酸盐制造、火力发电、漂白、制冷、熏蒸消毒杀虫等生产生活过程均可产生。我国环境空气中 87% 的 SO_2 来自燃煤,70% 源自火力发电厂的燃煤污染。

大气对流层 SO_2 的平均浓度为 $0.6\mu g/m^3$,空气轻度污染的城市空气中 SO_2 的浓度可达 $0.29 \sim 0.43mg/m^3$,重度污染时环境空气中 SO_2 的浓度更高。室内 SO_2 主要来自室外空气中的 SO_2 扩散到室内。

(三)二氧化硫的健康危害

1. 刺激作用　SO_2 是有腐蚀作用的刺激性气体,对眼结膜和上呼吸道黏膜有强烈刺激性,主要损伤呼吸器官。

2. 对呼吸系统的影响　人体对 SO_2 的嗅阈值为 $1.5mg/m^3$,敏感个体吸入含 $3mg/m^3$ 的 SO_2 空气时,即可出现呼吸道阻力增加,哮喘患者对 SO_2 更敏感。空气中 SO_2 浓度达到 $10mg/m^3$ 以上时,空气中可闻到刺鼻的硫臭味。由于 SO_2 易溶于水,人体吸入后易被上呼吸道和支气管黏膜上的富水性黏液吸收,气管和支气管产生反射性收缩,引起气管或支气管炎,甚至发生喉头痉挛而窒息。

3. 协同毒害　颗粒物表面有亚铁离子、自由基时,还可使 SO_2 氧化成 SO_3,并与水蒸气形成硫酸和亚硫酸等,其毒性作用更强。吸附 SO_2 的细颗粒物进入深部呼吸道,可因协同作用毒性增加 $3\sim4$ 倍,导致更加严重的健康损害。

4. 其他危害　SO_2 可降低机体对感染的抵抗力,损害巨噬细胞参与的杀菌过程。SO_2 吸收后能与维生素 B_1 结合,影响正常情况下维生素 B_1 和维生素 C 结合,使体内维生素 C 平衡失调。

(四) 室内空气中二氧化硫卫生标准

GB/T 18883—2002 标准规定,室内空气中 SO_2 的浓度限值为不得大于 $0.5mg/m^3$。

五、硫化氢

(一) 理化性质

硫化氢,分子式 H_2S,是一种无色、易燃的酸性气体,浓度低时带恶臭,气味如臭蛋;浓度高时反而没有气味,因为高浓度的 H_2S 可以麻痹嗅觉神经。有较强的还原性,易被 O_2、氯气、SO_2 等氧化,在空气中燃烧生成 SO_2。比空气重,易溶于水。

(二) 公共场所硫化氢来源

首先,H_2S 是自然界硫循环的主要物质,含硫有机物在厌氧分解的情况下都可产生 H_2S,如沼泽、沟渠、涵洞、化粪池、下水道等处。其次,生产生活过程中亦可产生 H_2S,如 H_2S 在生产过程中气体泄露,含 H_2S 的废液、废气排放不当;采矿、有色金属冶炼、石油冶炼、污水处理、造纸等;生活垃圾、工业有机废弃物、废渣等在缺氧环境下产生。

室内 H_2S 主要来源于室外空气中的 H_2S 扩散到室内。

(三) 对人体健康的影响

1. 医疗作用　含有 H_2S 的温泉对皮肤病有一定疗效。H_2S 具有重要的细胞保护作用,在哺乳动物体内广泛存在;H_2S 已成为继一氧化氮和一氧化碳之后,被发现的第 3 种气体信号分子,具有舒张血管、调节血压、调节心肌等多种生理功能。

2. 健康危害　H_2S 是剧毒气体,有强烈的神经毒性。低浓度 H_2S 对眼睛和呼吸道黏膜有刺激作用,眼部刺激症状主要表现为眼部灼热、刺痛、怕光、流泪及黏液脓性渗出;对呼吸系统的损害可见化学性支气管炎、肺炎、肺水肿、急性呼吸窘迫综合征等。高浓度 H_2S 可出现头痛、头晕、共济失调、昏迷、甚至短时间内致命。另外,H_2S 还对心脏、黏膜等组织器官均有损害,可发生心悸、胸闷、心绞痛样症状。人在低剂量长时间吸入 H_2S 时,可发生慢性中毒,表现为虚弱、头痛、眩晕、易激动等一系列神经衰弱的症状。

(四) 室内空气中硫化氢的卫生标准

使用硫磺泉的温泉场所室内空气中 H_2S 浓度不应大于 $10mg/m^3$。

六、氮氧化物

（一）理化性质

NO_x，即氮氧化物，是氮的氧化物的总称，具有腐蚀性和较强的氧化性。主要包括一氧化二氮（N_2O）、一氧化氮（NO）、二氧化氮（NO_2）、三氧化二氮（N_2O_3）、四氧化二氮（N_2O_4）和五氧化二氮（N_2O_5）六种形式氮的氧化物。不同价态的 NO_x 稳定性不同，NO 和 NO_2 化学性质相对稳定，是常见的氮氧化物，也是造成空气严重污染的两种主要氮氧化物。NO 是无色气体或无色液体，有香甜味，溶于水、有氧化性，可助燃。NO_2 是红棕色气体，有刺激性，NO_2 以 N_2O_4 存在时是白色晶体，溶于水生成硝酸或亚硝酸。

（二）公共场所氮氧化物的来源

环境空气中的 NO_x 主要来源于自然界的自然污染源，如土壤中微生物分解含 NO_x；大气中的氮受雷电、高温、火灾作用合成 NO_x 等。人为污染源包括各种燃料在高温下的燃烧过程产生的废气，火力发电、燃煤工业、化工、机动车辆排出的废气等。以汽油、柴油为燃料的机动车，尾气中的 NO_x 浓度非常高。

当排入大气的 NO_x 与碳氢化合物受太阳紫外线的照射，在特殊的气象和地域条件下，可发生一系列光化学反应，形成一种具有刺激性的浅蓝色混合烟雾，即光化学烟雾，常发生在大城市机动车辆拥挤、高楼林立、通风不畅形成逆温的场所。光化学烟雾主要是由机动车尾气而引起的一种大气污染现象，污染物化学成分复杂，不仅有一次污染物，还有经光化学反应产生的危害更大的二次污染物，如醛类、过氧酰基硝酸酯类、臭氧等，具有更强的氧化能力。

公共场所内 NO_x 主要来源于香烟烟气及室外 NO_x 污染物进入室内。

（三）氮氧化物的健康危害

NO_x 难溶于水，故对眼睛和上呼吸道的刺激作用较小，吸入人体后直接到达肺的深部，主要作用于深呼吸道、细支气管及肺泡，并缓慢地溶于肺泡表面的水分中，形成亚硝酸、硝酸，对肺组织产生强烈的刺激及腐蚀作用，引起肺功能降低、肺水肿等，对肺部损害明显。NO_2 比 NO 的毒性高 4~5 倍，空气中浓度 0.2~0.4mg/m³ 即可闻到，与支气管哮喘的发病也有一定关系，对人体多器官如心、肝、肾脏及造血组织均有影响。

光化学烟雾作为具有强氧化能力的二次污染物，对眼睛和呼吸道黏膜有刺激性，引起肺功能损伤、心脏损伤等，尤其是患有肺部疾病和心脏疾患者受害最重。

（四）空气中氮氧化物卫生标准

室内空气中 NO_2 的 1 小时均值 ≤0.24mg/m³；居民区大气要求 1 小时均值 ≤0.12mg/m³；NO_x 的 1 小时均值 ≤0.15mg/m³。

七、臭氧

（一）理化性质

臭氧（O_3），是由氧分子分解为氧原子后再与另外的氧分子结合生成的气体。大气中的 O_3 主要是在太阳紫外线辐射作用下形成的，有机物的氧化和雷鸣闪电作用也能形成 O_3。臭氧层位于地球表面的平流层内，因平流层空气稀薄，其中氧分子受到日光辐射，特别是短波紫外线照射进行光化学反应而生成。O_3 可吸收波长 <340nm 的紫外线,在环境空气中含量在 15%~20% 时即具爆炸性。

O_3 气体呈浅蓝色,具有强烈的刺激性臭味。O_3 不稳定,在常温常压下即分解为氧气,高温下分解更为迅速。O_3 氧化能力很强,是已知最强的氧化剂之一。在紫外线照射下,O_3 能与 SO_2、NO_x、烃类化合物发生光化学反应,产生具有强烈刺激性作用的光化学烟雾,O_3 约占光烟雾中光化学氧化剂的 90% 以上,是监测光化学烟雾的指示物。O_3 在水中的溶解度比 O_2 高,是一种广谱高效的消毒剂,可用于饮用水的消毒,并可用于处理生活污水和工业废水,消毒效果比氯气更卫生、环保,不会引起二次污染。

(二)公共场所臭氧的来源

环境空气中的 O_3 主要来源于紫外线、雷电使空气中的 O_2 转变为 O_3,工业生产过程的高压电器放电、焊接、切割、电弧等放电产生 O_3,工业排放物和机动车废气释放出的 NO_x 和挥发性的有机污染物在高温和紫外线的作用下与氧发生化学反应形成的 O_3,以及 O_3 作为强氧化剂在消毒灭菌、污水处理、空气净化、食品保鲜等生产生活中的使用残留等。

公共场所内 O_3 的来源主要为室内电视机、激光打印机、复印机、消毒柜、紫外灯、负离子发生器等产生,以及室外 O_3 污染物的进入。

(三)臭氧的健康危害

微量的 O_3 具有消毒杀毒的作用,但由于 O_3 有较高的化学反应活性,有强烈的刺激性,对人体健康有一定损害,主要是刺激、损害人的深部呼吸道,并可损害中枢神经系统,对眼睛亦有轻度刺激作用。长时间暴露在低浓度的 O_3 中可造成细胞学的改变,加速衰老、损害免疫系统,导致各种呼吸系统病变,甚至诱发癌症。

(四)空气中臭氧的卫生标准

室内空气中 O_3 的 1 小时均值 ≤0.16mg/m³;居民区大气要求 1 小时均值 ≤0.1mg/m³。人工游泳池水质 O_3 含量 ≤0.2mg/m³。

八、可吸入颗粒物

(一)理化性质

空气颗粒物的空气动力学当量直径通常为 0.1~100μm。环境空气中的颗粒物主要包括空气动力学当量直径 ≤100μm 的颗粒物、≤10μm 的颗粒物、介于 10~2.5μm 之间的颗粒物、≤2.5μm 的颗粒物和 ≤0.1μm 的颗粒物,分别称之为总悬浮颗粒物(TSP)、可吸入颗粒物(PM_{10})、粗颗粒物($PM_{10~2.5}$)、细颗粒物($PM_{2.5}$)、超细颗粒物($PM_{0.1}$)等。

PM_{10} 指环境空气中,空气动力学当量直径 ≤10μm 的颗粒物,曾是我国环境空气颗粒物的唯一监测指标,目前仍作为环境空气质量监测指标。$PM_{2.5}$ 指环境空气中,空气动力学当量直径 ≤2.5μm 的颗粒物,也称细颗粒物或细粒子。

通常把粒径在 10μm 以下的颗粒物称为可吸入颗粒物,颗粒物的直径越小,进入呼吸道的部位越深。10μm 直径的颗粒物通常沉积在上呼吸道,5μm 直径的可进入呼吸道的深部,2μm 以下的可完全深入到细支气管和肺泡,在肺部沉积率最高的是粒径为 1μm 左右的颗粒物。多种污染物和微生物都可吸附于颗粒物中,因此,可吸入颗粒物指标具有重要的卫生学意义。

（二）公共场所颗粒物来源

1. PM$_{10}$颗粒物来源　PM$_{10}$在环境空气中持续的时间很长，对人体健康和大气能见度影响都很大。一部分颗粒物来自污染源的直接排放，如未铺沥青、水泥的路面上行使的机动车、材料的破碎碾磨处理过程及风沙尘土等。另一些则是由环境空气中硫氧化物、氮氧化物、挥发性有机化合物等互相作用形成的细小颗粒物，它们的化学和物理组成依地点、气候、一年中的季节不同而变化很大。各种工业生产过程直接排放的颗粒物、机动车尾气及秸秆焚烧等均可产生。

2. PM$_{2.5}$颗粒物来源　PM$_{2.5}$的成分很复杂，主要来源途径有自然来源和人为来源两种。自然来源包括土壤风化、扬尘（含氧化物矿物和其他成分）、海盐渍溅、植物花粉、火山爆发、森林大火或裸露的煤原大火及尘暴事件都会将大量细颗粒物输送到大气层中。人为来源包括各种燃料燃烧源，如发电、冶金、石油、化学、纺织印染等各种工业生产过程、供热、烹调过程中燃煤、燃气、燃油排放的烟尘、各类交通工具在运行过程中使用燃料时向大气中排放的尾气等。

PM$_{2.5}$的形成机制复杂，除污染源直接排放的一次细颗粒物以外，大部分来自二次转化过程，即排放到空气中的气态污染物经过复杂的化学反应而形成的空气颗粒物。主要的前体物包括SO$_2$、NO$_x$、VOCs、NH$_3$等一次性污染物，经过复杂化学反应后的二次污染物，主要包括SO$_4^{2-}$、NO$_3^-$、NH$_4^+$等水溶性离子，有机碳、元素碳等含碳组分，还包括金属元素、矿物尘、生物气溶胶等，每种成分又可能有多种自然来源和工业过程、机动车尾气等人为来源。颗粒物上还可吸附细菌、病毒等病原微生物。

室内的可吸入颗粒物主要来自厨房，如做饭炒菜所用燃料的不完全燃烧、油烟等；建筑材料中常用来作保温材料的石棉，由于老化磨损等原因，可释放出一定量的可吸入颗粒物；室外可吸入颗粒物扩散到室内。

（三）可吸入颗粒物对人体健康的影响

空气中的多种有毒有害物质吸附于粒径小于2.5μm的细粒子表面上，并且90%左右的细粒子可深入到肺泡区并进入血液循环而运往全身。PM$_{10}$中的粗颗粒物部分被吸入后一般聚积在下呼吸道，危害相对较小。与PM$_{10}$相比，PM$_{2.5}$粒径更小，能进入呼吸道更深的部位。PM$_{2.5}$表面积大，活性强，易附带有毒、有害物质，在空气中停留时间长、输送距离远，对人体健康和空气环境质量的影响更大，是很多城市的首要空气污染物。可吸入颗粒物对人体健康的危害如下。

1. 可吸入颗粒物对呼吸系统的影响　空气中PM$_{10}$浓度上升容易引起上呼吸道感染，使鼻炎、慢性咽炎、慢性支气管炎、支气管哮喘、肺气肿、尘肺等呼吸系统疾病加重。PM$_{10}$每增加100μg/m^3，感冒、咳嗽的发生率升高4%~5%。过多的可吸入颗粒物的沉积会损害肺部呼吸氧气的能力，使肺泡中巨噬细胞的吞噬功能和生存能力下降，导致肺部排除污染物的能力降低。PM$_{2.5}$与肺组织细胞接触后，可通过机械刺激或其成分的毒性作用，对肺组织细胞和生物膜造成损伤。与PM$_{2.5}$暴露有关的呼吸系统疾病有鼻窦炎、肺功能不全慢性阻塞性肺部疾病、过敏性疾病、结节病和肺癌等。

2. 可吸入颗粒物对心血管疾病的影响　由颗粒物导致的心脏自主神经系统在心率、血黏稠度等方面的改变能增加突发心肌梗死的危险。人暴露在高浓度PM$_{2.5}$中，会增加血液的黏稠度和血液中某些白蛋白的含量，从而导致血栓。研究指出，可吸入颗粒物对健康的影响在中年以上和有心脏疾患的人群中表现得较为明显,有呼吸系统疾病并受可吸入颗粒物影响的心血管患者住院率比较高。在北京市大气污染对城区居民每日心脑血管疾病死亡的短期影响研究中发现,空气中 PM_{10} 浓度每升高 $10\mu g/m^3$,心脑血管疾病死亡危险性增加 0.4% (0.2%~0.6%)。

3. 可吸入颗粒物对中枢神经系统的影响 城市中的许多可吸入颗粒物是由机动车尾气产生的。含铅汽油燃烧后生成的铅化物微粒(含氧化铅、碳酸铅)扩散到大气中,随呼吸道进入人体而影响身体健康。研究表明,铅对人体神经系统有明显的损害作用,可影响儿童智力的正常发育。母体接触铅污染后,后代可以出现神经系统发育异常。

4. 可吸入颗粒物的遗传毒性 通常认为,颗粒物污染与人类生殖功能的改变显著相关。许多研究发现颗粒物的浓度与早产儿、新生儿死亡率的上升,低出生体重,宫内发育迟缓及先天性功能缺陷具有显著的统计学相关性。

5. 颗粒物的致癌、致突变、致畸作用 国际癌症研究机构于 2013 年 10 月发布报告,首次指出空气污染的致癌危险,视其为普遍和主要的环境致癌物。颗粒物特别是 $PM_{2.5}$ 作为空气污染的主要污染物之一,极易吸附多环芳烃等有机污染物和重金属,使致癌、致畸、致突变的概率明显升高。

6. 增加死亡率 对于健康人而言,PM_{10} 虽不是直接的致死因素,但却可以导致患有心血管病、呼吸系统疾病和其他疾病的敏感体质患者的死亡。近年来进行的可吸入颗粒物流行病学研究表明,$PM_{2.5}$、PM_{10} 浓度每增加 $10\mu g/m^3$,死亡率平均增加 7%~14% 和 10%;PM_{10} 超过 $100\mu g/m^3$ 时,死亡率比 PM_{10} 小于 $50\mu g/m^3$ 时平均高 11%。

(四)可吸入颗粒物卫生标准

WHO 于 2005 年规定,环境空气中 $PM_{2.5}$ 浓度限值为 $10\mu g/m^3$。2016 年 1 月,我国发布了 $PM_{2.5}$ 的浓度限值:一级浓度限值为年均值 $15\mu g/m^3$,24 小时均值 $35\mu g/m^3$;二级浓度限值为年均值 $35\mu g/m^3$,24 小时均值 $75\mu g/m^3$。规定公共场所可吸入颗粒物(PM_{10})$\leq 0.15mg/m^3$。

九、甲醛

(一)理化性质

甲醛,常温条件下为一种无色刺激性气体,能与水、乙醇、丙酮等有机溶剂按任意比例混溶,其 30%~40% 水溶液称福尔马林,常用于保存生物体标本,有防腐作用。为强还原剂,在微量碱性时还原性更强。自然界中甲醛的背景值一般小于 $0.3mg/m^3$,在空气中能缓慢氧化成甲酸。

(二)公共场所甲醛的来源

环境中甲醛的主要污染来源是有机合成、化工、合成纤维、染料、木材加工及制漆等行业排放的废水、废气等。某些有机化合物在环境中降解也产生甲醛,如氯乙烯的降解产物即包含甲醛;汽车尾气与大气光化学反应也可产生甲醛。甲醛由于沸点低又易溶于水,所以主要通过大气和水排放进入环境。

室内甲醛主要来源于建筑、装修和装饰材料(如各类人造板材、家具、各种黏合剂、涂料、合成织品)、燃料、吸烟、日用化学品等。新建住房之内甲醛浓度一般为 $0.1mg/m^3$,若使用不合格劣质材料,浓度可超过 $3mg/m^3$。居室装饰材料和家具中的胶合板、纤维板、刨花板等人造板材中含有大量以甲醛为主的脲醛树脂,各类油漆、涂料中都含有甲醛。

一些不法分子以甲醛为食品添加剂,如水发食品加甲醛以凝固蛋白防腐、改善外观、增加口感,酒类饮料中加入甲醛防止浑浊、增加透明度,这些都会造成食品的严重污染,损害人体健康。甲醛污染问题已涉及生活中的每一个角落,严重威胁人体健康,应引起人们的高度关注。

(三) 对人体健康的影响

WHO 已将甲醛列为可疑致癌、致畸物,长期低剂量接触对人体多个系统产生危害。

1. 刺激作用 空气中含有甲醛 $0.5mg/m^3$ 时对眼睛产生刺激反应;$0.6mg/m^3$ 时导致咽喉不适和疼痛;急性刺激下甲醛可引起喷嚏、咳嗽、鼻炎、呼吸困难等。

2. 致敏作用 据文献报道,甲醛是一种环境致敏原,皮肤直接接触甲醛可以引起过敏性皮炎、色斑,甚至坏死。吸入一定浓度的甲醛,可引发过敏性鼻炎、支气管哮喘等。

3. 神经系统的影响 甲醛具有神经毒性作用,可引起头痛、衰弱、焦虑、睡眠障碍、记忆力下降等症状。

4. 致癌致突变作用 公共场所甲醛污染健康风险评估认为,甲醛污染对公共场所从业人员存在较大致癌风险。动物实验发现,甲醛暴露可以引起骨癌、口腔病变、鼻咽癌等。甲醛与空气中的氯化物反应生成具有致癌作用的二氯甲基醚($ClCH_2OCH_2Cl$),是引发癌变的主要物质。

(四) 空气中甲醛卫生标准

公共场所空气中的甲醛含量<$0.10mg/m^3$;居室<$0.08mg/m^3$。公共场所室内空气中甲醛≤$0.10mg/m^3$。

十、苯、甲苯、二甲苯

(一) 理化性质

苯、甲苯、二甲苯为同系物,均为无色易挥发的液体,具有芳香性气味,为石油的裂解产物或煤焦油的分馏产物。难溶于水,易溶于二硫化碳、三氯甲烷、丙酮、乙醚和乙醇等有机溶剂。三种苯系物沸点相近,难以从煤焦油分馏产物中获得单一的异构体,甲苯、二甲苯中都可能混入苯。苯系物蒸汽可与空气形成爆炸性混合物。

(二) 公共场所苯系物的来源

环境中的苯系物残留主要来自工业生产过程产生的污染。苯系物具有良好的溶解性能,因而被广泛用作胶黏剂及工业溶剂,如合成橡胶、合成纤维、燃料、农药、洗涤剂和香料生产过程中的有机溶剂;在焦油的提炼、液体石油产品高温裂解,以及制药、油漆、油脂提炼等生成过程中产生。

室内苯系物多来自室内装饰材料如各种胶、涂料、油漆、防水材料的溶剂或稀释剂释放产生的苯系物污染;烟草烟雾中含有一定量的苯和甲苯等。

(三) 对人体健康的影响

苯、甲苯、二甲苯主要以蒸汽状态存在于空气中,可经呼吸道进入人体,刺激人的皮肤、眼睛和上呼吸道。苯具有中等毒性,急性中毒主要表现为中枢神经系统损伤,长期低浓度接触可引发慢性中毒,不同程度地损伤中枢神经系统和造血系统,导致神经衰弱综合征,白细胞、红细胞和血小板减少等症状,还可能造成牙龈和鼻黏膜出血,并伴有头晕、头痛、乏力、记忆力减退等,也可导致再生障碍性贫血、白血病等。甲苯和二甲苯属低毒性有机化合物,其毒性作用与苯相似,主要是对中枢神经系统和内脏系统的麻痹和对皮肤黏膜的刺激作用。

(四) 室内空气中苯系物卫生标准

《民用建筑工程室内环境污染控制标准》(GB 50325—2020)规定:Ⅰ类民用建筑:苯≤0.06mg/m³;甲苯≤0.15mg/m³;二甲苯≤0.20mg/m³;Ⅱ类民用建筑工程:苯≤0.09mg/m³;甲苯≤0.20mg/m³;二甲苯≤0.20mg/m³。

十一、挥发性有机污染物

(一) 理化性质

空气中的有机污染物种类很多,WHO将常压下,沸点在50~250℃之间的各种有机化合物称为挥发性有机化合物(VOCs)。目前已鉴定出300多种,按化学结构,VOCs可进一步分为烷烃类、烯烃类、芳烃类、卤烃类、酯类、醛酮类等,苯、甲苯、二甲苯、苯乙烯、三氯乙烯、三氯甲烷、三氯乙烷、二异氰酸酯和二异氰酸苯甲酯等均属于VOCs,其中具致畸、致癌性的多环芳烃是人体健康的重要杀手之一。VOCs活性强,化学性质活泼,在大气中既可以以一次挥发物的气态存在,又可以在紫外线照射下发生光化学反应形成二次污染物,是空气质量检测的重要指标之一。

(二) 挥发性有机污染物的来源

室外空气中VOCs主要来自燃料燃烧和交通运输产生的工业废气、机动车尾气、光化学污染等。室内则主要来自燃煤和天然气等燃烧产物、吸烟、采暖和烹调等的烟雾;建筑和装饰材料、家具、家用电器、清洁剂、办公用品、生活日用品、杀虫剂和人体本身的排放等。在室内装饰过程中,VOCs主要来自油漆、涂料和胶黏剂。一般油漆中VOCs含量在0.4~1.0mg/m³。由于VOCs具有挥发性,油漆施工后的10小时内,可挥发出90%。据报道,室内VOCs浓度通常在0.2~2mg/m³之间,而在不当装修施工中,甚至可高出数十倍。

(三) 对人体健康的影响

大多数VOCs都具有毒性,可导致人体的过敏反应,造成器官异常刺激,严重时导致组织炎症,甚至中毒。当居室中VOCs浓度超过一定浓度时,在短时间内人们感到头痛、恶心、呕吐、四肢乏力;严重时会抽搐、昏迷、记忆力减退。长期低剂量暴露在VOCs污染的环境中,可引起慢性中毒,损害肝脏和神经系统,引起全身无力、瞌睡、皮肤瘙痒等。

(四) 空气中挥发性有机污染物卫生标准

我国《民用建筑工程室内环境污染控制标准》(GB 50325—2020)规定,总的挥发性有机污染物(TVOC)含量为:Ⅰ类民用建筑工程≤0.45mg/m³,Ⅱ类民用建筑工程≤0.5mg/m³。公共场所TVOC≤0.60mg/m³。

十二、多环芳烃

(一) 理化性质

多环芳烃是指具有两个或两个以上苯环的一类有机化合物。常见的多环芳烃有萘、蒽、菲、苯并芘等,是含碳燃料及有机物如煤、石油、天然气、垃圾等在无氧加热裂解过程中产生烷烃和烯烃,经脱氧、聚合、环化等过程而形成。多环芳烃具有致癌致突变性,是人类最早发现的致癌物质。具有强烈致癌作用的多环芳烃多为4~6环的稠环化合物。苯并芘(BaP)是由 5 个苯环组成的多环芳烃,是第一个被发现的环境化学致癌物,致癌性很强。BaP 常温下为针状结晶,浅黄色晶体,性质稳定,水中溶解度小,微溶于甲醇和乙醇,可溶于苯、甲苯、二甲苯和环己烷等有机溶剂中。

(二) 多环芳烃的来源

多环芳烃来源广泛,各种含碳有机物的分解和不完全燃烧;煤的气化、液化过程,石油的裂解;各种有机废弃物、垃圾焚烧;烹调油烟;烟熏、烧烤的食品及香烟烟雾中(含量高达 $100mg/m^3$)均有多环芳烃产生。大气中的大多数多环芳烃吸附在颗粒物表面,尤其是细颗粒物上,进入人体,造成叠加危害。

(三) 对健康的危害

多环芳烃的健康危害主要是致癌作用。多环芳烃可以引起皮肤癌、胃癌和肺癌。另外,空气中的多环芳烃可以与 O_3、NO_x、HNO_3 等反应,转变成致癌或诱变作用更强的化合物,对人体健康构成更大的威胁。一些多环芳烃还有免疫毒性、生殖和发育毒性。苯并芘(BaP)作为典型的多环芳烃,占大气中致癌性多环芳烃的 1%~20%,具强致癌性。长期接触 BaP,可诱发皮肤癌、肺癌等。流行病学调查资料也表明,大气中 BaP 浓度每增加 $0.1mg/1\ 000m^3$,肺癌死亡率相应上升 5%。

目前认为,苯并(a)芘需要在体内经代谢活化后才能产生致癌作用。苯并(a)芘进入体内后,只有少部分以原形从尿液或经胆汁随粪便排出体外。大部分苯并(a)芘被肝、肺细胞微粒体中的多功能氧化酶(P450 酶系)氧化成数十种代谢产物,其中 7,8-环氧化物继续代谢产生 7,8 二氢二醇-9,10 环氧化物,该物质被认为是最终致癌物,与细胞大分子 DNA 的亲核基团发生不可逆的共价结合而致癌。

(四) 空气中多环芳烃的卫生标准

《环境空气质量标准》(GB 3095—2012)规定,环境空气中苯并芘的浓度限值为 $0.002\ 5\mu g/m^3$(24 小时平均)、$0.001\mu g/m^3$(年平均)。

十三、余氯和氯化消毒副产物

(一) 理化性质

水质净化消毒的方式主要有氯化消毒、紫外线消毒等,氯化消毒使用最多的是液氯或氯气(Cl_2)。氯化消毒时,加入的 Cl_2 可与水反应生成 HCl、HClO(又可分解为 ClO^-),与水中的氨、铵盐、有机胺反应生成氯化铵。消毒过程中加氯量需要超过需氯量,经过一段时间接触后,水中剩余的有效氯称为余氯。余氯分为游离性余氯(Cl_2、HClO 及 ClO^-)和化合性余氯(氯铵)两种,游离性余氯较化合性余氯杀菌能力强,一般要求氯加入水中后,接触 30 分钟,有 0.3~0.5mg/L 的游离性余氯。

(二) 饮用水或泳池水氯化消毒副产物的来源

水中含有的天然微量有机物,如腐殖酸、藻类和氨基酸、醇类、酮类、酚类等有机物,氯化消毒时,与氯发生氧化还原、取代、加成等反应,生成一系列氯化消毒副产物。

(三) 对人体健康的影响

氯能消毒杀菌,但余氯含量过高,也会对人体带来损害,长期接触,可引起皮肤干燥、皲裂或角质化等皮肤病;长期饮用可造成消化功能紊乱及肾脏、肝脏、神经系统的损伤;挥发出的氯气有强烈刺激性,对皮肤、黏膜、呼吸道及肺部造成损伤。另外,氯化消毒副产物大多具有致突变作用,有些含氯有机物是致癌物。

(四) 水中氯化消毒副产物的卫生标准

1. 我国《生活饮用水卫生标准》规定,液氯或氯气消毒时,集中式给水出厂及管网末梢水中余氯含量分别低于 0.3mg/L、0.05mg/L;氯铵消毒时,集中式给水出厂水及管网末梢水余氯含量分别低于 0.5mg/L、0.05mg/L。

2. 人工游泳池水 使用氯气及游离氯制剂消毒时,泳池水中游离性余氯为 0.3～1.0mg/L,化合性余氯≤0.4mg/L。浸脚池游离性余氯为 5～10mg/L。

第三节 生物性有害因素

公共场所的生物性有害因素主要来自人体的病原微生物,在人群密集、通风不良的公共场所,病原微生物数量大大增加。主要检测指标有菌落总数、大肠杆菌、真菌、金黄色葡萄球菌、嗜肺军团菌、溶血性链球菌、流感病毒、麻疹病毒、腺病毒、冠状病毒等细菌、病毒、真菌、病媒生物(蚊子、苍蝇、蟑螂、尘螨等)等。空气中的细菌、病毒等可附着于液体或颗粒物上,以气溶胶形式长时间存在于空气中。致病性微生物在人说话、咳嗽、打喷嚏时产生的飞沫携带最多,在通风不良、湿度大的公共场所悬浮时间长,如流感病毒可存活 4～5 小时,金黄色葡萄球菌存活 72 小时,溶血性链球菌存活数日。

一、菌落总数

(一) 概述

菌落总数是指被检样品在一定条件下培养后,在单位重量(g)、容积(ml/m³)或体积(cm²)内所含菌落的总数。以病原体作为公共场所直接评价指标在技术上有一定难度,目前仍以菌落总数作为室内空气及公共场所公共用品用具的卫生评价指标。菌落总数越高,存在致病性微生物(细菌、真菌、病毒)的可能性越高。

空气中的微生物富集在固体或液体颗粒上而悬浮于空气中,特别是在湿度大、灰尘多、通风不良、日照不足的情况下,细菌的生存时间和致病性可以保持更长的时间。影响公共场所内空气中细菌数量的因素包括公共场所的大小、场所内人员的多少、通风换气的情况、采光、温度、湿度、灰尘含量、周围环境等,因此公共场所内细菌总数值变化较大。

(二) 来源

公共场所空气中的细菌总数主要来源于人们的活动。

(三) 公共场所菌落总数卫生标准

我国香港室内空气质量标准规定:空气质量良好时空气中细菌总数应小于 500CFU/m³;室内空气质量能保证大众健康时,空气中细菌总数应小于 1 000CFU/m³。

我国公共场所卫生标准中对旅店业室内空气中细菌总数的规定:采用撞击法采样时,普通旅店、招待所应小于 2 500CFU/m³;医院的人防工事空气中细菌总数应小于 1 500CFU/m³;招待所、商场、俱乐部、影剧院、游乐场、地铁车站等应小于 4 000CFU/m³。

公共用品用具:杯具≤5CFU/m²;棉织品≤200CFU/25m²;洁具≤300CFU/25m²;鞋类≤300CFU/25m²;美容美发工具≤200CFU/25m²;修脚工具≤200CFU/25m²;其他用品用具≤300CFU/25m²。

人工游泳池水质≤200CFU/ml。

二、大肠杆菌

(一) 概述

大肠菌群(coliform group)是指一群能在37℃、24小时内发酵乳糖、产酸产气,需氧或兼性厌氧的革兰氏阴性无芽孢杆菌。

大肠杆菌也称大肠埃希菌,是所有哺乳动物大肠中的正常寄生菌。但当它们离开寄生部位,进入机体其他部位时能引起感染发病,如外伤或手术创口感染致腹膜炎、阑尾炎、菌血症,新生儿大肠杆菌脑膜炎等。肠道外感染以泌尿道感染最多见,如尿道炎、膀胱炎等。引起泌尿系感染的菌株以血清型O1、2、6、7、11、25及75为多见。致病性大肠杆菌,可直接引起肠道感染,从轻微腹泻至霍乱样严重腹泻,并能引起致死性并发症,如溶血性尿毒综合征等。

大肠杆菌产生不耐热肠毒素(LT)和耐热肠毒素(ST)。耐热肠毒素对热稳定,100℃蒸煮30分钟仍不被破坏,分子量小,免疫原性弱。大肠杆菌O157:H7是大肠杆菌其中的一个类型,此种大肠杆菌会释放一种强烈的毒素,可能导致肠管出现严重症状,引起出血性腹泻,严重者可伴发溶血性尿毒综合征,危及生命。美国在1982年、1984年、1993年曾三次发生O157:H7的暴发性流行,日本曾在1996年暴发过一次波及9 000多人的大流行,我国在1987年即发现此菌引起的散在感染。由于O157:H7危害较大,且可经食物和饮用水在人群中广泛传播,因此我国食品卫生主管部门已将O157:H7列为常规检测项目。

(二) 来源及传播途径

大肠杆菌O157:H7感染患者和无症状携带者可作为传染源。动物感染往往是动物源性食品污染的根源,如牛肉、奶制品污染很大部分来自带菌牛。大肠杆菌O157:H7可从下列传播途径传播。

食源性传播:是大肠杆菌O157:H7实现感染的首要传播途径。动物源性食品的食物如牛肉、鸡肉、牛奶、奶制品等是经食物造成感染的首要原因;其他食物如蔬菜、水果、冷饮等如被污染也可造成感染;食物引起传播可产生于生产、加工、包装、运输和贮存等各个环节。

水源性污染:已证实大肠杆菌O157:H7可通过饮用水污染造成感染,其他被污染的水体如游泳池水、湖水及其他地表水都可造成传播。

接触传播:大肠杆菌O157:H7引起的感染是一种肠道传染病,与感染患者和带菌者接触可感染。大肠杆菌对人的致病力强,感染剂量较低,每克感染载体含菌10个以上即可引起感染。

(三) 公共场所大肠杆菌卫生标准

对公共场所人工游泳池水大肠菌群(CFU/100ml或MPN/100ml)为不得检出。

三、真菌

(一) 概述

真菌是一种具真核的、产孢子的、无叶绿体的真核生物,其进化程度高于细菌,比细菌大几倍到几十倍。它的生物学特征是有细胞壁,不含叶绿素,不进行光合作用,无根茎,以腐生或寄生方式生存,能进行有性或无性繁殖。真菌可以分为单细胞和多细胞两类,单细胞真菌常见的有酵母和类酵母菌,多细胞真菌多形成菌丝和孢子,又称为霉菌。

酵母菌和霉菌分布广泛,存在于各种环境和生物体内,常可引起水果、蔬菜、乳酪类、酒类及肉类食品变质,或衣物、器具的霉烂。真菌还可引起动、植物和人类的多种疾病,对人类主要有三种类型:①真菌感染;②变态反应性疾病;③中毒性疾病。

(二)来源及传播途径

土壤中栖息着大量的微生物,从数量上看真菌为第三大类,每克土壤中有几万到几十万个。空气中真菌的直接检出率达89.52%,现代建筑中的采暖、通风、空调系统等在特定条件下成为真菌污染的场所。

(三)公共场所真菌卫生标准

空调通风系统送风≤500CFU/m^3。

四、金黄色葡萄球菌

(一)概述

葡萄球菌属有20多个菌种,能致人类感染的约十几种,其中金黄色葡萄球菌为常见的致病菌,致病性最强。典型的金黄色葡萄球菌为球形,直径0.8μm左右,显微镜下排列成葡萄串状。金黄色葡萄球菌无芽孢、鞭毛,大多数无荚膜,革兰氏染色阳性。

(二)来源及传播途径

金黄色葡萄球菌在自然界中无处不在,空气、水、灰尘及人和动物的排泄物中均可检出。因此,食品受其污染的机会很多,如食品加工人员、炊事员或销售人员带菌,造成食品污染;食材带菌,或在加工过程中受到污染,产生了肠毒素,引起食物中毒;熟食制品包装不严,运输过程受到污染;奶牛患化脓性乳腺炎或禽畜局部化脓时,对肉体其他部位的污染等。由金黄色葡萄球菌引起的感染占第二位,仅次于大肠杆菌。

金黄色葡萄球菌是人类化脓感染中最常见的病原菌,人群带菌情况普遍,约50%为间歇带菌,25%~30%为持续带菌。入侵途径主要为有损伤的皮肤(创伤、烧伤、手术创口等)和黏膜;人也可因摄入含有肠毒素的食物或吸入染菌的尘埃而致病;皮肤感染患者的敷料、被褥、衣物、使用器材等均可被金黄色葡萄球菌污染。金黄色葡萄球菌主要寄生于人和动物的鼻前庭黏膜、会阴部、新生儿脐带残端等,可引起皮肤和软组织感染、败血症、肺炎、心内膜炎、脑膜炎、食物中毒等;此外还可导致心包炎、乳突炎、中耳炎、中毒性休克综合征等。

(三)公共场所金黄色葡萄球菌卫生标准

公共用品不得检出。

五、嗜肺军团菌

(一)概述

多种军团杆菌是人类肺炎的病原,其中最常见的病原体为嗜肺军团菌。嗜肺军团菌不抗酸,无孢子,无荚膜,类似于杆菌。菌落特征为灰白色,有光泽,湿润,圆形,凸起,并有特殊臭味。在自然界可长期存活,如在蒸馏水中可存活139日,自来水中可存活369日,对热和一般消毒剂敏感。该菌对氧化酶与过氧化氢酶测试阳性,β-内酰胺酶阳性,革兰氏染色阴性。

(二)来源及传播途径

军团菌是水源中常见的一群微生物,目前已发现 41 种。该菌存在的环境是天然淡水源。美国的一次大规模调查发现,有半数被检测的淡水样品含有军团菌。在人工管道系统中,研究人员曾在冷却塔水、冷凝器冷凝水、加湿器水、温水水箱水、温水游泳池水、浴池水、水龙头水、淋浴喷头水、桑拿浴水、医用喷雾器水等处检出军团菌。空调系统(主要是冷却塔水)带菌则是造成军团菌病暴发流行的主要原因。军团菌引起的疾病是肺炎型和非肺炎型两种类型。

肺炎型军团菌病发病率为 1%~5%,临床表现以肺部感染为主的全身脏器损害。该病的潜伏期一般为 2~10 日,平均为 7 日,典型的患者一般为急性发病,前期症状为发热、全身不适、食欲不振、乏力、嗜睡及畏寒、发热等。1~2 日后症状加重,高热、寒战、头痛、胸痛等。再往后则咳嗽日趋明显,开始为干咳,以后可咯痰,痰呈脓性黏液性,有时带有少量血丝或血痰,部分患者可发生呼吸困难。在军团菌病的早期,大约有一半的患者有腹泻,为水样或黏液样便,少数患者有腹痛、呕吐症状。重病患者有的会出现神经系统症状,如焦虑、神志迟钝,甚至昏迷。军团菌病除了肺部损伤外,还可损伤肝脏、肾脏和心脏等。

(三)公共场所军团菌卫生标准

《公共场所集中空调通风系统卫生规范》规定,空调送风中不得检出嗜肺军团菌(不作为许可的必检项目)。

六、乙型溶血性链球菌

(一)概述

链球菌呈球形或卵圆形,直径 0.6~1.0um,多数呈链状排列,短者 4~8 个细菌组成,长者有 20~30 个细菌组成。链球菌为需氧或兼性厌氧菌,在 20~42℃ 时能生长,最适生长温度为 37℃,最适 pH 为 7.4~7.6。在酸性环境中易死亡、自凝、自溶解。该菌不形成芽孢,无鞭毛,易被普通的碱性染料着色,革兰氏染色阳性。根据链球菌在血液培养基上生长繁殖后是否溶血及其溶血性质分为甲、乙、丙型溶血链球菌。乙型溶血性链球菌(β-hemolytic streptococcus),菌落周围形成一个 2~4mm 宽、界限分明、完全透明的无色溶血环,也称乙型溶血,因而这类菌也称为溶血性链球菌。

(二)来源及传播途径

溶血性链球菌在自然界中分布较广,存在于水、空气、尘埃、粪便及健康人和动物的口腔、鼻腔、咽喉中,可通过直接接触、空气飞沫传播或通过皮肤、黏膜伤口感染,被污染的食品如奶、肉、蛋及其制品也会对人类进行感染。上呼吸道感染患者、人畜化脓性感染部位常成为食品溶血性链球菌污染的污染源。该菌的致病力强,可引起皮肤、皮下组织的化脓性炎症、呼吸道感染、流行性咽炎的暴发性流行及新生儿败血症、细菌性心内膜炎、猩红热和风湿热、肾小球肾炎等变态反应。

(三)公共场所溶血性链球菌卫生标准

《公共场所集中空调通风系统卫生规范》将乙型溶血性链球菌作为指示性指标微生物,规定不得检出。

七、流感病毒

（一）概述

流感病毒呈球型或丝状,直径只有 80~100nm,分为甲、乙、丙三种类型,其中甲型流感病毒易变异。流感病毒的抵抗力较弱,病毒不耐热。加热到 56℃ 30 分钟即可灭活,室温条件下其传染性很快丧失。该病毒耐冷,在 0~4℃ 可以存活数周,70℃或冻干后可以长期保存。流感病毒对干燥、日光、紫外线、乙醚和甲醛都很敏感。由流感病毒引起的流行性感冒在 1918 年曾席卷全球,造成约 2 100 万人死亡。

（二）来源与传播途径

流感病毒在哺乳类动物和鸟类中广泛存在。人类传染源为流感患者和隐性感染者,通过患者呼吸道的飞沫,经空气传播扩散,也可通过患者的个人用品接触传播。人群普遍易感,尤其是抵抗力较弱的儿童、老年人、慢性病患者和过度疲劳的人。人在患流感后有一定的免疫力,但仅对于同型流感病毒或同一亚型的变种间有一定的交叉免疫,维持时间不长,流感可以反复发作。

流感一年四季均可发生,而以冬春季节最为常见。本病轻则发热咳嗽,重则高烧不退,能导致多种病变,影响人体的健康。对于原来就有呼吸道疾病的老年人、儿童和慢性病患者最为危险。如果侵入人体的心脏,可能引发心肌炎、心包炎,儿童患者还会引起中耳炎。患者往往由于并发症死亡,即使是原本健康的人,一旦感染流感,也有出现并发症的危险。

八、麻疹病毒

（一）概述

麻疹病毒为球形或丝形,直径 120~250nm,是麻疹的病原体,分类上属于副黏病毒科麻疹病毒属。病毒抵抗力较弱,56℃加热 30 分钟和一般消毒剂都能使其灭活,对日光及紫外线敏感。低温下稳定,4℃可以存活 5 个月,-15℃能活 5 年,因此冬春季节易引发感染。

（二）来源与传播途径

麻疹病毒的唯一自然储存宿主是人。急性期患者是传染源,患者在出疹前 6 日至出疹后 3 日有传染性。通过飞沫传播,也可经用具、玩具或密切接触传播。麻疹的传染性极强,易感者接触后几乎全部发病。发病的潜伏期为 9~12 日。

经呼吸道进入的病毒首先与呼吸道上皮细胞受体结合并在其中增殖,继之侵入淋巴结增殖,然后入血形成第一次病毒血症。病毒到达全身淋巴组织大量增殖再次入血,形成第二次病毒血症。此时开始发热,由于病毒在结膜、鼻咽黏膜和呼吸道黏膜等处增殖而出现上呼吸道卡他症状。病毒也在真皮层内增殖,口腔两颊内侧黏膜出现中心灰白、周围红色的 Koplik 斑,3 日后出现特征性皮疹。皮疹形成的原因主要是局部产生超敏反应。

麻疹是儿童常见的一种急性传染病,一般患儿皮疹出齐 24 小时后,体温开始下降,呼吸道症状 1 周左右消退,皮疹变暗,有色素沉着。有些年幼体弱的患儿,易并发细菌性感染,如继发性支气管炎、中耳炎,尤其易患细菌性肺炎等。

九、腺病毒

(一)概述

腺病毒(adenovirus)是一种没有包膜的直径为 70~90nm 的颗粒,由 252 个壳粒呈 20 面体排列构成,每个壳粒的直径为 7~9nm。腺病毒呈无囊膜的球形结构,其病毒粒子在感染的细胞核内常呈晶格状排列,每个病毒颗粒包含一个线性双链 DNA 分子,两端各有一个 100~600bp 的反向末端重复序列。由于腺病毒无包膜,对酸、酒精、乙醚等常用消毒剂不敏感,在一些物体(如水槽和毛巾)的表面可存活较长时间,因此,被腺病毒污染的物体表面和器具需要使用含氯、过氧乙酸等的消毒剂消毒或采用加热消毒处理(56℃加热 30 分钟可灭活)。

人腺病毒(human adenovirus,HAdV)属于哺乳动物腺病毒属,为无包膜的双链 DNA 病毒,可划分为 A~G 共 7 个亚属,目前已发现至少 90 个基因型别,不同腺病毒的组织嗜性不同,从而引起不同的组织器官疾病。与呼吸道疾病相关的腺病毒主要为 B、C 和 E 亚属腺病毒。病原学监测数据显示,B 亚属 HAdV-7 和 HAdV-3 是引起我国呼吸道感染性疾病主要的腺病毒型别。

(二)来源及传播途径

人腺病毒感染潜伏期一般为 2~21 日,平均为 3~8 日,潜伏期末至发病急性期传染性最强。由腺病毒引起的急性传染病,易侵犯呼吸道及消化道黏膜、眼结膜、泌尿道和淋巴结。主要表现为急性上呼吸道感染(急性呼吸道感染由腺病毒引起者占 2%~4%),其次为眼部和胃肠道感染,可并发支气管炎、肺炎,如果是免疫缺陷者,可并发脑炎等中枢神经系统感染。

人群普遍易感,多见于儿童,约半数患者为隐性感染。婴幼儿易患腺病毒肺炎,病情重,病死率高,无特效治疗。根据人群血清特异性抗体调查和病毒分离,可知腺病毒感染十分广泛。传染源为患者和隐性感染者,传播途径如下。①飞沫传播:是呼吸道感染腺病毒的主要传播方式。②接触传播:手接触被腺病毒污染的物体或表面后,未经洗手而触摸口、鼻或眼睛。③粪-口传播:接触腺病毒感染者的粪便。腺病毒肺炎最常发生于 6 个月~5 岁,尤其是 2 岁以下儿童。患慢性基础疾病和免疫功能受损者更易发生重症。

游泳者咽喉结膜热是一种由腺病毒感染引起的病毒性疾病,潜伏期为 3~6 日,好发于儿童,可出现持续性高热、咽部充血、单侧或双侧眼睑红肿及结膜充血、扁桃体肿大,耳后、双侧颈及额下淋巴结肿大,可伴有全身酸痛、精神萎靡、食欲不振等全身症状,部分患者有消化道症状。夏季 6~8 月为发病高峰期,主要通过呼吸道飞沫及接触方式传播,传播速度较快,暴发流行多是由于游泳池水被污染,腺病毒感染游泳者的咽和结膜而引起的。此病愈后良好,一般不留后遗症,病程 10 日左右,感染后有一定免疫力。

十、冠状病毒

(一)概述

冠状病毒在电子显微镜下观察有像日冕般外围的冠状,因此被称为冠状病毒。该病毒是具囊膜、基因组为线性单股正链的 RNA 病毒,是自然界广泛存在的一大类病毒。冠状病毒直径 80~120nm,基因组 5′端具有甲基化的帽状结构,3′端具有 poly(A)尾,基因组全长 27~32kb,是目前已知 RNA 病毒中基因组最大的病毒。病毒粒子呈不规则形状,直径 60~

220nm。病毒粒子外包着脂肪膜,膜表面有 3 种糖蛋白,包括刺突糖蛋白(S 蛋白,受体结合位点)、小包膜糖蛋白(E 蛋白,与包膜结合的蛋白)、膜糖蛋白(M 蛋白,负责营养物质的跨膜运输、新生病毒出芽释放与病毒外包膜的形成)。冠状病毒的核酸是 RNA 病毒中最长的 RNA 核酸链,RNA 和 RNA 之间重组率非常高,病毒出现变异正是由于这种高重组率。重组后,RNA 序列发生变化,由此核酸编码的氨基酸序列及由氨基酸构成的蛋白质随之发生变化,使病毒的抗原性发生改变。

冠状病毒仅感染脊椎动物,如人、鼠、猫、犬、鸡、牛、禽等。2019 新型冠状病毒(2019-nCoV,引发新型冠状病毒肺炎 COVID-19)是目前已知的第 7 种可以感染人的冠状病毒,其余 6 种分别是 HCoV-229E、HCoV-OC43、HCoV-NL63、HCoV-HKU1、SARS-CoV(引发重症急性呼吸综合征)和 MERS-CoV(引发中东呼吸综合征)。全球 10% ~ 30% 的上呼吸道感染由 HCoV-229E、HCoV-OC43、HCoV-NL63 和 HCoV-HKU1 四类冠状病毒引起,在造成普通感冒的病因中占第二位,仅次于鼻病毒。冠状病毒感染呈现季节性流行,每年春季和冬季为疾病高发期。潜伏期 2~5 日,人群普遍易感。

2003 年的严重急性呼吸综合征(SARS)、2019 年的新冠肺炎为人类分别感染变异的冠状病毒 SARS-CoV、2019-nCoV 引发的高传染性呼吸系统综合征,大部分感染者表现出急性呼吸系统综合征和急性肺损伤。

(二)来源及传播途径

冠状病毒可在环境中存活数小时至数日,传播途径主要是通过近距离空气飞沫传播,以及接触患者呼吸道分泌物和密切接触造成传播。传播模式:直接吸入含有病原体的空气飞沫和尘埃造成传播;通过手接触呼吸道分泌物所污染的物品、用具、用品等,经口鼻而传播;密切接触传播,指治疗、护理、探视病例,与病例共同生活,直接接触病例的呼吸道分泌物或体液等。

冠状病毒潜伏期一般 1~12 日,多数为 4~5 日。常见的人冠状病毒(包括 229E、NL63、OC43 和 HKU1 型),通常会引起轻度或中度的上呼吸道疾病,如感冒。症状主要包括流鼻涕、头痛、咳嗽、咽喉痛、发热等,有时会引起肺炎或支气管炎等下呼吸道疾病,心肺疾病患者、免疫力低下人群、婴儿和老年人中较为常见。

第四节 放射性有害因素

公共场所的放射性有害因素主要包括氡及其子体、辐射等。

一、氡

(一)氡的性质

氡气是 WHO 确认的主要环境致癌物之一,一种无色无味、不可挥发的放射性惰性气体,在空气中以自由原子形式存在。氡(Rn)是天然放射性核素铀系、钍系和锕系的衰变系列,其中 Rn-222 的半衰期较长,在大气中的含量较高,对人体健康影响最大。由于氡具有放射性,空气中的氡原子能自发地衰变成其他原子。形成的这些原子被称为氡子体。

(二)公共场所中氡及其子体的来源

氡是人类受天然辐射主要的来源之一,室内氡及其子体来源途径:①地下地基土壤,地基土壤的扩散,通过地表和墙体裂缝而进入室内;②地下水,研究证明,水中氡浓度大于104Bq/m³时,是室内的重要氡源;③室外空气,室外大气中的氡会随着室外空气进入室内;④天然气燃烧,在燃烧天然气和液化石油气时,如果室内通风不好,其中的氡全部释放到室内;⑤建筑材料和室内装饰材料,特别是一些矿渣、炉渣等建筑材料(通常都含有不同程度的镭)、含铀高的室内装饰材料,如花岗岩和瓷砖、洁具等均能放出氡。

(三)氡对人体健康的影响

氡及其子体对人体的危害是通过内照射和外照射进行的。内照射时指氡以食物、水、大气为媒介摄入人体后自发衰变,产生电离辐射;外照射是指核素在衰变过程中,放出 α、β、γ 射线直接照射人体;氡及其子体常吸附在空气中的可吸入颗粒物上,被人体吸入后引起肺细胞变异,产生肺癌;或进入人体血管系统,引发白血病。

(四)室内氡卫生标准

公共场所室内空气中氡浓度宜≤400Bq/m³。

二、辐射

(一)辐射及电磁辐射

物质能量以电磁波或粒子的形式向外扩散,这种传送能量的方式称为辐射。物体通过辐射所释放的能量,称为辐射能。自然界中的一切物体,只要温度在绝对温度零度(-273.15℃)以上,都以电磁波和粒子的形式不停地向外传送热量,辐射的能量从辐射源向外所有的方向直线放射。

电磁辐射(又称电磁波)是由同相振荡且互相垂直的电场与磁场在空间中以波的形式移动,其传播方向垂直于电场与磁场构成的平面,有效的传递能量和动量。电磁辐射可以按照频率分类,从低频率到高频率,包括无线电波、微波、红外线、可见光、紫外线、X 射线和 γ 射线等。人眼可接收到的电磁辐射,波长为 380~780nm,称为可见光。

(二)电磁辐射的来源

一般来说,雷达系统、电视、手机和广播发射系统、射频感应及介质加热设备、射频及微波医疗设备、各种电加工设备、通信发射台站、卫星地球通信站、大型电力发电站、输变电设备、高压及超高压输电线、地铁列车及电气火车、大多数家用电器等均为常见的电磁辐射源,可以产生不同形式、不同频率、不同强度的电磁辐射源。

(三)电磁辐射污染的危害

任何带电体都有电磁辐射,当电磁辐射强度超过国家标准,就会产生有害效应,引起人体的不同病变和危害,这部分超过标准的电磁场强度的辐射叫电磁辐射污染。另外电磁辐射距离越近、受辐射时间越长,所受到的危害越大。

第四章

公共场所设计卫生要求

　　无污染的周围环境,合理建筑结构布局,规范的功能间设置,这些都是保证公共场所卫生安全的重要因素,因此公共场所的设计选址非常重要。但由于大部分公共场所经营单位在建造设计之初,没有进行过预防性卫生监督,或经营单位的场所属于租赁,原用途不是用作公共场所使用,开始经营时,大部分建设地址已经选定,调整难度极大。设计选址不当不仅会造成卫生问题,也会给经营者带来很多不便。卫生监督员只能在现有的基础上,提出有效意见,尽量帮助经营单位避免发生卫生问题。

　　目前,我国公共场所在设计选址上存在的主要问题有以下几个方面。

　　(1)选址不当:公共场所比邻机场跑道、地铁轨道上方、产生有毒有害气体工厂企业的主导风向下风向、震动噪声源附近、交通繁忙的交通干道附近、其他污染源附近(冷却塔、垃圾转运站)。

　　(2)总体布局不合理:各单体互相有影响和干扰(废气、噪声、烟气、冷却塔)。

　　(3)单体内容设置布局问题:设于地下或暗间通风不良,造成室内空气质量恶化;布草、清洗消毒、储藏间几个楼层设一套;卫生间楼下设有客房;利用建筑结构做水库。

　　(4)进风口位置距污染源近(地库、厨房、冷却塔、污水处理池),送排风口短路。

　　(5)装修材料选择问题:非绿色环保材料造成室内空气污染,地砖摩擦系数不足造成意外伤害。

　　(6)新风设计不足:造成室内污染。

　　(7)淋浴间:花洒出水与地漏排水不匹配导致大量积水,地面没有坡度,且排水系统排水不畅。淋浴地漏常被毛发堵塞,地漏位置不合理,没有水封;没有考虑火灾等突发事件时人员的疏散撤离;社会分工细化,一些工作社会化,顾客用品一次性使用,过去小而全什么都有的情况不复存在;没有考虑残疾人群、行动不便人群使用的便利,设置无障碍设施等问题。

　　过去的标准关于公共场所设计卫生要求的内容较少,只在《旅店卫生标准》(GB 9663—1996)、《理发店、美容店卫生标准》(GB 9666—1996)、《公共浴室卫生标准》、游泳场所卫生标准(GB 9667—1996)中少量提及。为规范公共场所新建、改建和扩建基本要求和选址,国家于2019年新颁布了《公共场所设计卫生规范》(GB 3748—2019),共分为5个卫生标准。第1部分:总则(GB 3748.1—2019);第2部分:住宿场所(GB 3748.2—2019);第3部分:人工游泳场所(GB 3748.3—2019);第4部分:沐浴场所(GB 3748.2—2019);第5部分:美容美发场所(GB 3748.5—2019)。该规范对公共场所及重点场所的设计选址、功能间设置要求提出了明确要求。

第一节 公共场所总体设计要求

一、基本卫生要求

1. 公共场所属于民用建筑,适用于《民用建筑设计通则》(GB 50352—2005);对公共场所设计提出卫生要求,其最终目的是控制公共场所的卫生指标限值,因此公共场所物理因素、室内空气质量、生活饮用水、游泳池水、沐浴用水、集中空调通风系统、公共用品用具的卫生指标限值应满足《公共场所卫生指标及限值要求》(GB 37488—2019)的规定。

2. 公共场所人群密度高、流动性大,应考虑火灾等突发事件时人员的疏散撤离,应符合《建筑设计防火规范》(GB 50016—2014)中"民用建筑-安全疏散和避难"的要求。

3. 公共场所的设计应确保有需求的人能够安全地、方便地使用公共场所的各种设施,应考虑残疾人群、行动不便人群使用的便利,设置无障碍设施,应符合《无障碍设计规范》(GB 50763—2014)中"公共建筑"的要求。

4. 公共场所使用的无机非金属建筑主体材料和装修材料、人造木板及饰面人造木板、涂料、胶粘剂、水性处理剂、其他材料都应无毒无害,符合《民用建筑工程室内环境污染控制规范》(GB 50325—2010)等建筑装修材料有害物质限值标准的要求,不得使用国家禁止使用、限制使用的材料。

5. 隔声、吸声、隔振、减振设计应符合《民用建筑隔声设计规范》(GB 50118—2010)的要求。选用低噪声的设备控制噪声源;在噪声源与噪声敏感建筑物之间采取设置声屏障等隔声措施;同时应考虑对产生噪声的建筑服务设备等噪声源的设置位置、防噪设计;对建筑物的防噪间距、朝向选择及平面布置等作综合考虑;建筑物应设置于主要噪声源夏季主导风向的上风侧;选用隔声、吸声的材料做建筑装饰。

二、选址与总体布局要求

公共场所的选址设计时,应遵循以下卫生学要求。

1. 符合城市总体规划和功能分区要求。

2. 所选择的地址应尽可能符合以下要求,即地势平坦、干燥、地下水位低、土壤清洁、空气清新、通风日照良好,水源不受污染,交通方便。

3. 远离粉尘、有毒有害气体、放射性物质等污染源,与暴露垃圾堆、旱厕、粪坑等病媒生物滋生地的间距不应小于25m。污染源包括产生粉尘、有毒有害气体的生产厂房及放射源、废气排放口、垃圾房、污水池等。

4. 建筑布局合理,根据公共场所的性质、服务功能和卫生标准的要求进行布局,设置必要的功能房间,同时减少交叉污染。

5. 人员、物资通道应分开设置,有条件的应做到物理上的分开,无条件的应使用时段上的分开。

6. 不同类别场所应分区设置,避免相互之间的干扰;公共场所的主体部分应与辅助部分保持适当的距离,与锅炉房、空调机房、水泵房、厨房操作间等辅助用房保持适当的距离。

7. 因为公共场所的大客流在城市独立式的公共卫生间如厕不切实际,所以公共场所要从顾客和工作人员工作生活卫生便利角度考虑,在公共场所等公共区域设公共卫生间。

8. 由于卫生间、盥洗室、浴室易产生地面渗漏污染,因此卫生间、盥洗室、浴室、游泳池等不应设在餐厅、厨房、食品贮藏等有严格卫生要求用房的直接上层。

三、公共场所功能间设置

(一)消毒间

公共场所自行对公共用品用具清洗消毒的场所应设清洗消毒间(区),与公共场所的经营规模相适应,规模满足公共用品用具的运转速度;清洗消毒间环境应便于清洗保洁,消毒间地面与墙面应使用防水、防霉、可洗刷的材料,墙壁应铺贴瓷砖或光洁防水材料作为墙裙,墙裙高度不得低于1.5m,地面应有一定坡度且有排水系统,坡度不小于2%。地面、墙面应使用防水、防霉、可洗刷的材料。

1. 杯饮具消毒间 清洗杯饮具的消毒间使用面积不小于6m²。饮具应采用热力法消毒的,消毒间内应设置操作台和至少2个饮具专用清洗消毒池(洗涤浸泡、冲洗),每个清洗消毒池宜不小于50cm×40cm×20cm(长×宽×高)。各类水池应使用不锈钢或陶瓷等防渗水、不易积垢、易于清洗的材料制成,并设置标识明示用途。消毒间内应配备已消毒饮具(茶杯、口杯、酒杯等)专用存放保洁设施,标识明显,结构应密闭并易于清洁。

2. 棉织品消毒间 场所自洗棉织品的,应设置棉织品清洗消毒间(区域),清洗消毒间(区域)应有上下水设施。采用化学消毒的,应设置用于清洗消毒的洗衣机,其容量应与需清洗消毒的棉织品量相适应。采用热力煮沸消毒的,应设置1个清洗消毒池或1台洗衣机,并应有热力消毒设施,其容量应与需清洗消毒的棉织品量相适应。设有洗衣房的,洗衣房应依次分设棉织品分拣区、清洗干燥区、整烫折叠区、存放区、发放区。棉织品分拣、清洗、干燥、修补、熨平、分类、暂存、发放等工序应做到洁污分开,防止交叉污染。

(二)公共用品储藏间

应根据需求分类别设置储藏间(区),清洁物品储藏间(区)用于存放清洁的公共用品用具、一次性用品用具等。污染物品储藏间(区)用于存放污染物品、清扫工具等。床单、枕套、被套、毛巾、浴巾、浴衣等棉织品可以外送清洗消毒。但在公共场所应设外送物品暂存区。暂存区不得设在清洁物品储藏间(区)内。

工作车是公共场所在卫生清扫时用于清洁物品放置和临时保洁,存放一次性用品、布草类物品、耗损品,回收污染物品和废弃物的车辆。为方便工作人员操作,污物储藏间内应预留工作车停放及操作空间,储藏间可按12~18间客房1辆工作车预留停放及操作空间。工作车一定不能存放在清洁物品储藏间。

(三)公共卫生间

公共场所公共卫生间应男、女分设,便池应采用水冲式,不应设通槽式水冲厕所。通槽式水冲厕的缺点有病原微生物的扩散,臭味的扩散,如厕者之间的干扰,用水量的增多。厕所地面、墙壁、便池等应采用易冲洗、防渗水材料制成。卫生间地面应略低于周围环境地面,地面坡度不小于2%,并设置防臭型地漏。卫生间排污管道应与经营场所排水管道分设,设有有效的防臭水封。水封指的是设在卫生器具排水口下,用来抵抗排水管内气压差变化,防止排水管道系统中气体窜入室内的一定高度的水柱,通常用存水弯来实现。卫生器具内无水封时,在室内排水沟与室外排水管道连接处应设置水封装置,且水封深度不得小于50mm。

公共卫生间应设有独立的机械排风装置,有适当照明,与外界相通的门窗安装严密,纱门及纱窗易于清洁,外门能自动关闭。卫生间内应设置洗手设施,位置宜在出入口附近。公共卫生间卫生设施数量应满足各自场所要求。便池应为蹲式,配置有坐式便器的,应提供一次性卫生坐垫。一次性卫生坐垫有两种类型:一种是需要如厕者自己更换的,还有一种是自动更换的,这就需要安装自动换套的马桶盖,有回收仓、出纸仓、坐垫圈等。也可以给如厕者配备坐垫清洗液和清洗湿巾,如厕者将清洗液喷在卫生纸上,或直接用清洗湿巾,在如厕前擦拭坐便器的坐垫。

洗手设施:公共场所公共卫生间内宜设流动冷热水洗手设备,抵御冬季寒冷地区如厕者洗手时的冷水刺激;为省去如厕者接触开关或按钮的步骤,有效防止病原微生物的交叉感染,洗手龙头、洗手液宜采用非接触式器具,大、小便的冲洗宜采用自动感应或脚踏开关冲便装置。

四、暖通空调

(一)初效过滤器

集中空调通风系统在设计时要符合《公共场所集中空调通风系统卫生规范》(WS 394—2012)的要求,空调的送风温度、湿度、风速等微小气候、噪声等应符合要求;考虑到目前室外大气中 PM_{10} 的现状和暖通行业设计的惯例,要求集中空调通风系统应设初效过滤器(对应暖通行业的"粗效过滤器")。采用"初效过滤器"不能满足要求时,不能达到《公共场所卫生指标及限值要求》(GB 37488—2019)中有关可吸入颗粒物 PM_{10} 的要求和《室内空气质量标准》(GB/T 18883—2002)(尚处于修订过程)中有关细颗粒物 $PM_{2.5}$ 的要求,应设中效过滤器。

(二)新风口

新风口应避免设在开放式冷却塔夏季最大频率风向的下风侧,新风口距离冷却塔、污染气体排放口和其他污染源的水平间距不宜小于 10m。为了防止排风(特别是散发有害物质的排风)对进风的污染,进、排风口的相对位置,应遵循避免气流短路的原则;进风口宜低于排风口 3m 以上,当进排风口在同一高度时,宜在不同方向设置,且水平距离一般不宜小于10m。为防止雨水进入风管和机组造成微生物的滋生,新风口应设防雨罩或防雨百叶窗等防水配件。新风应直接由风管通过送风口送入室内,采用风井结构吸取新风的(如地铁的新风井/新风亭),应做好风井内的排水设施,避免风井底部的积水。针对半集中式空调通风系统,如风机盘管+新风系统,目前仍有部分风机盘管+新风系统,将新风送至风机盘管吸入口或回风吊顶处,再由风机盘管将新风送至室内。这种情况相当于人为地在新风的输送过程中设置了一道污染源,所以在设计时应尽量避免这种设计。

(三)回风口

回风口及吊装式空气处理机不得设于产生异味、粉尘、油烟的位置上方,避免异味、粉尘、油烟等污染源对集中空调送风品质的影响。排放有毒有害物质的排风系统不得与集中空调通风系统相连通,卫生间、污废水泵房、锅炉房等公共场所辅助设施的排风系统应独立设置,不得接入集中空调通风系统的排风系统中,防止有毒有害物的倒灌。

(四)冷凝水管道

冷凝水管道应采取防凝露措施。冷凝水管道的防凝露措施主要为管道外敷保温材料,减少凝结水的产生。为了避免污水、废水、雨水倒灌,经凝水盘外溢进入空气处理机组传播病原微生物,同时也避免臭味的逸散,冷凝水排入污水系统时,应有空气隔断措施,冷凝水管不得与污水、废水、室内密闭雨水系统直接连接。

(五)冷却塔

冷却塔应通风良好,避免阳光直射集水池,远离热源。冷却塔应设持续净化消毒、加药装置,自动加药系统和在线净化消毒装置可抑制减少嗜肺军团菌等微生物的生长繁殖。

(六)通风换气

公共场所应充分利用自然通风,自然通风无法满足需求的场所应设机械通风装置。如果由于条件限制无法有效利用自然通风或自然通风无法满足《公共场所卫生指标及限值要求》(GB 37488—2019)中室内空气质量的要求时,应依据《民用建筑供暖通风与空气调节设计规范》(GB 50736—2012)的要求设置机械通风装置。厨房、卫生间的竖向排风道应具有防火、防倒灌、防串味及均匀排气的功能,顶部应设置防止室外风倒灌装置。

五、给水排水

(一)给水

生活饮用水水质应符合《生活饮用水卫生标准》(GB 5749—2006)的要求,采用纳滤水处理工艺的分质供水水质应符合《饮用净水水质标准》(CJ 94—2015),采用反渗透水处理工艺的分质供水出水水质应符合《生活饮用水水质处理器卫生安全与功能评价规范》的要求。二次供水设施应符合《二次供水设施卫生规范》(GB 17051—1997)的要求。应当特别注意生活饮用水不得因管道产生虹吸、背压回流而受污染,要有防水质污染、防止回流污染产生的技术措施,一般可采用空气隔断、倒流防止器、真空破坏器等措施和装置。有用水要求或冲洗地面的清洗消毒间、公共卫生间、洗衣房等功能间,应有给排水条件。

(二)排水

公共场所除建筑完成面要防水外,还要在结构板面做好防水。集水坑不应设在生活给水泵房内,且不应与生活污水、污水处理站等共用集水坑。泵房内应设排水系统,生活给水泵房内的地面及基础应贴地砖,墙面和顶面应采用涂刷无毒防水涂料等措施。为防止发生由于管道漏水、结露滴水而污染环境和饮用水水质的事故,公共场所污水管线、废水管线不得穿越客房、病房和住宅的卧室、书房、客厅、餐厅等有卫生、防潮等特殊要求的用房和设施。因为设在这些部位的管道较难维护、检修。当公共场所构造内无存水弯的卫生器具与生活污水管道或其他可能产生有害气体的排水管道连接时,必须在排水口以下设存水弯,存水弯的水封深度不得小于50mm。主要是由于从目前的排水管道运行状况证明,存水弯、水封盒、水封井等的水封装置能有效隔断排水管道内的有害有毒气体窜入室内。

六、采光照明

(一)采光

公共场所采光系数、室内天然光照度应符合《建筑采光设计标准》(GB/T 50033—2001)的要求,窗的不舒适眩光、室内各表面的反射比应符合该标准"5采光质量"的要求。照度均匀度、眩光限制、光源颜色、反射比应符合《建筑照明设计标准》(GB 50034—2013)的要求。公共场所应充分利用自然采光,进行合理的日照控制和利用,避免直射阳光引起的眩光,从各种光源的视觉试验结果表明,在同样照度条件下,天然光的辨认能力优于人工光,从而有利于工作、生活、保护视力和提高劳动生产率。我国大部分地区处于温带,天然光充足,为利用天然光提供了有利条件,在白天的大部分时间内能满足视觉工作要求。

(二)照明

天然光不足时所补充的人工光源的色温要尽量接近天然光的色温,以防止由于光源颜色差异而产生颜色视觉的不适应。照明设备光谱宜接近自然光,光线均匀、不炫目、照度过渡合理。在影剧院、录像厅(室)、游艺厅(室)、舞厅、音乐厅等室内照度较低的场所,应注意室外至室内照度的梯度降低设计。紫外波段的光源适用于场所空气的消毒,对生物细胞有较强的杀伤作用,会造成人体皮肤和眼睛的灼伤。不得将含有紫外波段的光源作为照明使用。紫外光源使用时人不能进入,也不能作为照明使用。

七、病媒生物防治

公共场所应根据当地病媒生物的特点设置相应的防治设施,并符合国家现行有关规定。住宿场所应设置防鼠、防蚊、防蝇、防蟑螂及防潮、防尘等设施。与外界直接相通并可开启的门窗应安装易于拆卸、清洗的防蝇门帘、纱网或设置空气风帘机。考虑到蚊虫的活动特性和飞行高度,6层以下房间应安装纱窗,6层及6层以上房间建议也安装纱窗。自动闭合的门、风幕机、垂帘都是利用物理屏障来隔绝病媒生物侵入。排水沟出口和排气口应设有网眼孔径小于6mm的隔栅或网罩,防止鼠类进入。机械通风装置的送风口和回风口应设置防鼠装置。

第二节　住宿场所设计卫生要求

一、住宿场所的概念及适用范围

住宿场所是指向消费者提供住宿及相关综合性服务的场所,包括宾馆(饭店、酒店、旅馆、度假村等)、旅店、招待所。

二、选址要求

为保障旅客在住宿场所内充分休息和正常生活、活动,客房宜远离交通干道,避免噪声污染,建设宜选择在交通方便、环境安静,具备给排水条件和电力供应,且不受粉尘、有害气体、放射性物质和其他扩散性污染源影响的区域,并应同时符合规划、环保和消防的有关要求。疗养性旅店宜建于风景区。

三、设置总体布局

1. 客房是住宿场所的核心区域,住宿场所主楼与辅助建筑物应有一定间距,烟尘应高空排放,场所25m范围内不得有有毒有害气体排放或噪声等污染源。应与餐厅、会议室、健身房、娱乐室等其他功能用房及厨房、锅炉房、洗衣房、车库、变电所、冷却塔等辅助设施保持适当距离,避免噪声和废气对客房区域的干扰,确保客房区域安静及环境质量。

2. 客房一般不宜设在地下室及其他无窗的建筑空间内,如在特殊情况下设置,则必须设有机械通风,并符合卫生要求。不宜设置在无外窗的建筑空间内。

3. 住宿场所应设置与接待能力相适应的消毒间、储藏间,并设有员工工作间、更衣和清洁间等专间。客房不带卫生间的场所,应设置公共卫生间、公共浴室、公用盥洗室等。

4. 住宿场所的吸烟区(室)不得位于行人必经的通道上,室内空气应符合国家卫生标准和卫生要求。

5. 住宿场所的公共卫生间应远离食品加工间。

6. 住宿场所内应放置安全套或设置安全套发售设施,应提供性病、艾滋病等疾病防治宣传资料。

四、客房

1. 客房宜有较好的朝向,自然采光系数以 1/8~1/5 为宜。客房净高不低于 2.4m,内部结构合理,日照、采光、通风、隔声良好。

2. 客房内部装饰材料应符合国家有关标准,不得对人体有潜在危害。

3. 客房不宜设置高低铺位。目前招待所、青年旅社等低端旅店存在设置高低铺的现象,有可能会造成客房内容纳人数过多,人均使用面积过小,因此普通旅店的客房床位占室内面积每床不低于 $4m^2$,星级宾馆的客房床位占室内面积每床不低于 $7m^2$,这样可以保证空气清洁卫生和安全。

4. 含有卫生间的住宿客房应设有浴盆或淋浴、抽水马桶、洗脸盆及排风装置;无卫生间的客房,每个床位应配备有明显标记的脸盆和脚盆。

5. 客房内环境应干净、整洁,摆放的物品无灰尘,无污渍;客房空调过滤网清洁、无积尘。

6. 为保障休憩场所的安静,客房的送风和排风管道应采取消声处理措施。

五、清洗消毒专间

1. 杯饮具清洗消毒间

(1)住宿场所提供杯饮具且自行清洗消毒的,必须设置专用清洗消毒间,清洗消毒间面积应能满足杯饮具清洗消毒保洁的需要。

(2)采用物理法消毒的消毒间内应设置清洗水池,在合适的位置设置消毒柜;采用化学法消毒的,消毒间内至少应设杯具专用的去污池、消毒池、清洗池 3 个杯具专用池,每个清洗消毒池宜不小于 50cm×40cm×20cm(长×宽×高),消毒池的容量、深度应能满足浸泡消毒的需要,并有相应的消毒剂配比容器。应配备已消毒饮具(茶杯、口杯、酒杯等)专用存放保洁设施。

2. 配有拖鞋、脸盆、脚盆的住宿场所,消毒间内应有拖鞋、脸盆、脚盆专用清洗消毒池及已消毒用具(拖鞋、脸盆、脚盆等)存放专区。

3. 清洗消毒间地面与墙面应使用防水、防霉、可洗刷的材料,墙裙高度不得低于 1.5m,地面坡度不小于 2%,并设有机械通风装置。

4. 各类水池应使用不锈钢或陶瓷等防渗水、不易积垢、易于清洗的材料制成,并设置标识明示用途。

六、储藏间

储藏间,是指用于存放客用棉织品、一次性用品等物品的房间。住宿场所宜设立一定数量储藏间。储藏间内应设置数量足够的物品存放柜或货架,并应有良好的通风设施及防鼠、防潮、防虫、防蟑螂等预防控制病媒生物设施。

员工更衣室宜集中设在员工进出口附近,以便员工上下班更衣,并宜附设员工浴室。

七、工作车

工作车,是指用于转送及暂存客用棉织品、一次性用品及清洁工具等物品的车辆。

1. 住宿场所宜配备工作车,其数量应能满足工作需要。

2. 工作车应有足够空间分别存放客用棉织品、一次性用品及清洁工具,并有明显的标识。

3. 工作车所带垃圾袋应与洁净棉织品、一次性用品及洁净工具分开,清洁浴盆、脸盆、抽水马桶的工具应分开存放,标志明显。

4. 严禁将工作车放入消毒间和储藏间内。

八、洗衣房

1. 住宿场所宜设专用洗衣房或采用社会化洗涤服务。洗衣房应分设工作人员出入口、待洗棉织品入口及洁净棉织品出口,并避开主要客流通道。

2. 洗衣房应依次分设棉织品分拣区、清洗干燥区、整烫折叠区、存放区、发放区。棉织品分拣、清洗、干燥、修补、熨平、分类、暂存、发放等工序应做到洁污分开,防止交叉污染。

3. 公共用品如需外洗,应选择清洗消毒条件合格的承洗单位,作好物品送洗与接收记录,并索要承洗单位物品清洗消毒记录。

九、公共浴室

公共浴室应分设男、女区域,按照设计接待人数,盥洗室每 8~15 人设 1 只淋浴喷头,淋浴室每 10~25 人设 1 只喷头。

十、公共卫生间

1. 公共卫生间应男、女分设,便池应采用水冲式,地面、墙壁、便池等应采用易冲洗、防渗水材料制成。卫生间地面应略低于客房,地面坡度不小于 2%,并设置防臭型地漏。卫生间排污管道应与经营场所排水管道分设,设有有效的防臭水封。

2. 公共卫生间应设有独立的机械排风装置,有适当照明,与外界相通的门窗安装严密,纱门及纱窗易于清洁,外门能自动关闭。卫生间内应设置洗手设施,位置宜在出入口附近。

3. 除标准较高的客房设有专门卫生间设备外,每层楼必须备有公共卫生间。男卫生间应按每 15~35 人设大小便器各 1 个,女卫生间应按每 10~25 人设便器 1 个。便池宜为蹲式,配置坐式便器宜提供一次性卫生坐垫。卫生间地坪应略低于客房,并应选择耐水易洗刷材料,距地坪 1.2m 高的墙裙宜应用瓷砖或磨石子,卫生间应有自然通风管井或机械通风装置。

十一、通风设施卫生

1. 客房、卫生间、公共用房(接待室、餐厅、门厅等)及辅助用房(厨房、洗衣房、储藏间等)应设机械通风或排风装置。机械通风或排风装置的设计和安装应能防止异味交叉传导。

2. 住宿场所的集中空调通风系统应符合《公共场所集中空调通风系统卫生规范》(WS 394—2012)的要求。

3. 住宿场所的机械通风装置(非集中空调通风系统),其进风口、排气口应安装易清洗、耐腐蚀并可防止病媒生物侵入的防护网罩。

十二、采光照明

尽管目前人工照明技术已经普遍应用于客房室内照明,但是自然光仍然具有人工照明无法替代的优势,所以客房应有自然采光。如果自然采光不足,室内照度过低时不仅妨碍看书、学习和活动,还易引起视觉疲劳,导致视力下降和引起其他疾病,所以客房应配置可满足阅读要求的照明设备,照度要求光线充足、均匀、不眩光。

十三、其他要求

住宿场所室内应设有废弃物收集容器,有条件的场所宜设置废弃物分类收集容器。废弃物收集容器应使用坚固、防水防火材料制成,内壁光滑易于清洗。废弃物收集容器应密闭加盖,防止不良气味溢散及病媒生物侵入。住宿场所宜在室外适当地点设置废弃物临时集中存放设施,其结构应密闭,防止病媒生物进入、滋生及废弃物污染环境。

第三节 美容美发场所卫生设计要求

一、美容美发场所的概念及适用范围

1. 美容场所 是指根据宾客的脸型、皮肤特点和要求,运用手法技术、器械设备并借助化妆、美容护肤等产品,为其提供非创伤性和非侵入性的皮肤清洁、护理、保养、修饰等服务的场所,包括等候、洗净、美容等区域和专间。

2. 美发场所 是指根据宾客的头型、脸型、发质和要求,运用手法技艺、器械设备并借助洗发、护发、染发、烫发等产品,为其提供发型设计、修剪造型、发质养护和烫染等服务的场所,包括等候、洗发、理发、烫染等区域和专间。

3. 公共用品用具 是指美容美发场所和美容美发操作过程中使用的,与顾客密切接触的物品。美容用品用具包括美容棉(纸)、倒膜用具、修手工具、眉钳、刷子、梳子、美容盆、美容仪器等物品;美发用品用具包括围布、毛巾、刀剪、梳子、推子、发刷、胡刷等物品。

4. 医疗美容 是指运用手术、药物、医疗器械及其他具有创伤性或侵入性的医学技术方法对人的容貌和人体各部位形态进行的修复与再塑。容易开展非法医疗美容的项目,如眉修整术、穿耳孔术、毛发移植术、不良文饰修复术、脂肪抽吸术(2 000ml≤吸脂量<5 000ml)等。

二、选址

美容美发场所宜选择在交通方便、人口密集或靠近居民区的地方。环境洁净,具备给排水条件和电力供应的区域,场所周围25m范围内应无粉尘、有害气体、放射性物质和其他扩散性污染源。有完善的上下水系统,远离污染源。

三、总体布局与功能分区

1. 美容美发场所应当设置在室内,并有良好的通风和采光。美容场所经营面积应不小于 30m²,美发场所经营面积应不小于 10m²。一般应设置更衣等候休息室、美容美发操作室、染/烫发室、清洗消毒室,工作人员休息更衣室等。美容美发场所应当设置公共用品用具消毒设施,经营面积在 50m² 以上的美发场所,应设立单独的清洗消毒间,专间专用,50m² 以下的美发场所应设置消毒设备。

2. 等候室的面积依总面积来确定,一般要占总营业面积 8%以上。兼有美容和美发服务的场所,美容、美发操作区域应分隔设置。经营面积在 50m² 以上的美发场所,应设有单独的染发、烫发间;经营面积小于 50m² 的美发场所,应设有烫、染工作间(区),烫、染工作间(区)应有机械通风设施。

3. 美容美发场所应设置从业人员更衣间或更衣柜,根据需要设置顾客更衣间或更衣柜。美发场所应设置流水式洗发设施,且洗发设施和座位比不小于 1∶5。

四、给排水设施

美容美发场所应有完备的给排水设施(含热水供应设施),排水设施具有防止逆流、病媒生物侵入和臭味产生的装置,并设有毛发过滤装置;给水水质符合《生活饮用水卫生标准》(GB5749—2006)的要求。

五、清洗消毒间

1. 美容美发场所的工具应由美容美发场所经营单位自行进行清洗消毒,不应委外处理,因此,美容美发场所应设美容美发工具清洗消毒间(区)。消毒间面积应不小于 3m²,有给排水设施,通风和采光良好,地面、墙壁防透水,易于清扫。墙裙用瓷砖等防水材料贴面,高度不低于 1.5m。配备操作台、清洗、消毒、保洁和空气消毒设施。

2. 清洗池应使用不锈钢或陶瓷等防透水材料制成,易于清洁,容量满足清洗需要。

3. 消毒保洁设施应为密闭结构,容积满足用品用具消毒和保洁贮存要求,并易于清洁。

4. 提供毛巾、面巾、床单、被罩、按摩服、拖鞋等公共用品用具且自行清洗消毒的,应设置清洗消毒间(区);清洗消毒间内应有清洗消毒毛巾、面巾、床单、被罩、按摩服、拖鞋的专用清洗池。

5. 美容美发场所提供杯饮具且自行清洗消毒的,必须设置专用清洗消毒间,清洗消毒间面积应能满足饮具清洗消毒保洁的需要。

采用物理法消毒的消毒间内应设置清洗水池,在合适的位置设置消毒柜;采用化学法消毒的,消毒间内至少应设杯具专用的去污池、消毒池、清洗池 3 个杯具专用池,每个清洗消毒池宜不小于 50cm×40cm×20cm(长×宽×高),消毒池的容量、深度应能满足浸泡消毒的需要,并有相应的消毒剂配比容器。应配备已消毒饮具(茶杯、口杯、酒杯等)专用存放保洁设施。

6. 清洗、消毒和保洁设施应当有明显标识。

六、公共卫生间

1. 公共卫生间应设置水冲式便器,便器宜为蹲式,配置坐式便器宜提供一次性卫生坐垫。卫生间应有流动水洗手设备和盥洗池。

2. 卫生间应设有照明和机械通风设施,机械通风设施不得与集中空调通风系统相通。

七、储藏设施

储藏间或储藏柜应有足够的储藏空间,门窗装配严密,有良好的通风、照明、防潮和防病媒生物侵入设施。物品分类存放、离地、离墙并明显标识。

八、通风设施

美容美发场所应保持良好的通风,控制风速不低于 0.3m/s,通风设施应完备,空气流向合理,使微小气候和空气质量符合卫生标准的要求。安装集中空调通风系统的,应符合《公共场所集中空调通风系统卫生规范》(WS 394—2012)的要求。使用燃煤或液化气供应热水的,应使用强排式通风装置。烫、染工作间(区)应有机械通风设施。

第四节 沐浴场所卫生设计要求

一、沐浴场所概念及适用范围

沐浴场所是指向消费者提供沐浴等相关服务的经营性场所,包括浴场(含会馆、会所、俱乐部所设的浴场)、桑拿中心(含宾馆、饭店、酒店、娱乐城对外开放的桑拿部和水吧 SPA)、浴室(含浴池、洗浴中心)、温泉浴、足浴等。

二、选址

1. 沐浴场所应选择远离污染源的区域。一般室外周围 25m 内不得有污染源,且不受粉尘、有害气体、放射性物质和其他扩散性污染源的影响。这里的污染源是指可能对沐浴场所产生污染的有毒有害物质的来源,包括粪池、垃圾场、污水池、旱厕等。

2. 新建、改建、扩建的沐浴场所,在可行性论证阶段或设计阶段和竣工验收前应委托具有资质的卫生技术服务机构进行卫生学评价。这项工作各省开展情况不一,卫生监督部门应按照所在省份卫生行政部门的相关规定开展。

三、总体布局与功能分区

1. 沐浴场所应设有休息室、更衣室、沐浴区、公共卫生间、清洗消毒间、锅炉房或暖通设施控制室等房间。用锅炉房供热水的沐浴场所,其沐浴区应远离锅炉房,防止锅炉房排放的废气进入沐浴区内。更衣室、沐浴区、公共卫生间分设男女区域,休息室单独设在堂口、大厅、房间等或与更衣室兼用。各功能区要布局合理,相互间比例适当,符合安全、卫生的使用要求。更衣室、浴区及堂口、大厅、房间等场所应设有冷暖调温和换气设备,保持空气流通。

2. 为防止水处理消毒剂发生泄露事故,其产生的有毒有害气体会影响到浴池、更衣室、休息室等功能区,发生急性中毒事件,设浴池的沐浴场所应设池水处理机房和消毒剂专用库房,不得与沐浴区、更衣室、休息室连通。

3. 为减少可能产生的健康危害事件,消毒剂应在专用库房内存放,池水处理设备和消毒剂专用库房,不得与沐浴区、更衣室、休息室连通。

四、沐浴区

1. 沐浴场所地面应采用防滑、防水、易于清洗的材料建造,墙壁和天顶应采用防水、无毒材料覆涂,内部装饰及保温材料不得对人体产生危害。

2. 使用燃气或存在其他可能产生一氧化碳气体的沐浴场所应配备一氧化碳报警装置。使用的锅炉应经质量技术监督部门许可。沐浴场所安装在室内的燃气热水器应当有强排风装置。池浴应配备池水循环净化消毒装置。

3. 浴区四壁及天顶应用无毒、耐腐、耐热、防潮、防水材料。天顶应有相应措施,防止水蒸气结露。浴区地面应防渗、防滑、无毒、耐酸、耐碱,便于清洁消毒和污水排放,地面坡度应不小于2%,地面最低处应设置地漏,地漏应有蓖盖。

4. 浴区内应设置足够的淋浴喷头,相邻淋浴喷头间距不小于0.9m,每10个喷头设1个洗脸盆。浴区通道合理通畅。浴区内不得放置与沐浴无关的物品。

五、更衣室

1. 更衣室应与浴区相通,配备与设计接待量相匹配的密闭更衣柜、鞋架、座椅等更衣设施,设置流动水洗手及消毒设施,更衣柜应一客一柜。

2. 更衣柜宜采用光滑、防水材料制造。休息室或兼做休息室的更衣室,每个席位不小于0.125m²,走道宽度不小于1.5m。

六、公共卫生间

1. 沐浴场所应配备相应的水冲式便器,在浴区内应设置公共卫生间。公共卫生间的设计应符合卫生要求。

2. 公共卫生间内便器宜为蹲式,采用座式的宜提供一次性卫生坐垫。

3. 公共卫生间内应有独立的机械排风设施,排风设施不得与集中空调管道相通。公共卫生间内应设置流动水洗手设施。

七、清洗消毒间

1. 提供公用饮具的沐浴场所应设置专用的饮具清洗消毒间,专间内应有上下水,设有3个以上标记明显的水池,配备足够的消毒设备或消毒药物及容器,配备密闭饮具保洁柜并标记明显。

2. 对浴巾、毛巾、浴衣裤等公用棉织品自行清洗消毒的沐浴场所应设置专用的清洗消毒间,专间内应有上下水,设有足够的清洗、消毒水池且标记明显,配备足够的清洗消毒设施或消毒药物及容器,配备毛巾、浴巾、垫巾、浴衣裤等专用密闭保洁柜且标记明显。提倡使用一次性浴巾、毛巾、浴衣裤等一次性用品。

3. 在沐浴场所适宜地点设置公用拖鞋清洗消毒处,配备足够的拖鞋清洗消毒设施或消毒药物及容器。

4. 在沐浴场所适宜地点设置修脚工具消毒点,配置专用的紫外线消毒箱或高压消毒装置对修脚工具进行消毒。

八、消毒剂专用库房

1. 应独立设置,并应靠近建筑物内的次要通道和水处理机房的加药间。

2. 墙面、地面和门窗应采用耐腐蚀、易清洗的材料。

3. 应设给水排水设施,并应设冲淋洗眼装置。

九、供水设施

1. 有冷热水供应设备并有明显标志,给排水管道及阀门等设备安全可靠。

2. 沐浴场所为顾客提供的生活饮用水必须符合《生活饮用水卫生标准》(GB 5749—2006),最好使用城市集中式供水的直供水。供顾客饮水的设备应取得省级以上卫生行政部门许可批准文件(复印件),饮用水质应符合《生活饮用水卫生标准》(GB 5749—2006)。

3. 沐浴用水水质、浴池水质温度、浊度应符合国家相应卫生标准的要求。采用市政供水自行提供热水的沐浴场所,浴池水质应该符合国家卫生标准浴池水的标准。采用二次供水设备供水的场所应符合《二次供水设施卫生规范》(GB 17051—1997)的要求。应对供水设备进行日常维护、清洗、消毒和保养。每年应对供水设施进行一次全面的清洗、消毒,并对水质进行检测。二次供水蓄水池应加盖加锁,不得存在明显易受污染的隐患,地下蓄水池是关注重点。蓄水池每半年至少清洗消毒 1 次,并有相应记录和清洗后水质检测合格报告。利用自备供水的沐浴场所应提供自备供水水源的检测报告,应符合《生活饮用水卫生标准》(GB 5749—2006)的要求。

目前有很多沐浴场所停止使用燃煤锅炉、油锅炉、气锅炉等供热水,而改为向外购买热水的方式。对于这种供水方式,需要把握的原则如下。

(1)严禁使用工业用水,如钢铁厂、化工厂或其他工业用水作为沐浴场所的原水。虽然这类工业用水经过处理后能以"中水"再利用,但也仅限在浇洒道路、绿化用水、消防、车辆冲洗等行业中。如发现浴场使用这种水,一定要严加处理。

(2)沐浴场所外购热水的应索证。索证包括热电厂或热水供应站的营业执照和所供热水的检测报告,这些余热水作为浴池用原水或补充水,检测指标应符合《生活饮用水卫生标准》(GB 5749—2006)。若非采用市政供水作为原水的,应提供热水原水检测报告,检测报告应符合《生活饮用水卫生标准》(GB 5749—2006)的要求。

十、通风设施

1. 沐浴场所应有良好的通风设施(新风、排风、除湿等),排气口应设置在主导风向的下风向,室内空气质量应符合国家有关卫生标准。使用集中空调通风系统的,集中空调通风系统应符合《公共场所集中空调通风系统卫生规范》(WS 394—2012)等相关卫生标准的要求;使用非集中空调通风系统的机械通风装置,其进风口、排气口应安装易清洗、耐腐蚀并可防止病媒生物侵入的防护网罩。

2. 如使用自然通风,应设有排气窗,排气窗面积为地面面积的 5%。

十一、其他要求

沐浴场所室内应设有废弃物收集容器,有条件的场所宜设置废弃物分类收集容器。废弃物收集容器应使用坚固、防水防火材料制成,内壁光滑易于清洗。废弃物收集容器应密闭加盖,防止不良气味逸散及病媒生物侵入。

第五节 游泳场所卫生设计要求

一、游泳场所的概念及适用范围

1. 概念及适用范围 游泳场所是指供人们在水中进行游泳、健身、戏水、休闲等各种活动的场所,卫生监督主要针对私家游泳池之外的各种公共游泳馆、戏水乐园、对特定人群开放的俱乐部及会所中的游泳场所。

2. 选址要求 新建游泳场所必须结合城市远景规划,场址应选择在远离工业污染源地带,同时也应避免游泳场对周围的干扰。

二、总体布局与功能分区

1. 人工游泳场所应设置游泳池、更衣室、淋浴室、浸脚消毒池、公共卫生间、水处理机房和消毒剂专用库房。按更衣室、淋浴室、浸脚消毒池、游泳池的顺序合理布局。在合理布局的同时,游泳场所经营单位还应有相应的管理措施,确保游客从更衣室出发,依次经过淋浴室、浸脚消毒池,最后进入游泳池。

2. 人工游泳场所不宜设置在地下室。这主要是考虑发生紧急情况时不利于泳客的疏散、消毒剂的挥发及高温、高湿带来的环境污染及自然采光的条件下救生员对溺水者的辨识性强于人工采光。

3. 游泳池水消毒剂及其消毒过程中产生的有毒有害物质均会对人体健康产生危害,并发生急性中毒,所以水处理机房和消毒剂专用库房不得与游泳池、更衣室、淋浴室连通。

三、游泳池

1. 依据 WHO《游泳池、按摩池水环境指导准则》(2006 年版)和《体育场所开放条件与技术要求 第 1 部分:游泳场所》(GB 19079.1—2013)中"7.3 安全制度"的要求,游泳池人均面积不应小于 2.5m^2。游泳池水质取决于两方面因素:一是泳客的密度,二是游泳池水处理能力。在游泳池水处理能力一定的情况下,要想保证水质,必须控制泳客人数,因此,为保证游泳池水的质量,世界各国都对泳池人数进行了必要限制。

2. 相对于成人,儿童更易受水中病原微生物的侵袭,在设计游泳池时,儿童池不应与成人池连通,儿童池和成人池应分别设置连续循环供水系统。欧美等发达国家要求儿童游泳池采用直流式供水系统,池水不能循环使用。考虑到我国国情,尚无法复制这一做法,故采用儿童池、成人池不连通并分设水处理系统的方式。同时建议游泳场所经营者缩短儿童池池水循环周期。

3. 为防溺水的要求,泳池要设有明显的深、浅不同分区,水深度、深浅水区警示标识,或在游泳池内设置明显的深、浅水隔离带。

四、更衣室

1. 更衣室通道应宽敞、保持空气流通。更衣室湿度大,可通过增加空气的流通来降低更衣室的湿度。更衣室是湿度较大的区域,出于日常维护和使用寿命的考虑,其墙壁及天花板应采用防水、防霉、无毒材料覆涂。地面使用防滑、防渗水材料,可防止泳客滑倒。地面设置一定坡度和排水系统便于排水,避免积水。

2. 根据人工泳池内人均游泳面积不低于 $2.5m^2$ 来核定游泳场所的最大接待人数,要求游泳场所更衣柜应按一客一用的标准设置,数量不超过最大接待人数,从硬件设施上控制泳客人数,更衣柜一客一用。

五、淋浴室

1. 应分设男、女淋浴室,沐浴室应设置足够的淋浴喷头,其淋浴喷头数量应与可容纳游泳人数的数量相适应,每 20~30 人应设一个淋浴喷头。为避免淋浴时溅出的水和洗发沐浴液影响周边的人,同时保护个人隐私,淋浴室宜设淋浴隔断。

2. 淋浴室相邻区域应设公共卫生间,若卫生间的地面较高,卫生间的污废水可能会流到浴室中,造成浴室污染,因此公共卫生间地坪应低于淋浴室。

六、浸脚消毒池

淋浴室通往游泳池通道上应设置强制通过式浸脚消毒池,其宽度应与走道同宽,长度不小于 2m,深度不小于 20cm。浸脚消毒池应具备给水排水条件。浸脚池水的游离性余氯应保持在 5~10mg/L,浸脚消毒池池水 4 小时至少更换 1 次。

七、清洗消毒间

1. 提供毛巾、浴巾、拖鞋等公共用品用具且自行清洗消毒的,应设专用的清洗消毒间。清洗消毒间内应有毛巾、浴巾、拖鞋等专用清洗消毒池。棉织品、拖鞋应在不同的清洗消毒专间内清洗消毒,经清洗消毒后的各类用品用具应达到公共用品用具卫生标准的规定并存放备用。

2. 提供公用饮具的沐浴场所应设置专用的饮具清洗消毒间,专间内应有上下水,设有 3 个以上标记明显的水池,配备足够的消毒设备或消毒药物及容器,配备密闭饮具保洁柜并标记明显。

八、消毒剂专用库房

游泳池所使用的消毒剂具有腐蚀性和毒性,为防止发生安全事故,应设置专用的储存房间。为减少消毒剂在建筑内运输时对泳客的危害,消毒剂专用库房应靠近次要通道和加药间。房间应设置给水和排水设施,方便消毒剂、化学药品溶液配制,也便于专用库房的清洗及冲洗废水的排放。考虑到人员沾染消毒剂的可能,要求库房内设置冲淋洗眼设施,服务半径不超过 15m。

九、游泳池水处理设施

1. 游泳场所应有池水循环净化和消毒设施设备,设计参数应满足水质处理的要求。水质循环净化设备应安装游泳池补水计量专用水表,以便记录补水量及检查补水专用水表读数,起到节约水资源、合理补水的作用。有条件的可以安装水表远程监控在线记录装置,便于监管游泳池按要求进行补水,确保补水量,保障池水卫生安全。

2. 采用液氯消毒的应有防止泄漏措施,水处理机房不得与游泳池直接相通。机房内应设置紧急报警装置。放置、加注液氯区域应设置在游泳池下风侧并设置警示标志。

3. 应设余氯、浑浊度、pH、氧化还原电位等指标的水质在线监控装置。循环给水管上的监控点应设在循环水泵之后过滤设备工艺之前;循环回水管上的监控点应设在絮凝剂投加点之前。同时应配备余氯、pH、水温度计、浊度等水质检测设备。

4. 依据 WHO 的要求和《游泳池给水排水工程技术规程》(CJJ 122—2017)"4.4 循环周期"的卫生要求,结合我国实际情况,确定池水循环周期不应超过 4 小时。

池水循环周期是指将整个池子的体积水量,通过池水净化系统进行净化处理后再返回到池内的时间,亦称周转期、循环速率。池水循环周期越短,其水净化处理就越频繁,水质越有保证。

5. 泳池消毒设备

(1)游泳池消毒有 3 种常见的消毒方式,包括含氯消毒剂消毒、臭氧消毒和紫外线消毒。含氯消毒剂消毒效果最为有效,臭氧和紫外线无持续消毒功能。如采用其他消毒方式消毒,至少设置一套加氯机,对其他消毒方式进行有效的补充。加氯机应有压力稳定且不间断的水源。为防止池水循环净化处理系统的循环水因故障停止运行,消毒剂继续向系统投加,造成池内消毒剂含量超过规定,给泳客造成伤害,要求消毒剂投加泵与池水循环水泵联锁,做到两者能同时停止和同时运转。

(2)根据游泳池水处理的工艺流程,消毒剂投入口位置应设在游泳池水质净化过滤装置出水口与游泳池给水口之间,其消毒效果持续时间最长,从而达到消毒目的。

(3)因为放置、加注净化、消毒剂区域如处置不当,易产生有毒有害气体,因此为确保游泳场所环境质量,放置、加注净化、消毒剂区域应设在游泳池下风侧并设置警示标志。

(4)防止毛发、杂物(如胶布、泳衣脱落的纤维)、泳客脱落的珠宝(如戒指、耳环)等进入到水泵,对水泵叶轮造成损伤或堵塞过滤介质层,影响过滤设备的效率和出水水池,游泳池应设毛发过滤装置。毛发过滤装置是水净化系统过滤工序中不可缺少的专用装置。

十、公共卫生间卫生要求

游泳场所应分设男女更衣室、淋浴室、厕所等。淋浴室每 30~40 人设一个淋浴喷头。女厕所每 40 人设一个便池,男厕所每 60 人设一个大便池和两个小便池。其污水排入下水道。

十一、通风、照明

室内游泳池采光系数不低于 1/4,水面照度不低于 80Lx。游泳馆的照度太低救生员看不清水下状况,影响安全性,要求游泳池的水平平均照度高于 600Lx,灯具应安装在游泳池两长边侧上方。

游泳馆内的空气质量主要考虑消毒副产物对呼吸、眼睛的刺激,刺激性气体是氯与水中的有机物质反应形成的三氯胺(三氯化氮,NCl_3)造成的,三氯胺是气态物质,对呼吸和眼睛有刺激,控制池水中氯胺浓度可减少三氯胺的生成。游泳馆的空气湿度较大,湿度大不仅造成场馆设备设施的腐蚀,而且使人感到气闷,有条件的地方应控制空气湿度,空气湿度应控制在 60%~70% 范围内。游泳馆应按照空调设计使用要求,加强新风送风量。目前游泳馆新风量不足主要不是设计问题,而是新风会造成加热和除湿负荷的增加,管理者为节省成本而减少通风设备的运行。

第六节 其他场所设计卫生要求

一、文化娱乐场所

(一) 概念和适用范围

文化娱乐场所是供人们进行文化娱乐活动的场所。人们在工作之余,通过参加各种娱乐活动,可以获得文化艺术享受,并达到调节精神、解除疲劳、振奋精神的目的。卫生条件良好的娱乐场所,有助于增进人们的身心健康,反之,不仅达不到娱乐和休息的目的,反而会危害身体健康,甚至引起疾病的传播。因此,必须做好文化娱乐场所的卫生监督和管理工作,改善和提高娱乐场所环境质量,使之更好地服务于社会主义物质文明和精神文明建设。文化娱乐场所包括影剧院、录像厅(室)、游艺厅(室)、舞厅、音乐厅等。

(二) 文化娱乐场所建筑设计卫生要求

1. 选址 文化娱乐场所应选择在市、镇中心区和居民区,有合理的服务半径,交通方便;最好有15%的绿化用地,并有足够面积的停车场和宽畅的车道;应尽量避开铁路线、机场和噪声较大的工厂。厂矿附近或厂矿系统内部的影剧院,应设置在工业废气污染源常年主导风向的上风向,并有一定的卫生防护带。

2. 设计卫生要求

(1)平面布置:门厅、休息厅、观众厅、后台、放映室、厕所、售票处、办公室等布局要合理,并符合卫生要求。

观众厅的长度和高度:影剧院观众厅长度,普通银幕应小于幕宽的6倍,宽银幕应小于幕宽的3倍,70mm宽胶片立体声影院应小于幕宽的1.5倍。剧场舞台的高度为0.8~1.1m。

(2)座位:座位应舒适,出入方便,视线畅通。

1)座位结构:座位宽应>50cm,座高应为43~47cm。

2)座位排距:短排法应>80cm,长排法应>90cm,楼上排距应>85cm。

3)地面坡度:楼下每排升高6cm,楼上每排升高12cm。

4)座位与银幕的距离:第一排座位至银幕的距离应大于普通银幕幕宽的1.5倍,宽银幕幕宽的0.76倍,70mm宽立体声影院幕宽的0.6倍。

5)座位与舞台的距离:剧院头排到舞台的距离应为0.8~1.2m。座位视角:①连线夹角。普通银幕边缘和对侧第一排边缘的连线与银幕的夹角应大于45°;宽银幕边缘和后排中心点连线与银幕至对侧第一排的夹角不大于45°。②仰视角。第一排座位观众仰视银幕上缘的视线与银幕夹角不应大于50°,否则会造成仰头观看引起颈部肌肉疲劳。③俯视角。楼上后排座位俯视银幕下缘的最大俯视角不大于25°、楼上后座侧边的最大俯视角不大于35°。

(3)舞厅平均每人占有面积不少于1.5m²,舞池内每人占有面积不少于0.8m²,音乐茶座、酒吧、咖啡室等每人占有面积不少于1.25m²。舞厅厅顶墙壁应有防震设备,地面应平整光滑。

(4)银幕

1)银幕的高宽比例:窄银幕为1:1.38,适用于普通和黑白电影放映;宽银幕有1:2.35、1:2.55、1:2.0,前两种适用于各种宽银幕电影,后一种适于全景电影放映;立体电影银幕高宽比例有1:2.35和1:2.55两种。

2)银幕反射种类:①扩散性反射银幕。有高度的反射能力,放映时全体观众都能看到相同的银幕亮度。②方向性反射银幕。玻璃银幕适用于较窄的观众厅,金属光栅银幕适用于宽银幕电影院。③透射银幕。适用于露天及白昼电影院,放映机在银幕后面。

3)银幕的亮度:亮度标准的卫生学依据如下。①图像亮度应在最大限度地减轻视力负担的条件下,使观众具有分辨图像物体层次和解像能力。②对影片物体的色彩微差有分辨能力。③考虑到人眼在放映机遮光器所造成输出光通最明亮交替48次/s的条件下,不易被察觉这一要求。④对电影图像亮度要求,银幕面积大,亮度可低些,银幕面积小亮度则可高些。⑤银幕亮度的调整,以人眼在光亮度增加1倍或减少1/2时方能感知为根据。

4)亮度标准:银幕亮度单位为尼特(nt)0.35ms放映机的电影院,普通银幕与宽银幕亮度为(50±15)nt。

3.通风

(1)自然通风:适合于800个座位以下的影院和录像厅。观众厅应有排风孔道、风帽、地脚窗,还应有良好的过堂风形成,以利于室内污浊空气排出。

(2)机械通风:观众厅在800个座位以上的影剧院必须采用机械通风。一般采用排出式,夏季采用送入式,总风量每人每小时不低于50m³。

(3)空调:利用机械通风制冷、制热装置调节室温时,应注意新风量的补充。利用空调补入新风量每人每小时按10~30m³计算。

由于二氧化碳较空气重,回风道应设在观众厅墙壁的下方或舞台下。已经降温的新风入口应设在上方,送风应保证均匀。

放映室最好单独设空调,以保证适宜的温度,防止放映机工作时产生的氮氧化物等有害气体进入观众厅,影响放映人员和观众。

4.照明与声音

(1)影剧院人工照明非常重要。银幕及舞台足够的照度可以保证观众的视力识别速度和明视持久力,观众厅、休息厅、大厅等处应有适宜的照度以适应观众眼睛暗适应的需要。国家卫生标准规定:电影院、音乐厅、录像室的前厅照度不低于40Lx;观众厅(空场)不低于10Lx;剧场前厅不低于60Lx;影剧院休息厅不低于40Lx。并规定影剧院及录像厅开始放映时,观众厅照度应逐渐减弱,变暗时间不少于30秒。

(2)声音:影剧院声学设计要求观众厅内声音分布均匀,使每个观众都感到有足够的语言清晰度,并能够消除回声和噪声。舞厅厅顶墙壁应有吸声设备。

5.辅助用室 合理安排休息室、化妆室的布局。鼓风机房、空调机房应有防震、隔声、吸声设施,并应符合卫生标准要求。

6.卫生间 根据相关建筑设计规范要求,厕所大便池按男150人一个,女50人一个设置(男女比例1:1时,男女蹲位比例为1:3);小便池按每40人设一个(小便槽以50cm折合一个小便池)。每200人设一个洗手盆。厕所应有单独通风设备,厕所门净宽不小于1.4m,应安装双向门。

二、商场（店）、书店

（一）概念和适用范围

商场、书店是销售商品和书籍的场所。

根据商场、书店的特点，商场分为：①综合性商场，是指经营多种商品的商场，如百货商场、综合商场、商业大厦等。②专业商场，专门经营某一类商品或以某一类商品为主，同时兼营少量其他商品的商场，如食品商场、服装商场、医药商场、化工商场、五金交电商店，工艺美术品商店等。③贸易中心，即专业商品批发市场，也可能同时零售商品，如轻工产品、手工产品、农副产品等贸易中心。④大型展销中心，指利用展览馆、博物馆等场所举办的临时商品展销，如各类商品展销会等。

书店分类：综合性书店，如新华书店；专业书店，如科技书店，外文书店。

（二）建筑设计卫生要求

1. 选址　要按城市功能分区，商场、书店应建在人群较为集中、交通方便、不受工业污染、公用设施较为完善的地方。

2. 设计卫生要求

（1）商场、书店平面布局要合理，应将营业用房、辅助业务用房、行政办公生活福利用房三部分紧密联系，分别设置出入口。

（2）营业厅柜台及通道布设应方便顾客购货和行走，减少顾客室内停留，便于人流疏散。小百货应设在底层显眼处，挑选性强或贵重品应设置在人流少的地方，笨重商品应设于底层或地下室，音响商品设置在最高层，食品、药品柜应设在清洁处，有害、有毒、易爆商品应单设营业室并做好防护。

（3）柜台布局要合理，食品、药品、化妆品等商品，应陈放在有防护和空气清洁的地方，仓库应有防尘、防蝇、防鼠、防潮措施。释放有毒有害物质的商品，应有单独售货室，并采取防护措施。

3. 采光和照明　为保证营业厅自然采光，应选择好朝向，窗台不应高于 0.8～0.9m，窗上缘离天棚距离不大于 0.5m，门窗不宜采用有色玻璃。人工照明应按标准照度一次设计，一次布置成功，光源以近似自然光谱的荧光高压汞钠灯和荧光灯为好，并应设有应急照明装置及通道指示灯。

4. 通风设施　充分利用自然通风，通风口应面向常年主导风向的 0°～45°。建筑物应设进、出气口，进气口应设于正压区，出气口应设于负压区，气流速度以 0.1～0.5m/s 为宜。

采用机械通风，总风量每人每小时不低于 $40m^3$，商场换气次数每小时 3～5 次为好。有空调装置每人每小时新风量不低于 $20m^3$。

5. 卫生间　大、中型商场应设有厕所、卫生间和休息椅。厅内各柱角和通道尽头可多设镜面，以减少顾客视觉拥挤。

经营面积 1 000㎡ 以上商场、书店须设顾客卫生间。卫生间应当有单独通风排气设施。卫生设施的数量应符合《城市公共厕所设计标准》(CJJ14—2016)的规定。

（1）经营面积 1 000～2 000㎡ 的商场、书店，男厕所应设大便器 1 个、小便器 1 个、设置前室洗手池 1 个；女厕所应设大便器 2 个、洗手池 1 个。应设无障碍卫生间 1 个。

（2）经营面积 2 001～4 000㎡ 的商场书店，男厕所应设大便器 1 个、小便器 2 个、设置前室洗手池2个;女厕所应设大便器4个,洗手池4个。应设无障碍卫生间1个。

(3)经营面积大于等于4 000m²的商场书店,男、女卫生设施的设置按照购物场所面积成比例增加。

三、展览馆、博物馆、美术馆、图书馆

(一) 概念和适用范围

展览馆、博物馆、美术馆、图书馆是面向广大观众供观展、借阅图书资料的公共场所。

展览馆是人们进行经济、贸易、科技、文化交流活动并供观展的场所。一般可分为综合性和专业性两类。综合性展览馆所展出的内容范围较广,而专业性展览馆如工业展览馆、农业展览馆等,展品有一定范围。观众对象常随展览内容不同而有所不同。

博物馆(院)是对各类珍贵历史文物、文献资料、自然标本等陈列、研究、保藏并供观展的场所,包含革命、军事、民族、历史、地志、自然、艺术、医学、科技等方面,其观众十分广泛,是人们接受革命传统、历史和科学文化知识教育的场所。博物馆通常也可分为综合性和专业性两类。

美术馆是人们进行文化艺术交流并获得艺术享受的场所。展品内容主要是美术、摄影、书法、绘画、雕塑等工艺美术作品。

图书馆是搜集、整理、收藏和流通各类图书、刊物、声像资料并供借阅、学习、参考、研究的文化场所,读者也十分广泛。

(二) 建筑设计卫生要求

1. 选址与周围环境　馆址应选择位置适中、交通方便、环境安静、工程地质及水文地质条件较有利的地段。

2. 场所设置与布局

(1)博物馆、美术馆、展览馆应根据需要设置。博物馆应由藏品库区、陈列区、办公用房、观众服务设施等部分组成。观众服务设施应包括售票处、存物处、纪念品出售处、休息处、厕所等。

(2)图书馆建筑设计应根据性质、规模和功能,分别设置藏书、借书、阅览、出纳、检索、公共及辅助空间和行政办公及技术设备用房。

各类图书馆应按其性质、任务,或针对不同的读者对象分别设置普通阅览室、儿童阅览室、盲人阅览室、专业参考阅览室、特种阅览室(包括音像视听室、缩微阅览室、电子出版物阅览室等借助设备才能从载体中获取信息的阅览室)等各类阅览室。

儿童阅览室应与成人阅览区分隔,单独设出入口。

(3)图书馆主要阅览室空间每座占使用面积应符合下列要求:普通阅览室每座位占使用面积1.8~2.3m²。专业参考阅览室每座位占使用面积3.5m²。儿童阅览室每座位占使用面积1.8m²。盲人阅览室每座位占使用面积3.5m²。特种阅览室每座位占使用面积3.5~5.0m²。

(4)图书馆阅览室内不得进行印刷和复印。专用复印机房应有通风换气设施,保持室内空气清洁。

3. 采光与照明　馆内应利用自然采光,采光系数(窗、地面积比)不小于1/6。人工照明应达到光线均匀、柔和、不炫目。图书馆阅览室应防止阳光直晒,东西向开窗时,应采取有效

的遮阳措施。

4. 通风设施 使用面积超过 300m² 的图书馆、博物馆、美术馆和展览馆均应有机械通风装置。机械通风设备其进风口、排气口应安装易清洗、耐腐蚀并可防止病媒生物侵入的防护网罩。

5. 公共卫生间

（1）建筑面积 4 000m² 大中型博物馆、美术馆、展览馆馆内陈列室的每层楼面应配置男、女厕所各一间，若该层的陈列室面积之和超过 1 000m²，则应再适当增加厕所的数量。男、女厕所内至少应各设 2 个大便器，并配有污水池。

（2）图书馆公共厕所卫生洁具按使用人数男、女各半计算，并应符合下列规定：①成人男厕按每 60 人设大便器 1 个，每 30 人设小便池 1 个；成人女厕按每 30 人设大便器 1 个。②儿童男厕按每 50 人设大便器 1 个，小便器 2 个；儿童女厕按每 25 人设大便器 1 个。③洗手盆按每 60 人设 1 个。④公用厕所应设供残疾人使用的专门设施。

四、体育场（馆）

（一）概念和适用范围

体育场馆是进行运动训练、运动竞赛及身体锻炼的专业性场所。它是为了满足运动训练、运动竞赛及大众体育消费需要而专门修建的各类运动场所的总称。体育场馆主要包括对社会公众开放并提供各类服务的体育场、体育馆、游泳馆，体育教学训练所需的田径棚、操场、运动场及其他各类室内外场地、群众体育健身娱乐休闲活动所需的体育俱乐部、健身房、体操房和其他简易的健身娱乐场地等。体育场（馆）建筑形式一般分为室内封闭型和露天开放型两种。

（二）设计卫生要求

1. 选址 应选在交通方便、地势平坦、地基坚实并远离烟尘、污染气体的地方。周围应留出一定面积种植树木、草坪，以绿化、美化环境，改善局部微小气候。

2. 设计卫生要求

（1）比赛厅观众座位应舒适卫生，出入方便。一般座宽为 50～60cm，座高为 43～47cm，前后排座位间距不低于 80cm。

（2）场（馆）内应设有饮水站。供观众饮用的水须经消毒，其水质应符合国家生活饮用水卫生标准要求。公用茶具应进行消毒处理。

（3）场（馆）内应设有卫生室或急救室，并配备必要的急救药品、器材及医护人员。

3. 通风换气 室内体育馆应设有机械通风装置，总风量每人每小时不低于 40m³。使用空调时新风量每人每小时不低于 20m³。

4. 采光照明 要有良好的照明条件。体育场地表的照度应不低于 80Lx。体育馆采光系数应为 1/4～1/5，照度在 100Lx 以上。比赛时观众席不低于 5Lx，休息厅不低于 60Lx。场（馆）照明应防止产生炫目。

5. 卫生间 根据观众厅座位数分设一定蹲位的男女厕所。厕所应有单独通风排气设施。

6. 比赛场地周围应根据需要设置防护栏或采取其他防护措施，避免运动员或运动器械冲撞、砸伤观众。

7. 场(馆)内应设有紧急疏散人员的安全出入口。

五、公共交通工具及等候室卫生

(一) 概念和适用范围

交通工具主要指铁路客车、航运客轮和民航客机;等候室主要指铁路车站候车室、航运港口候船室、民航机场候机室和长途汽车站候车室。

(二) 交通工具设计卫生要求

1. 座椅及走道设置适宜,保证旅客乘坐舒适,进出与上下方便。

2. 客厢、船舱、机舱应有足够容积及高度,以便于旅客站立和行走,并保证空气卫生质量。

3. 应有足够的窗户和照明灯具,保证良好的通风换气和采光照明。窗户既要密封性能好,又应开启方便。

4. 发动机、油箱应密闭,并与客厢(舱)隔绝,保证噪声、油烟废气等不污染环境。长途旅行的交通工具应配有各种卫生及生活服务设施,如饮用水、餐车、厕所、消毒设施等。

(三) 等候室设计卫生要求

1. 等候室的规模应满足本地区最大流动人口量的需要,结合城市长远规划进行设计。较大的等候室为方便母婴乘客,应设有"母婴等候室"。

2. 采光和通风

(1)通风:采用天然采光和自然通风的候车室室内高度和跨度比(高跨比)不宜小于 3.6m。

采光候车室内通风良好,窗地比不应小于 1:6;上下窗宜设开启扇,并应有开闭设施。

当候车(机、船)室自然通风不良时,应设置机械通风设施,机械通风设施的换气次数应为 2~3 次/h。

机械通风设备其进风口、排气口应安装易清洗、耐腐蚀并可防止病媒生物侵入的防护网罩。

(2)照明:室内应宽敞明亮,有适宜的净高,通风良好,尽量采用自然光。室内人工照明应光线均匀、充足、不炫目。

3. 公共卫生间 候车(机、船)室应分设有男、女厕所,男厕所每 80 人设置大便蹲位 1个及小便池 1 个(或小便槽 0.7m 长),女厕所每 40 人设置大便蹲位 1 个。按最高聚集人数每 150 个设置洗手盆 1 个或盥洗台 0.8m 长及水龙头 1 个。男、女大便蹲位及洗手盆数量均不得少于 2 个。

4. 等候室应提供足够的公用卫生设施,如痰盂、果壳箱、饮水供应处等。

5. 室内应设有足够量的座椅供旅客临时休息。

第五章

公共场所卫生管理要求

第一节 公共场所一般卫生管理要求

一、公共场所卫生行政许可

卫生行政许可发放属于依申请的卫生行政行为。目前，凡符合国家《公共场所卫生管理条例》第二条规定的7大类28种公共场所均是卫生许可证的发放对象，但根据2012年9月23日《国务院关于第六批取消和调整行政审批项目的决定》第58项已经取消体育场（馆）、公园、公共交通工具三类公共场所的卫生行政许可。2016年2月3日《国务院关于调整餐饮服务场所的公共场所卫生许可证和餐饮经营许可证的决定》，取消地方卫生部门对饭馆、咖啡厅、酒吧和茶座4类公共场所核发的卫生许可证。另外，已不存在车马店这种公共场所经营形式，所以目前需要取得卫生许可证的场所共计有7类20种。

《公共场所卫生管理条例》第八条规定，公共场所经营单位应取得卫生许可证后，方可向工商行政管理部门申请登记，办理营业执照。为了活跃经济，减轻企业负担，提高行政许可效率，2014年7月22日，根据国务院"放管服"有关要求，公共场所实施了"先照后证"的许可方式。也就是公共场所经营单位先取得工商营业执照后再办理卫生许可证。2018年11月10日，国家要求公共场所卫生许可方式采用承诺告知制，即申请人依法提出公共场所卫生许可申请，行政审批部门一次性告知审批条件和所需资料，申请人承诺符合审批条件并提交相关材料的，审批机关当场作出卫生许可决定并发放公共场所卫生许可证。《公共场所卫生管理条例实施细则》（卫生部第80号令）第二十二条第三款的规定，公共场所卫生监督的具体范围由省、自治区、直辖市人民政府卫生行政部门公布。《河北省公共场所卫生监督范围》（冀卫规〔2017〕3号）对河北省公共场所监督范围进行了明确规定，共包括7类23种。

（一）公共场所卫生许可需要提交的资料

根据《公共场所卫生管理条例实施细则》第二十三条规定，申请人申请卫生许可证的，应当提交下列资料：

1. 卫生许可证申请表。

2. 法定代表人或负责人身份证明。

3. 公共场所地址方位示意图、平面图和卫生设施平面布局图。

4. 公共场所卫生检测或评价报告。

5. 公共场所卫生管理制度。

6. 使用集中空调通风系统的,还应当提供集中空调通风系统卫生检测或评价报告。

7. 省、自治区、直辖市卫生行政部门要求提供的其他材料。

申请人应如实提交有关材料,并对材料的真实性负责,否则将承担相应的法律后果。

(二)公共场所卫生许可证发放程序

各地行政审批部门根据国家有关规定,结合本地实际,制定具体的公共场所行政审批程序。例如,根据《河北省公共场所卫生许可管理办法》(试行)规定,卫生行政许可的程序包括申请与受理、审查与决定四个阶段(其他地方许可程序可能有所不同,由省级相关部门制定)。

1. 申请

(1)公民、法人或其他组织从事公共场所经营活动,依法需要取得行政许可的,应向行政审批部门提出行政许可申请。

(2)申请人到负责审批的县级以上行政审批机关申请办理卫生许可证,领取或从网上下载"卫生许可证申请书"和办理须知,并提供有关材料。

(3)行政审批机关应制作告知承诺书,并向申请人提供示范文本,一次性告知审批条件和所需资料。

2. 受理　负责管辖的行政审批机关接到申请人的卫生行政许可申请后,受理人员需要对申请材料的完整性、合法性、规范性进行审核,并根据下列情况分别作出处理。

(1)申请事项依法不需要取得卫生行政许可的,应即时作出不予受理的决定,并告知申请人向有关行政机关申请。

(2)申请事项依法不属于法定职权范围的,即时告知申请人不受理,出具行政许可不予受理决定书。

(3)申请材料处可以当场更正的错误的,应允许申请人当场更正。

(4)申请材料不齐全或不符合法定形式的,应当场或在5日内出具申请材料补正通知书,一次告知申请人需要补正的全部内容,逾期不告知的,自发出行政许可申请材料接受凭证之日起即为受理。

(5)申请事项属于法定职权范围,申请材料齐全、符合法定形式,或申请人按照要求提交全部补正申请材料的,应受理行政许可申请。

3. 审查与决定

(1)申请人承诺符合审批条件并提交材料的,当场作出准予许可决定并发放卫生许可证。

(2)公共场所卫生许可证有效期限为4年。

(3)公共场所卫生许可证应在经营场所醒目位置公示。

4. 现场核查　行政审批机关应在60日之内对被许可人进行一次全覆盖例行核查。发现其实际情况与承诺内容不符,经责令限期改正后仍不符合法定条件的,应依法撤销审批并通报卫生健康行政机关。现场核查工作重点应把握以下几个方面。

(1)公共场所流程布局的设置情况。

(2)功能间(清洗消毒间、储藏室、布草间、更衣室、公共卫生间等)的设置与公共场所经营项目、规模的配置情况。

(3)清洗、消毒、保洁、盥洗等卫生设施设备的配备情况。

（4）采光、照明、机械通风或集中空调通风系统情况。

（5）生活饮用水、二次供水、给排水设施、防积水地面坡度情况。

（6）公共场所经营单位卫生管理情况,包括卫生管理组织和制度、从业人员健康体检和卫生知识培训情况、公共用品用具的采购、验收及索证情况等。

5. 撤销与变更　对经营多种公共场所的单位只发放一个卫生许可证,并注明其兼营项目。因违法而需注销其中某个经营项目时,在卫生许可证的相应处加盖注销章,被注销经营项目的单位经卫生监督检查和卫生监测符合要求后,可申请恢复被注销的经营项目,并换发新证。

公共场所经营者变更单位名称、法定代表人或负责人的,应向原发证卫生行政部门办理变更手续;变更经营项目、经营场所地址的,应向县级以上卫生行政部门重新申请卫生许可证;需要延续卫生许可证的,应在卫生许可证有效期届满30日前,向原发证卫生行政部门提出申请;遗失卫生许可证的,应及时到发证机关报失补领,歇业单位应到发证机关注销卫生许可证。

（三）延续与注销

公共场所卫生许可证有效期限为4年,在届满期前30日向发证的卫生行政部门提出书面申请,进行延续(换发)。

有下列情况之一的,原发证的卫生行政部门可以不予延续或复核"卫生许可证"。

1. 未在规定期限内提交经营场所检测报告、从业人员(包括临时工)的名单和健康合格证的。

2. 提交的经营场所检测报告中卫生指标检测结果不符合要求的。

3. 使用集中空调通风系统的,未提交集中空调通风系统卫生检测或评价报告;卫生检测或评价不符合卫生要求的。

有下列情况之一的,注销其公共场所卫生许可证。

1. 卫生许可证有效期届满未延续的。

2. 卫生许可证被依法撤销的。

3. 卫生许可证被依法吊销的。

4. 被许可人申请要求注销卫生许可证的。

二、公共场所卫生管理组织和制度要求

（一）公共场所卫生管理组织

建立健全卫生管理组织是保证公共场所卫生管理符合卫生法规、卫生标准的重要措施。《公共场所卫生管理条例实施细则》第七条规定公共场所的法定代表人或者负责人是其经营场所卫生安全的第一责任人,对其经营场所卫生安全负全面责任,应接受卫生行政部门组织的卫生知识培训。公共场所经营者应当设立卫生管理部门或者配备专(兼)职卫生管理人员,具体负责本公共场所的卫生工作,专(兼)职卫生管理员应有从事公共场所卫生管理工作经验,经过公共卫生管理培训并考核合格,负责其经营场所卫生管理具体工作。

（二）公共场所卫生管理制度

建立健全卫生管理制度是保证公共场所经营单位按照卫生法规、卫生标准、卫生规范开展卫生管理工作的重要手段,只有制度健全,管理规范,公共场所才能保持良好的卫生状况,

保证卫生质量指标符合卫生标准。公共场所应根据卫生法律法规、卫生标准、卫生规范的要求和本单位实际情况建立健全卫生管理制度,卫生管理制度要上墙,并对制度执行情况进行经常性检查。卫生管理制度应包括以下内容。

1. 环境卫生清扫保洁制度。

2. 空气质量、微小气候、水质、采光、照明、噪声、公共用品用具、集中空调通风系统等定期检测制度。

3. 公共场所禁烟管理制度。

4. 公共用品用具更换、清洗、消毒管理制度。

5. 卫生设施设备使用、维护管理制度。

6. 集中空调、分散式空调管理制度。

7. 从业人员健康检查、培训、个人卫生制度。

8. 卫生相关产品采购、索证、验收制度。

9. 生活饮用水、二次供水设施管理制度。

10. 游泳场所、沐浴场所水质管理制度。

11. 卫生间卫生管理制度。

12. 日常卫生检查及奖惩制度。

13. 传染病、健康危害事故应急处置和报告制度。

(三) 公共场所卫生操作要求

公共场所许多卫生管理环节涉及具体的操作,依据相关卫生标准、卫生规范的管理要求,制定符合公共场所经营单位实际工作需要的统一的操作流程,不仅有利于相关管理环节的规范化管理,也是提高公共场所卫生质量的重要保证。

公共场所应根据经营特点制定相应的卫生操作规程,对环境清扫保洁、卫生设施设备运行、维护管理、物品的采购储存、公共用品用具清洗消毒等内容规定明确的工作程序和要求。

公共场所应组织从业人员学习卫生操作规程,保证从业人员掌握本岗位的卫生操作要求,并在工作中严格执行。

(四) 公共场所卫生管理档案要求

卫生管理档案是记录一个公共场所经营单位卫生管理情况的历史承载,也是体现公共场所经营单位卫生管理水平的有效载体。但在实际工作中,很多经营单位对卫生管理档案的认识存在一定误区,且对档案管理在公共场所卫生管理中的重要意义缺乏认识,不重视管理档案的管理工作,没有建立健全卫生管理档案。《公共场所卫生管理条例实施细则》第八条对公共场所卫生管理档案的建立和管理提出了明确要求,档案应包括以下内容。

1. 卫生管理部门、人员设置情况及卫生管理制度。

2. 空气、微小气候(湿度、温度、风速)、水质、采光、照明、噪声的检测情况。

3. 顾客用品用具的清洗、消毒、更换及检测情况。

4. 卫生设施的使用、维护、检查情况。

5. 集中空调通风系统的清洗、消毒情况。

6. 安排从业人员健康检查情况和培训考核情况。

7. 公共卫生用品进货索证管理情况。

8. 公共场所危害健康事故应急预案或者方案。

9. 省、自治区、直辖市卫生行政部门要求记录的其他情况。

公共场所经营单位还可以根据实际情况增加档案内容,例如:

10. 证照　卫生许可证、营业执照、从业人员健康合格证明和卫生知识培训合格证明、健康相关产品卫生许可批件或备案文件(复印件)等。

11. 卫生管理制度。

12. 卫生管理组织机构或卫生管理人员与从业人员岗位职责。

13. 发生传染病传播或健康危害事故后的处理情况。

14. 卫生操作规程。

15. 公共用品用具采购、验收、出入库、储存记录。

16. 公共用品用具清洗、消毒、检测记录。

17. 投诉与投诉处理记录。

18. 有关记录　包括场所自身检查与检测记录,培训考核记录,从业人员因患有有碍公众健康疾病调离直接为顾客服务岗位记录,集中空调通风系统清洗消毒记录等。

19. 有关证明　包括预防性建筑设计审核文件,集中空调通风系统竣工图纸,消毒设施设置情况等。

各项档案中应有相关人员的工作记录并签名,档案应有专人管理,各类档案记录应进行分类并有目录。有关记录至少应保存 2 年。

三、从业人员的卫生要求

(一)从业人员健康体检要求

公共场所人群集聚,人群密度高,个体健康状况复杂,有可能成为空气传播类、接触传播类传染性疾病的传播流行途径。开展从业人员健康管理工作是公共场所经营单位日常卫生管理的常规性、基础性工作。公共场所从业人员上岗前应取得"健康合格证明"。直接为顾客服务的从业人员应每年进行健康检查,取得"健康合格证明"后方可继续从事直接为顾客服务的工作。"健康合格证明"不得涂改、伪造、转让、倒卖。从业人员患有痢疾、伤寒、甲型病毒性肝炎、戊型病毒性肝炎等消化道传染病的人员,以及患有活动性肺结核、化脓性或渗出性皮肤病等疾病的人员,治愈前不得从事直接为顾客服务的工作。可疑传染病患者须立即停止工作并及时进行健康检查,明确诊断。

公共场所从业人员健康合格证明应齐全、有效,宜随身携带或在场所内集中保管,便于查对。

(二)从业人员卫生知识培训

开展从业人员卫生知识培训是公共场所经营单位日常卫生管理常规性工作,从业人员只有经过相关法律法规、卫生知识培训,才能理解执行岗位职责、做好相关工作的意义,掌握本岗位相关的卫生管理环节具体操作规程,知晓违反卫生法规、卫生规范行为的法律责任,从而提高做好公共场所卫生工作的自觉性。从业人员应当完成规定学时的卫生知识培训,掌握有关卫生法律法规、基本卫生知识和卫生操作技能等。在岗从业人员卫生知识培训每 2 年进行 1 次。应有相应的培训、考核资料和记录。从业人员取得卫生知识培训合格证明后方可上岗。

(三) 从业人员个人卫生

公共场所从业人员个人卫生不仅是经营单位卫生管理水平的重要体现,也是防止传染性疾病通过公共场所途径传播的重要抓手。从业人员应保持良好的个人卫生,配备有 2 套以上工作服,着清洁工作服上岗。养成良好的卫生习惯,做到勤洗手、勤换衣服、勤理发、勤洗澡。

四、场所卫生检测要求

公共场所经营者应按照卫生标准、规范的要求对公共场所的空气、微小气候、水质、采光、照明、噪声、顾客用品用具及集中空调通风系统等进行卫生检测,检测每年不得少于 1 次;检测结果不符合卫生标准、规范要求的应及时整改。公共场所经营者不具备检测能力的,可以委托检测。

五、卫生信息公示要求

公共场所卫生许可证应在经营场所醒目位置公示。公共场所卫生信誉度等级应在公共场所醒目位置公示。公共场所经营者应在醒目位置如实公示检测结果。

六、禁烟管理

室内公共场所禁止吸烟。公共场所经营者应设置醒目的禁止吸烟警语和标志。室外公共场所设置的吸烟区不得位于行人必经的通道上。公共场所不得设置自动售烟机。公共场所经营者应开展吸烟危害健康的宣传,并配备专(兼)职人员对吸烟者进行劝阻。有禁烟或控烟地方法律法规规章的,按地方法律法规执行。

七、艾滋病防治的相关要求

宾馆、旅店等公共场所能按照规定放置安全套和设置安全套自动售套机。在大堂、房间、服务台处放有相应的宣传资料,张贴艾滋病防治标语、警示语或图片,在墙上悬挂艾滋病防治的宣传画板等,组织服务人员进行有关艾滋病防治知识培训。

八、公共场所病媒生物防治

公共场所病媒生物提倡使用物理方法防治,根据当地病媒生物特点采取相应防治设施,消除病媒生物滋生地,定期对场所内病媒生物防治设施进行检查维护,保证正常使用。

公共场所应配备垃圾桶(箱)、垃圾房、垃圾车等废弃物存放设施,数量充足,使用坚固、防水、防腐、防火材料制作,内壁光滑,便于清洗。废弃物收集、存放、运输设施应采取加盖、装门等密闭措施,能防止不良气味溢散和病媒生物侵入。

九、公共场所公共用品用具外送洗要求

法定公共场所中,住宿场所、沐浴场所、美发美容场所普遍配置床单、枕套、被套、毛巾、浴巾、浴衣等公共用品以满足经营服务需要。从目前公共场所实际经营情况看,相当一部分经营单位由于场所规模、经营成本的原因,无法具备符合规范管理要求的清洗消毒场所、设施,公共用品自行清洗消毒质量达不到相关指标标准限值的要求。因此,许多经营场所选择

为社会提供洗涤服务的单位进行公共用品清洗消毒,以达到节约经营成本、保证公共用品清洗消毒质量的目的。

公共场所不具备床单、枕套、被套、毛巾、浴巾、浴衣等用品清洗消毒条件的,应选择为社会提供洗涤服务的单位进行清洗消毒。应选择持有工商营业执照、配备专业洗涤烘干设备、洗涤操作规程符合卫生要求的单位洗涤公共用品。应与洗涤服务单位签订洗涤合同,建立外送管理台账,有交接验收记录。洗涤后的公共用品应符合《公共场所卫生指标及限值要求》(GB 37488—2019)要求,储存、运输应有保洁措施。

第二节　住宿场所卫生管理要求

一、住宿场所的概念及适用范围

住宿场所是指向消费者提供住宿及相关综合性服务的场所,包括宾馆(饭店、酒店、旅馆、度假村等)、旅店、招待所。

二、住宿场所主要卫生风险

(一)住宿场所的卫生学特点

住宿场所接待客人多,人员流动性大,旅客短暂地集聚在一起,相互间接触频繁,是容易传播疾病的场所,各种人群对服务质量和卫生水平的要求不同。

(二)住宿场所的主要卫生风险

1. 室内空气污染　客房内居住密度过大,人员活动频繁,可使二氧化碳含量明显增加。旅店客房中的一氧化碳主要来源于旅客的吸烟,冬季取暖时燃料不完全燃烧或室外的污染空气。旅店空气中的微生物主要来自旅客、服务人员中的患者或病原携带者。

2. 卧具及其他公共用品用具污染　公共场所的每一件公共用具,可被众多的人反复接触,在接触过程中,能把身上、手上、衣物上的微生物(其中包括病原微生物)转移到公共用品用具上。

3. 二次供水的污染　二次供水管理单位如果管理制度不健全、不按规范进行清洗消毒和水质检测等,对二次供水水质安全产生较大影响。

4. 集中空调通风系统污染　集中空调的污染主要来源于两方面。外部的主要为室外空气、工业废气、汽车尾气、臭氧;内部的主要为化学性和生物性污染。其中生物性污染对健康的不利影响,除了生物本身之外,还有生物新陈代谢过程中产生的生物性的可挥发性有机化合物。产生的健康影响因素主要包括新风量、粉尘、细菌、真菌、微型动物、螨虫、生物性可挥发性有机化合物、致病微生物等。

5. 老鼠、蚊子及其他病媒生物的危害　病媒生物是指能够携带和传播细菌、病毒及病原微生物等传染病的有害生物。鼠类可传播 30 多种疾病,其中以鼠疫对人类健康威胁最大,其余有流行性出血热、钩端螺旋体病、斑疹伤害、恙虫病、血吸虫病、结核病、流行性脑膜炎、食物中毒等。

三、住宿场所卫生管理依据

1.《中华人民共和国传染病防治法》。

2. 国务院《公共场所卫生管理条例》(1987 年 4 月 1 日)。

3.《公共场所卫生管理条例实施细则》(2011 年 3 月 10 日卫生部令第 80 号)。

4.《突发公共卫生事件应急条例》(2003 年 5 月 9 日国务院令第 376 号发布)。

5.《艾滋病防治条例》(2006 年 1 月 29 日国务院令第 457 号发布)。

6.《公共场所卫生指标及限值要求》(GB 37488—2019)、《公共场所卫生管理规范》(GB 37487—2019)和《公共场所集中空调通风系统卫生规范》(WS 394—2012)等相关卫生标准。

7.《住宿业卫生规范》是 2007 年 6 月 25 日原卫生部、商务部联合下发的规范性文件。

8. 相关的地方性法律法规及卫生标准和规范。

四、住宿场所的卫生操作要求

(一)公共用品用具的采购、清洗、消毒和储藏

1. 采购的物品应符合国家有关卫生标准和规定要求。采购物品应做好记录,便于溯源。采购的一次性卫生用品、消毒产品、涉水产品等物品中文标识应规范,并附有必要的证明文件。采购的物品入库前应进行验收,出入库时应登记。

2. 清洗消毒间应有明显标志,环境整洁,通风换气良好,无积水积物,无杂物存放。供顾客使用的公共用品用具应严格做到一客一换一消毒。禁止重复使用一次性用品用具。清洗消毒应按规程操作,做到先清洗后消毒,使用的消毒剂应在有效期内,消毒设备(消毒柜)应运转正常。清洗饮具、盆桶、拖鞋的设施应分开,清洁工具应专用,防止交叉传染。清洗消毒后的各类用品用具应达到有关卫生标准的规定并保洁存放。清洗消毒后的茶具应表面光洁,无油渍、无水渍、无异味,符合《旅店业卫生标准》(GB 9663—1996)中公共用品清洗消毒判定标准的要求。洁净物品保洁柜应定期清洗消毒,不得存放杂物。

3. 公共用品用具储藏间应保持通风和清洁,无鼠害、苍蝇、蟑螂等病媒生物及霉斑,不得存放有毒有害物品及私人物品。不同物品应分类、分架存放,物品距墙壁、地面均应在 10cm 以上。棉织品宜存放于储藏柜中。物品的储藏应遵循先进先出原则,并定期检查,及时清理过期物品。有毒有害物品应有专间或专柜存放,上锁、专人管理,并有物品使用登记。

(二)客房服务卫生

1. 客房应做到通风换气,保证室内空气质量符合卫生标准。

2. 住宿场所床单、枕套、被套、毛巾、浴巾等公共用品宜按床位数 3 倍以上配置,枕芯、床罩、床垫配置数量应满足经营需要。

床上用品应做到一客一换,长住客 1 周至少更换 1 次。星级宾馆还应执行星级宾馆有关床上用品更换规定。

3. 清洁客房、卫生间的工具应分开,面盆、浴缸、坐便器、地面、台面等清洁用抹布或清洗刷应分设。

4. 卫生间内面盆、浴缸、坐便器应每客一消毒,长住客人每日一消毒。

5. 补充杯具、食具应注意手部卫生,防止污染。

(三)棉织品清洗消毒

1. 棉织品清洗消毒前后应分设存放容器。

2. 客用棉织品、客人送洗衣物、清洁用抹布应分类清洗。

3. 清洗程序应设有高温或化学消毒过程。

4. 棉织品经烘干后应在洁净处整烫折叠,使用专用运输工具及时运送至储藏间保存。

(四) 工作车卫生要求

住宿场所应配备工作车,配置数量与场所经营规模相适应。客房数量50间以上的住宿场所应按每层楼或每20间客房设置1辆的比例配置。工作车内清洁的公共用品用具与一次性拖鞋、牙刷、牙膏、肥皂、卫生纸、洗发液、沐浴液等耗损品应分类、分层存放。使用过的公共用品用具(床单、枕套、被套、毛巾、杯具、拖鞋等)和废弃物应配置专用存放设施。工作车应采取卫生防护措施,合理设置清扫工具存放容器、抹布的存放位置,有效防止交叉污染、二次污染。

第三节　美容美发场所卫生管理要求

一、美容美发场所的概念及适用范围

见第四章第三节。

二、美容美发场所主要卫生风险

美容美发的卫生学意义在于美容美发的过程中,人们接触多种环境因素,而这些因素又都是在公共参与或使用过程中作用于人体。如美容美发的室内环境,使用的公共用品用具,使用的多种化学物质和美容美发师的密切接触等,都形成了美容美发环境与顾客健康之间的联系。

(一) 理发、美容场所的卫生学特点

1. 人员集中,流动性大　美容美发场所是短时间内人员高度集中的环境,在一定空间内同时接纳众多人群。人群成分复杂,男女老幼、体质强弱和处在不同生理状态下的人员互相接触,彼此交往,容易传播疾病。

2. 设备和物品容易污染　美容美发场所都有很多设备、器械和供多人使用的物品。这些物品和设备反为多人所使用和触摸,因此,容易交叉污染,危害人群身体健康。公共场所的设备和物品有很多,如理发美容用具、毛巾、化妆品等。

3. 美容美发场所容易传播疾病　美容美发场所人员众多,接触密切,是传播各种传染病的场所,就是说,在美容美发场所影响健康的致病因素传播快。首先,容易传播呼吸道疾病。呼吸道传染病能否传染,在一定意义上决定于人口的密度和接触机会。人口密度越大,接触机会越多,越容易传播。其次,容易传播其他疾病。美容美发场所设有公用毛巾、卧具、各种用品用具,多人反复交叉接触,容易被各种致病菌污染,传播疾病。再次,也容易传播某些接触性疾病,如癣、皮肤病、性病等。同时,由于化妆品使用不当,造成的过敏性疾病等。

4. 美容美发场所建筑布局和管理特点　随着城市的不断发展和人口的增多,美容美发场所发展很快,满足了居民群众日常活动的需要。但是,有一些公共场所是在旧城市基础上见缝插针建立起来的,选址与布局不尽合理,设计也不完全符合卫生要求,这给卫生监督和管理带来更大的困难。

（二）美容美发场所主要卫生风险

1. 由于人员高度集中,微小气候不达标,空气污浊,加之集中空调通风系统污染,使室内空气污浊,造成呼吸道传染病的暴发流行。

2. 理发美容用品用具污染,容易传播各种传染病,如呼吸道传染病、肠道传染病、皮肤病和性病等。

3. 老鼠、蚊子及其他病媒生物能够携带和传播细菌、病毒及病原微生物等传染病。鼠类可传播 30 多种疾病,其中以鼠疫对人类健康威胁最大,其余有流行性出血热、钩端螺旋体病、斑疹伤寒、恙虫病、血吸虫病、结核病、流行性脑膜炎、食物中毒等。

4. 化妆品含有过量重金属或激素,可致皮肤,甚至身体的健康损害,有些还可造成过敏性反应。

5. 染发、烫发产品含有氨,对人体有损害:①氨以气体形式吸入肺泡,与血红蛋白结合,破坏血红蛋白与氧结合的功能;②氨破坏细胞膜结构,减弱人体对疾病的抵抗力;③长期接触氨后可能会出现皮肤色素沉积或手指溃疡等症状;④短期内吸入大量氨气后可出现流泪、咽痛、声音嘶哑、咳嗽、痰带血丝、胸闷、呼吸困难,并伴有头晕、头痛、恶心、呕吐、乏力等症状,严重者可发生肺水肿、成人呼吸窘迫综合征,同时可能发生呼吸道刺激症状。

三、卫生管理依据

1.《中华人民共和国传染病防治法》。

2. 国务院《公共场所卫生管理条例》(1987 年 4 月 1 日)。

3.《公共场所卫生管理条例实施细则》(2011 年 3 月 10 日卫生部令第 80 号)。

4.《突发公共卫生事件应急条例》(2003 年 5 月 9 日国务院令第 376 号发布)。

5.《艾滋病防治条例》(2006 年 1 月 29 日国务院令第 457 号发布)。

6.《公共场所卫生指标及限值要求》(GB 37488—2019)、《公共场所卫生管理规范》(GB 37487—2019)等相关卫生标准。

7.《美容美发场所卫生规范》是 2007 年 6 月 25 日原卫生部、商务部联合下发的规范性文件。

8. 相关的地方性法律法规及卫生标准和规范。

四、美容美发场所卫生管理要求

（一）环境与个人卫生要求

1. 美容店、美发院(店)的环境应整洁、明亮、舒适。地上的碎发要及时清扫,美发、美容工具应摆放整齐,做到操作台上和刀具等用品表面无碎发残留。

2. 从业人员应保持良好的个人卫生,不留长指甲、勤剪发、勤修甲、勤洗澡、勤换衣,饭前便后、工作前后洗手。工作时不得涂指甲油及佩戴饰物,操作过程中严格洗手消毒。

3. 工作人员操作时应穿清洁干净的工作服,清面时应戴口罩。

4. 美容美发人员有下列情形时应洗手:

(1)为顾客理发、美容前。

(2)触摸耳、鼻、头发、口腔等人体部位。

(3)如厕及其他可能污染双手的活动后。

5. 从业人员不宜在工作区域内食、宿,不宜在工作场所摆放私人物品。

（二）公共用品用具卫生要求

1. 公共用品用具配备的数量应当满足消毒周转的要求。美容美发场所应配有数量充足的毛巾、美容美发工具,美容、美发场所毛巾与顾客床位和座位比大于10∶1,不应少于20条;美发用围布应按座位数2倍配备。美容美发工具的配置数量应按美容美发师人数2倍以上配置,不应少于3套。

2. 毛巾、面巾、床单、被罩、按摩服、美容用具等公共用品用具应一客一换一消毒,清洗消毒后分类存放;直接接触顾客毛发、皮肤的美容美发器械应一客一消毒。

3. 公共用品用具如需外洗的,应选择清洗消毒条件合格的承洗单位,作好物品送洗与接收记录,并索要承洗单位物品清洗消毒记录,以及1年内检测合格报告。

4. 美发用围布每日应清洗消毒,提倡使用一次性护颈纸。

5. 美容用唇膏、唇笔等应做到一次性使用,一般美容院不得做创伤性美容术,更不能从事医疗美容(文眉术、文唇术、隆乳术、重睑术、隆鼻术、面部除皱术、吸脂术、牙齿漂白术、瓷贴面技术、皮肤磨削术、药物加压治疗、针灸美容等都包括在内)。

对非法从事医疗美容服务的,依据《医疗美容服务管理办法》第二十六条规定,应及时通知该机构停止开展该医疗美容项目,并对违法行为进行处理。

（三）公共用品用具采购

1. 采购的公共用品用具应符合国家有关卫生标准和规定要求。采购的一次性卫生用品、消毒产品、化妆品等物品的中文标识应规范,并附有必要的证明文件。

2. 采购公共用品用具应向经销商索要产品卫生质量检测报告或有效证明材料,物品入库前应进行验收,出入库时应登记,文件和记录应妥善保存,便于溯源。

（四）公共用品用具储藏

1. 公共用品用具应按服务功能和种类分类存放,专柜专用,保持洁净。

2. 化妆品、消毒产品储藏应遵循先进先出原则,变质或过期产品应及时清除并销毁。

（五）公共用品用具清洗消毒

1. 公用饮具应一客一换一消毒,消毒后贮存于专用保洁柜内备用,已消毒和未消毒饮具应分开存放。保洁柜应保持洁净,不得存放其他物品。提倡使用一次性饮具。

2. 饮具清洗消毒后应表面光洁,无油渍、无水渍、无异味,符合《食(饮)具消毒卫生标准》(GB 14934—94)规定。

3. 美容美发公共用品用具消毒应选择合适的方法,清洗消毒过程规范,保证消毒效果。

（六）美容、美发操作

1. 从业人员操作前应认真检查待用化妆品,感官异常、超过保质期及标识标签不符合规定的化妆品不得使用。不得自制或分装外卖化妆品。

2. 从业人员操作时应着洁净工作服,工作期间不得吸烟。美容从业人员应在操作前清洗、消毒双手,工作期间戴口罩,并使用经消毒的工具取用美容用品;理(美)发从业人员应在修面操作时戴口罩,对患有头癣等皮肤病的顾客,使用专用工具。

3. 不得使用未经消毒的公共用品用具。美容用唇膏、唇笔等应专人专用,美容棉(纸)等应一次性使用,胡刷、剃刀宜一次性使用。

4. 美容、美发、烫发、染发所需毛巾和工具应分开使用,使用后分类收集、清洗和消毒。

烫发、染发操作应在专门工作区域进行。

5. 美容用盆(袋)应一客一用一换,美容用化妆品应一客一套。

第四节　沐浴场所卫生管理要求

一、沐浴场所概念

沐浴场所是指向消费者提供沐浴等相关服务的经营性场所,包括浴场(含会馆、会所、俱乐部所设的浴场)、桑拿中心(含宾馆、饭店、酒店、娱乐城对外开放的桑拿部和水吧 SPA)、浴室(含浴池、洗浴中心)、温泉浴、足浴等。

二、沐浴场所主要卫生风险

沐浴活动是保持身体清洁所必需的人类活动,它同时还具有促进血液循环、增强代谢和消除疲劳等保健功能。目前来看,单纯的洗澡功能的公共浴室越来越少,更多的场所具备了很多休闲、娱乐甚至健身的功能。沐浴方式可分淋浴、池浴、盆浴和蒸汽浴(桑拿浴)等。淋浴是既卫生又经济的良好洗浴方式;浴池由于多人共用同一浴池,易造成污染,引起皮肤癣、肠道传染病和性病等传染性疾病的传播和流行;蒸汽浴是一种健身型的洗浴方式,但有心脏病、糖尿病、肾病、高血压等疾病的患者不宜进行蒸汽浴。

(一) 沐浴用水污染

沐浴场所主要卫生风险就是沐浴用水污染。沐浴时人体皮肤长时间、大面积地直接与沐浴用水接触。如果沐浴用水(尤其是浴池水)受到致病微生物污染极易引起皮肤癣、阴道滴虫病、肠道传染病、寄生虫病和性病等传染性疾病的传播和流行。另外,温泉浴作为一种特殊的沐浴场所,其水质存在着其他污染,如氡及其子体、嗜肺军团菌、浴池壁霉菌等。

(二) 室内空气污染

影响沐浴场所室内空气卫生质量的主要成分有一氧化碳、二氧化碳、致病微生物等。特别是一氧化碳,近几年来空气污染引发的公共场所危害健康事件多数是由一氧化碳引起的,因为目前有很大一部分的沐浴场所都使用锅炉烧热水,一旦浴室与锅炉房密封不严,其排放的一氧化碳等废气进入浴室内,加之浴室内通风设施不够,空气不流通,造成室内缺氧,极易导致浴室内人群一氧化碳中毒。同时,温泉浴空气中可因水体中相关物质的挥发导致其他污染,如氡及其子体、硫化氢气体等。

(三) 卧具及公共用品用具污染

沐浴场所内的公共用品用具主要包括浴巾、毛巾、垫巾、浴衣裤、拖鞋、饮具、修脚工具、洗脚容器等。这些公共用品用具与顾客密切接触并反复使用,容易受到污染。一旦清洗、消毒、保洁不规范将成为各种疾病传播的重要媒介。如各种传染性皮肤病、性病、沙眼、流行性出血性结膜炎、病毒性肝炎等。特别是修脚工具,因为修脚工具在使用中容易损伤皮肤或指甲,造成破口,如果未清洗消毒到位,很可能会引起各种经血液传播疾病的传播,如乙型肝炎等。

(四) 从业人员

直接为顾客服务的从业人员若为患有痢疾、伤寒、甲型病毒性肝炎、戊型病毒性肝炎等消化道传染病的人员,以及患有活动性肺结核、化脓性或渗出性皮肤病等疾病的人员,可能通过空气、直接或间接接触导致上述疾病的传播。

(五)晕厥

沐浴场所内温度高、气压低,如通风不良可使空气中二氧化碳等含量增高。年老体弱者入浴时间较长可引起胸闷头晕,甚至发生晕厥。一旦发现此类事件应迅速将晕厥者抬离现场,使其在安静、温暖的环境中呼吸新鲜空气;有条件时可给予吸氧,严重者应组织医护人员抢救。

(六)病媒生物危害

病媒生物指能直接或间接传播疾病(一般指人类疾病),危害、威胁人类健康的生物。最常见四大害为老鼠、蚊子、苍蝇、蟑螂。

三、沐浴场所卫生管理依据

1.《中华人民共和国传染病防治法》。

2. 国务院《公共场所卫生管理条例》(1987年4月1日)。

3.《公共场所卫生管理条例实施细则》(2011年3月10日卫生部令第80号)。

4.《突发公共卫生事件应急条例》(2003年5月9日国务院令第376号发布)。

5.《艾滋病防治条例》(2006年1月29日国务院令第457号发布)。

6.《公共场所卫生指标及限值要求》(GB 37488—2019)、《公共场所卫生管理规范》(GB 37487—2019)等相关卫生标准。

7.《沐浴场所卫生规范》是2007年6月25日原卫生部、商务部联合下发的规范性文件。

8. 相关的地方性法律法规及卫生标准和规范。如上海市颁布了《足浴服务卫生要求》,浙江省颁布了《足浴场所卫生规范》,广东省、云南省颁布了《温泉旅游服务规范》等,这些地方性卫生标准和规范虽然效力各有不同,但亦可作为公共场所卫生管理的相关依据。

四、沐浴场所的卫生管理要求

(一)公共用品用具的采购

公共用品用具是指沐浴场所提供给顾客使用的、与顾客直接接触的物品。包括饮具、毛巾、垫巾、拖鞋、修脚工具等。采购包括沐浴场所使用的饮水设备、消毒药剂、消毒设施、清洁杀虫药剂、化妆品等用品用具应到证照齐全的生产厂家或经营单位购买,按照国家有关规定索取检验合格证、生产企业卫生许可证或有关产品卫生许可批件。沐浴场所更衣室、休息厅(房间)的床上用品(床单、枕套、被套、垫巾等)应按床位数3倍以上配置,为顾客提供的毛巾、浴巾、浴衣等公共用品宜按更衣柜数2倍以上配置。沐浴场所内杯具、拖鞋等顾客用具宜按更衣柜数2倍配置,修脚工具的配置数量宜按技师人员数的2倍以上配置。

(二)公共用品用具的清洗、消毒

对供顾客使用的浴巾、毛巾、浴衣裤等棉织品、公共饮具、公用拖鞋、修脚工具应严格做到一客一换一消毒,禁止重复使用一次性用品用具。棉织品、公共饮具、拖鞋应该分别在不同清洗消毒专间内清洗消毒。外送清洗公共用品用具的,应选择有资质、信誉好的清洗单位进行清洗,双方签订协议,日常清洗应有交接单,并由双方签字。另外,对于足浴场所除了其他一般的公共用品用具外,应特别重视修脚工具的清洗消毒。很多调查研究显示,修脚工具、捏脚巾的霉菌污染相当严重,而修脚师对修脚工具缺乏规范的消毒方法,很多仅使用酒精简单擦拭后又给下位顾客使用,存在严重的卫生隐患。

因此,卫生监督部门应该指导经营单位配备正确的消毒设施和正确的消毒方法,如专用的紫外消毒箱、高压消毒装置等对修脚工具进行消毒,同时应该增加修脚工具的配备数量,有条件的可使用一次性修脚工具。此外,应该加强足浴用容器的清洗消毒,严格做到一客一消毒。目前,虽然很多足浴场所都会采用一次性的塑料薄膜,并一客一换,大大降低了由足浴桶污染而引起传染病传播的风险。但是由于有些一次性的塑料薄膜质量不好,很薄易破,还是有一定的风险,卫生监督部门还须要求一客一消毒。

对于婴幼儿浴室除了其他一般的公共用品用具外,应注意游泳圈,戏水玩具的清洗消毒。经清洗消毒后的各类用品用具应达到公共场所用品卫生标准并保洁存放备用。

(三)浴池水净化消毒

沐浴场所设有浴池的,其浴池水应有循环过滤、消毒设置设备。浴池每日至少补充 2 次新水,每次补充水量不少于池水总量的 20%。浴池可以安装独立的水表,然后再根据浴池的容量计算出每日需要补充的新水,就可以按照水表上的用水量来判断该浴池是否满足每日补充 2 次新水以上,每次补充水量不少于池水总量的 20% 的换水要求。

浴池在每日停业后必须将水排除并清洗消毒。其水质应符合国家生活饮用水水质卫生标准。

(四)沐浴场所的清洗消毒

沐浴场所的地面、墙面、水龙头、座椅、茶几等应经常清扫或擦洗。同时根据相关要求对顾客经常使用或触摸的物体表面、更衣箱、公共卫生间、垃圾箱(桶)、浴池、浴盆、洗脸盆、擦背凳及擦背工具等进行清洗消毒。使用集中空调通风系统的,应对集中空调通风系统进行检测或评价,检测或评价不合格的应及时清洗消毒。

(五)设备设施维护

沐浴场所应定期对清洗消毒、保暖通风、冷热水供应等设备设施进行检查和维修,做好检查、保养和维修的记录。发现问题及时检修,发生故障时应采取应急处理措施,确保各类设施设备正常运行,保持良好状态。

(六)禁浴要求

沐浴场所入口醒目位置应设有禁止性病和传染性皮肤病(如疥疮、化脓性皮肤病、霉菌引起的皮肤病等)等患者就浴的明显标志。

(七)其他要求

沐浴场所不得从事医疗行为或宣传医疗作用和效果。实际工作中发现,沐浴单位擅自搞医疗美容和以中医为名的非法医疗活动仍然存在。很多足浴场所宣传有治疗灰指甲、脚癣等行为。同时,沐浴场所提供的食品、化妆品、足浴用材料等应当符合国家有关标准和规定的要求。

第五节 游泳场所卫生管理要求

一、游泳场所的概念及适用范围

游泳场所是指供人们在水中进行游泳、健身、戏水、休闲等各种活动的场所。卫生监督主要针对私家游泳池之外的各种公共游泳馆、戏水乐园、对特定人群开放的俱乐部及会所中的游泳场所。

二、游泳场所主要卫生风险

(一) 游泳场所的卫生学特点

1. 人群数量多、人与人之间接触频繁。

2. 人群流动性与季节性密切相关。

3. 游泳池既是休闲健身的载体,又是影响人体健康的媒介。

4. 存在短期危害和长期效应。

5. 卫生状况与管理水平和设施设备密切相关。

6. 水质会在短时间内发生变化,有的变化可逆,有的变化不可逆。

7. 池水是个不断浓缩,不断稀释的过程。

(二) 游泳场所主要卫生风险

1. 游泳池水污染 游泳池水中的污染物主要来源有两部分:一是泳客带入,如身体分泌的油脂、汗液、尿液、头屑、皮屑、各种护肤品、化妆品、细菌、病毒、寄生虫等;二是水处理化学药剂带入,如氰尿酸、各种消毒副产物如二氯胺、三卤甲烷等。这些物质需要通过补充新水进行稀释,选择合理的水处理药剂可以减少某些物质的产生。但单纯依靠余氯指标判定水质是否合格存在一定的风险,曾经多次遇到余氯检测合格,但微生物超标的情况。单纯使用臭氧消毒剂、过量使用除藻剂等也存在风险。部分人群消毒剂过敏,因此,泳池人工投加消毒剂时至少在开场前 1 小时,或在停业后。

2. 室内空气卫生质量 影响游泳馆内空气质量的主要因素包括消毒副产物如三氯胺(三氯化氮,NCl_3)、三卤甲烷,泳客产生的二氧化碳、池水蒸发产生的湿度。室内游泳池的空气质量很重要,直接影响场馆工作人员和泳客的健康。室内游泳池关注的重点是军团菌和消毒副产物,特别是氯胺。这就要求通风系统设计合理,并有适当的新风对空气中的消毒副产物进行稀释。游泳池大厅内空气的温度、湿度和空气的流速应适当,以给场馆工作人员和使用者提供一个舒适的使用环境。

对消毒副产物浓度的控制及对空气温度、湿度的控制,能使建筑物免受"侵蚀性环境"的危害。

三、游泳场所卫生监督依据

1.《公共场所卫生管理条例》国务院法规。

2.《公共场所卫生管理条例实施细则》部门规章。

3.《游泳场所卫生规范》由原卫生部、国家体育总局 2007 年 6 月 21 日发布。

4.《游泳池水质标准》(CJ 224—2007)。

5.《游泳池给排水工程技术规程》(CJJ 122—2008)。

6.《公共场所卫生指标及限值要求》(GB 37488—2019)、《公共场所卫生管理规范》(GB 37487—2019)等相关卫生标准。

7.《游泳场所卫生规范》是 2007 年 6 月 25 日国家体育总局印发的规范性文件。

8. 相关的地方性法律法规及卫生标准和规范。如上海市《公共游泳场所卫生管理规范》。

四、游泳场所的卫生操作要求

(一) 游泳池水净化消毒

游泳池的水质好坏取决于过滤及氧化消毒效果,过滤设备应做到 24 小时连续运行,池水浊度在 0.3NTU 以上时(即池水浊度较高),过滤设备应能将出水浊度降低 30% 以上。对于石英砂过滤器,如果出水浊度降低不够,则需要投加絮凝剂,如果投加絮凝剂还不能降低出水浊度,则需要检查是否滤料有问题。硅藻土过滤器正常工作时,应能达到这一要求。

池水中的消毒剂浓度应维持在标准要求的范围内,不要忽高忽低,建议由水质监测仪表控制自动投加。

当池水净化消毒达到标准时,池水浊度应在 0.5NTU 以下、ORP 值在 650Mv 以上(最好达到 700Mv 以上)、游离性余氯在 0.3~1.0mg/L 之间,pH 在 7.0~7.8(最好在 7.2~7.6)之间。

(二) 公共用品用具的采购、清洗、消毒和储藏

参见住宿、沐浴等场所对公共用品用具的采购、清洗、消毒和储藏要求。

(三) 游泳场所清洗消毒

游泳场所的通道及卫生设施应保持清洁无异味并应定期消毒。浸脚消毒池水的余氯含量应保持 5~10mg/L,须 4 小时更换 1 次。儿童涉水池连续供给的新水中余氯浓度应保持 0.3~0.5mg/L。人工游泳池在开放时间内应每日定时补充新水,保证池水水质有良好的卫生状况。

(四) 设施设备维护

游泳馆处于高温高湿且有氧化药剂的环境中,通风设备的正常运转对场馆设施设备的损坏和正常使用起着至关重要的作用,游泳馆设备设施的维护首先是场馆和机房通风除湿设备的维护,通风正常可以大幅度降低设备设施的维护工作量。因此,应首先保证通风设备的正常运转。监督检查时发现,大多数游泳场馆的水质在线监测仪表的维护工作不到位,所检测的数据与实际相差较远,其原因在于没有对水质监测仪表进行定期校验和更换。水质在线监测仪表的探头会随着工作时间的延长发生老化,数据会出现漂移,因此,pH 和 ORP 探头每 3 个月应标定 1 次,根据产品质量的不同,每 1~2 年应对 pH 和 ORP 探头进行更换。

1. 硅藻土过滤器　硅藻土过滤器占地面积小、过滤精度高、使用成本低,但许多硅藻土过滤器由于设计和产品结构问题,使用会出现滤布堵塞和滤布变形损坏问题,此时需要将设备拆解进行人工清洗和更换,这是某些硅藻土过滤器失效的主要原因,因此,应注意选用滤布强度高和具有滤布在线清洗功能的硅藻土过滤设备。

2. 石英砂过滤设备　石英砂过滤设备存在的主要问题是反冲洗强度不够,造成石英砂板结,过滤失效;或长时间不换砂。游泳馆的石英砂随着使用时间的加长,会磨损粉化,一般情况下,使用时间不应超过 5 年;或石英砂粒径选择出错,石英砂滤料过粗过滤效果差,过细阻力大,因此,正确的粒径选择范围在 0.5~1.2mm 之间。

3. 加药设备　根据游泳池水处理设计规程的要求,游泳池应使用次氯酸钠进行消毒,因此,现在大多数游泳馆配备的加氯设备是投药计量泵,但在实际使用过程中,很多游泳馆使用三氯或次氯酸钙,这两种药会堵塞加药管路,造成设备无法使用。因此,建议室内游泳馆改用次氯酸钠进行消毒,以保证消毒效果。投加 pH 调节剂和絮凝剂的投药计量泵出现故障的概率较小。

4. 臭氧发生器 臭氧具有很强的氧化性和消毒效果,但其对环境条件要求高(环境温度不超过30℃,相对湿度不超过70%)、维护保养频率较高,检查发现,超过半数的游泳馆臭氧设备处于停用状态,应鼓励场馆发挥臭氧的作用。符合条件的使用环境能减少设备的故障率、降低维护成本。

5. 次氯酸钠发生器 游泳馆特别是公共游泳馆应使用次氯酸钠进行消毒,其特点是消毒效果比三氯或二氯好、不含稳定剂、价格低,便于实现自动投药。次氯酸钠发生器结构简单、故障率低、使用成本低,使用盐电解产生次氯酸钠,有些高端电解设备在产生次氯酸钠的同时还能产生臭氧、羟基等产物,是游泳池消毒的方向。这类产品在使用时应注意防止电极板上结垢,电极板上一旦结垢,则会影响消毒剂的产率,通过使用软化水或倒板,可以避免结垢现象。

(五)禁泳要求

严禁患有肝炎、心脏病、皮肤癣疹(包括脚癣)、重症沙眼、急性结膜炎、中耳炎、肠道传染病、精神病等患者和酗酒者进入人工游泳池游泳。禁止出租游泳衣、游泳裤。应设立红眼病检查岗。泳客在池中呕吐、腹泻时,有可能是寄生虫感染造成的,此时应停止泳池开放,投加大剂量氯(10ppm)进行消毒并循环24小时后,才可再次对社会开放。

(六)场所卫生检测要求

公共场所经营者应按照卫生标准、规范的要求对公共场所的空气、微小气候、水质、采光、照明、噪声、顾客用品用具等进行卫生检测,检测每年不得少于1次;检测结果不符合卫生标准、规范要求的应当及时整改。公共场所经营者不具备检测能力的,可以委托检测。游泳池水质检测分为在线和人工检测,在线检测仪表至少应能检测pH、ORP值和水温,检测点在滤前。人工检测应包括浑浊度、余氯(DPD法)、化合性余氯、尿素、氰尿酸(使用三氯或二氯消毒时)。

第六节 其他场所卫生管理要求

一、文化娱乐场所卫生管理要求

(一)概念和适用范围

文化娱乐场所是供人们进行文化娱乐活动的场所。人们在工作之余,通过参加各种娱乐活动,可以获得文化艺术享受,并达到调节精神、解除疲劳、振奋精神的目的。卫生条件良好的娱乐场所,有助于增进人们的身心健康,反之,不仅达不到娱乐和休息的目的,反而会危害身体健康,甚至引起疾病的传播。因此,必须做好文化娱乐场所的卫生监督和管理工作,改善和提高娱乐场所环境质量,使之更好地服务于社会主义物质文明和精神文明建设。

文化娱乐场所包括影剧院、录像厅(室)、游艺厅(室)、舞厅、音乐厅等。

(二)卫生学特点和主要风险

影响文化娱乐场所卫生状况的因素主要有空气质量、微小气候和噪声等指标。

1. 室内的空气质量

(1)二氧化碳:二氧化碳浓度的高低是评价文化娱乐场所室内环境质量的一项主要指标。文化娱乐场所二氧化碳的来源主要是人的呼吸和吸烟。如舞客在舞池剧烈活动时每人每小时可呼出二氧化碳 36~38L,如果厅内通风不良、人数较多时,二氧化碳浓度可达到 0.5%~0.6%,超过国家卫生标准要求。

(2)一氧化碳:文化娱乐场所空气中一氧化碳主要来自吸烟和场外污染空气。人员密集加上吸烟,一氧化碳浓度可高达 $50mg/m^3$。

(3)病原微生物:在文化娱乐场所空气中存在着各种病原微生物,如飘浮在空气中的流感病毒、乙型肝炎病毒颗粒、结核分枝杆菌、脑膜炎双球菌等。根据影剧院监测发现,细菌超标率高达 57.2%以上,空气中细菌总数可高达每立方米 103 万个,超过国家卫生标准 250 多倍;链球菌检出率达 34%,并检出乙型肝炎表面抗原。

(4)可吸入颗粒物:文化娱乐场所观众厅空气中可吸入颗粒物的含量主要取决于人群流动状态和地面清扫方式。卫生标准规定影剧院可吸入颗粒物每立方米不超过 0.20mg。

文化娱乐场所由于人群流动及运动量大,细菌污染较严重。此外,可吸入颗粒物污染也可随场所内的人数及活动量的增加而污染加重。

2. 微小气候 文化娱乐场所的微小气候对人体的热平衡过程影响较大,如果室内温度和湿度过高,可使人感到不适,甚至头晕、烦躁,严重的可发生中暑。温度和湿度太低,可使人的机体代谢功能降低,毛细血管收缩,呼吸道抵抗力下降,容易引起上呼吸道炎症。舞厅相对湿度应为 40%~65%;温度冬季不得低于 18℃,夏季室温在 30℃ 以上时应使用空调,将室温降至 24~28℃。

适宜的风速有促进空气对流和人体蒸发散热的作用,可清除或降低空气中二氧化碳和细菌含量。国家卫生标准规定舞厅风速为<0.3m/s。

3. 噪声因素 文化娱乐场所的噪声主要来源于音响设备或乐队。据调查,许多舞厅的噪声往往超过卫生标准,甚至高达 90dB 以上。舞厅的噪声是人为控制的,只要采取切实有效措施,完全可以控制噪声的污染。

(三) 卫生管理依据

1. 《公共场所卫生管理条例》国务院法规。

2. 《公共场所卫生管理条例实施细则》部门规章。

3. 《公共场所卫生指标及限值要求》(GB 37488—2019)、《公共场所卫生管理规范》(GB 37487—2019)和《公共场所集中空调通风系统卫生管理规范》(WS 394—2012)等相关卫生标准。

(四) 文化娱乐场所的卫生管理要求

1. 日常管理要求 建立健全卫生管理制度,经常保持室内外环境整洁。保持观众厅清洁,采用湿式清扫;观众及工作人员不得将不洁物或有碍公共卫生的物品携入场(厅)内。控制场次间隔,每场间隔时间不得少于 30 分钟,其中空场时间不得少于 10 分钟。换场时应全部打开门窗进行通风换气。呼吸道传染病流行时,应对室内空气和地面进行消毒。有空调的影剧院要保证新风量不低于 $20m^3/(h·人)$,机械通风总风量不低于 $50m^3/(h·人)$。立体影剧院供观众使用的眼镜,每场使用后须用紫外线消毒。做好防蚊、灭蝇、灭鼠工作。注意防止舞台下积水产生蚊虫滋生地。观众厅内严禁吸烟。厕所应保持无污垢、无异味。舞厅地面严禁使用滑石粉。严格限制超员。

2. 文化娱乐场所的消毒

(1)空气消毒:观众厅、舞厅、休息厅等应定期进行消毒,尤其是呼吸道传染病流行季节更应加强消毒。

1)平时可用中草药空气消毒清新剂进行喷雾,使用剂量按 45m³ 容积一次喷射 5~6 秒计算。

2)0.04%~0.4%过氧乙酸溶液进行气溶胶喷雾消毒,喷出雾滴越细越好,最好使用超低容量喷雾器。

3)2%漂白粉溶液喷洒后作湿性扫除,但应注意勿将消毒液喷在软椅座位上。

4)紫外线灯消毒:用固定式安装照射,将灯管固定吊装在天花板或墙壁上,距地面 2.5m 左右,灯管下安装金属反光罩,使紫外线反射到天花板上;安装在墙壁上的灯管,反光罩斜向上方,使紫外线照射与水平面成 30°~80°,这样可使上部空气受到紫外线的直接照射,当上下层空气对流时,整个空气都会被消毒。通常按每 6~15m³ 用 1 只 15W 紫外线灯,或按 10~15m² 面积安装 30W 紫外线灯 1 只计算。照射时每次 1~2 小时,间隔 1 小时。紫外线消毒时必须在无人的情况下进行。

(2)用具消毒:立体电影院所供观众使用的眼镜,每场使用后必须用紫外线消毒,未经消毒不得重复使用。

供客人使用的茶具、饮具,必须一客一用一消毒。消毒方法有:①"84"消毒液消毒。将原液用自来水稀释成 0.2%~0.5%水溶液,将茶具、饮具清洗后浸泡 30 分钟,再用清水冲净后使用;②漂粉精片消毒。按 1 片药 1kg 水的比例配成溶液,配时先把药捣碎,加少量水调成糊状,然后倒入水中充分搅拌,静置后滤去杂质,将洗净的茶具、饮具浸泡 30 分钟后使用;③次氯酸钠溶液消毒。由次氯酸钠发生器电解食盐制得的次氯酸钠原液按 1:30 比例稀释成消毒液,把清洗干净的茶具、饮具浸泡 30 分钟以上。

(3)毛巾消毒:必须实行一客一用一消毒。消毒方法可选用:①蒸汽或煮沸消毒;②漂粉精片按 1 片 3kg 水的比例配成溶液浸泡 30 分钟;③0.2%过氧乙酸溶液浸泡 30 分钟。

二、商场(店)、书店卫生管理要求

(一)概念和适用范围

见第四章第六节。

(二)卫生学特点和主要风险

影响商场、书店卫生的因素如下。

1. 室内人员活动污染　商场客流量大,人群密集,人的呼吸、体表皮肤排泄物蒸发、吸烟、人员活动扬起地面、柜台、衣帽、鞋袜等处的尘埃和病原微生物等,可严重污染室内空气,使空气中二氧化碳、一氧化碳、可吸入颗粒物、病原微生物、异臭等危害健康的污染物的浓度大大增加。据北京市对每日接待 100 000 人的大商场监测报道,客流量每小时为 20 000 人以上时,空气中二氧化碳、一氧化碳、细菌总数都显著上升,并且超过卫生标准,此时溶血性链球菌检出率高达 23%。

商场空气中的灰尘不仅污染各种物品表面,还可吸附有毒气体、液体及各种带电荷离子,而且其中 10μm 以下的尘粒可随呼吸进入人的支气管和肺泡内,其中有 2%~3%残留于肺内,如果不间断地大量吸入,可引起鼻炎、咽炎、支气管炎、肺炎及支气管哮喘,哮喘性支气管炎、偏头痛等疾病,严重危害健康。

2. 商品散发污染　有些商品能散发出一些有害物质污染空气,影响人体健康。据检测,某中型百货商场化妆品柜台前空气甲醛浓度为 $150\sim408\mu g/m^3$,超出国家卫生标准 $1.5\sim4$ 倍,针织品柜台前空气中甲醛浓度为 $117\sim255\mu g/m^3$。此外,胶合板、纤维板、黏合剂和油漆可挥发出苯等有机溶剂;塑料、橡胶、人造皮革、化学纤维、电木等聚合材料商品均能释放出各种有害物质,如橡胶分解逸出乙酰苯、二甲基甲醇,含氯聚合材料聚氯乙烯可分解逸出氯化氢。合成洗涤剂在堆放、搬运中,由于散落等原因,其原料中离子型、非离子型表面活性剂可逸入空气中,表面活性物质虽属低毒性,但污染空气后,在低剂量长期作用下,可使人体非特异免疫力下降,产生过敏反应和变态反应。

3. 室外空气污染 商场多建在交通便利的繁华区和居民聚集的生活居住区,商场室内空气往往受到汽车废气、炊烟、道路尘埃和生活废弃物等产生的有害气体污染,从而加重室内空气污染程度。

4. 室内取暖污染 一些小型商店,冬天在营业厅燃炉取暖,可造成直接污染。燃料污染物主要是大量烟尘、一氧化碳、二氧化碳、氮氧化物、苯并(a)芘等有害物质。据调查,在以燃烧取暖且通风不良的 10 家商场中,室内二氧化碳最大浓度为室外浓度的 27 倍,超过卫生标准 5.5 倍;一氧化碳最大浓度超标 2 倍。

5. 货币频繁交换和商场内受污染的设施成为传播疾病的媒介 据某市疾病控制中心对流通货币进行检验,细菌总数高达 0.72 万 ~10.81 万个/m^2,大肠菌群的检出率达到 55%,并在纸币上检出乙型肝炎表面抗原。另外,在百货商场的扶杆(栏杆)、柜台进行调查,乙型肝炎表面抗原检出率分别为 11.11% 和 6.67%。

6. 噪声 商场、书店的噪声主要来源于大量顾客流动时产生的喧哗谈笑声,货物移动发出的碰撞声,以及试听音响商品或招揽生意、活跃气氛而播放的音乐声等。此外,室外繁华街道的车辆声、人声等也可以传入室内,成为危害顾客健康,特别是危害营业员健康的一种重要因素。一些百货商店、书店噪声均值可高达 80dB 以上,营业员不同程度地出现乏力、烦躁、头昏、失眠等症状。

7. 采光、照明 商场、书店营业厅的面积大,室深长,不利于自然采光,加上陈列橱窗和沿墙单边柜台的设置,往往遮挡采光面积,因而只能通过人工照明来增加室内照度。如果人工照度偏低或不恒定、不均匀,顾客由室外进入营业厅时,往往视力难以适应,可能在心理上产生抑郁感或其他不适感,从而影响顾客对商品的选购。同时,营业员长期在这种环境工作,视觉和机体容易疲劳,使工作效率降低,事故差错增加。

8. 微小气候 商场、书店柜台多、物品多、顾客多,因而不利于营业厅的空气流动及散热。近年来,一些新建的商场多采用落地玻璃窗,它虽有利于美观和采光,但不利于保暖和隔热。不少大中型商店虽然安装了机械通风和空调设备,但由于管理不善,商场内微小气候仍未达到卫生标准要求。地下商场或地下室营业厅,一般通风不好,空气湿度较高,如果不加强通风换气,空气卫生质量问题会更为严重。

(三)卫生监督依据

1.《中华人民共和国传染病防治法》。

2.《公共场所卫生管理条例》国务院法规。

3.《公共场所卫生管理条例实施细则》部门规章。

4.《公共场所卫生指标及限值要求》(GB 37488—2019)、《公共场所卫生管理规范》(GB 37487—2019)和《公共场所集中空调通风系统卫生管理规范》(WS 394—2012)等相关卫生标准。

(四)商场(书店)卫生及操作要求

1. 日常卫生管理要求　应建立行之有效的卫生制度,不得有病媒昆虫和老鼠,垃圾应日产日清,采用湿式清扫,场(店)内禁止吸烟。禁止乱扔果皮杂物,禁止随地吐痰。坚持卫生清扫制度。地面应进行湿式清扫,墙壁、衣服、货架的尘埃应用吸尘器进行清除。柜台、楼梯扶杆、栏杆、休息椅等应每日进行擦拭、消毒。定期开展杀虫灭鼠活动,堵塞鼠洞、铲除蚊蝇滋生场所,做到场内无病媒昆虫和鼠。商场内厕所必须有专人负责,定期清洗和消毒,做到无臭、无蚊蝇滋生。出售生产资料的商店一般不得同时经营食品。销售化肥、农药应有专门的房间。柴油应在仓库存放,不得放在店内直接销售。

2. 商场、书店的消毒

(1)空气消毒:商场的营业厅应定期进行空气消毒,呼吸道传染病流行季节更应加强消毒。空气消毒可选用下列方法。

1)中草药空气消毒清新剂:对空气中流感病毒及多种病菌有较强的灭活作用。对人体无毒副作用,且有芳香气息,人员在场时可直接使用。一般可按 $0.12ml/m^2$ 计算用量,如用金属压力罐气雾剂,每秒喷药液 2ml,消毒面积 $16m^2$ 左右。使用时可根据室内空气流通性、污染程度等酌情增减。

2)过氧乙酸熏蒸:用 3%~5% 的过氧乙酸水溶液加热熏蒸,用量可按 $1~3g/m^3$ 计算。过氧乙酸有一定的刺激性和腐蚀性,出售大型家用电器设备及服装、布料的营业厅应慎用。

(2)柜台、楼梯扶杆、栏杆、休息椅消毒:用 0.5%"84"消毒液水溶液擦拭;用 0.2%~0.5%的过氧乙酸溶液喷洒或擦拭;用次氯酸钠发生器电解食盐制得的次氯酸钠溶液按 1:30 比例配成消毒液进行擦拭。

(3)出售旧书、旧衣服及其他生活用品的消毒:旧家具可用 0.2%~0.5% 的过氧乙酸溶液或次氯酸钠消毒液或 0.5%"84"消毒液擦拭或喷洒消毒;旧衣服可采用流通蒸气或环氧乙烷熏蒸消毒;旧书、报纸、杂志可用紫外线照射或环氧乙烷熏蒸消毒。

三、展览馆、博物馆、美术馆、图书馆卫生管理要求

(一)概念和适用范围

见第四章第六节。

(二)卫生学特点和主要风险

1. 观众和读者相当广泛,不但有国内的,还常有来自国外的观光旅游者或经商者。观众和读者往往是短时间内大量聚集在一起,其中不免有病原携带者或传染病患者。

2. 对建筑设施、陈列橱柜、环境质量及展出、保存条件等具有较高要求。

3. 如场所卫生状况不好,管理不善,不仅会对公众的健康带来影响,而且可能对保存的珍贵文物、展品、图书资料等造成损坏,带来不可弥补的损失。因此,做好场所的卫生工作具有十分重要的意义。

(三)卫生监督依据

1.《中华人民共和国传染病防治法》。

2.《公共场所卫生管理条例》国务院法规。

3.《公共场所卫生管理条例实施细则》部门规章。

4.《公共场所卫生指标及限值要求》(GB 37488—2019)、《公共场所卫生管理规范》(GB 37487—2019)和《公共场所集中空调通风系统卫生管理规范》(WS 394—2012)等相关卫生标准。

(四)卫生及操作要求

建立健全各项卫生管理制度,落实卫生岗位责任制,从组织上、制度上、措施上保证各项卫生制度的实施,并根据各自的特点和需要制订卫生公约,使广大公众共同遵守。入馆人数应有一定限制,不得超过建筑设计的最大容量,以保证室内空气卫生质量。馆内应保持安静,不得大声喧哗和嬉闹。室内禁止吸烟。应有相应的卫生保洁设施,禁止随地吐痰和乱扔废弃物。阅览室内不得进行印刷和复印,以保持室内空气清洁。馆内应采用湿式清扫,以免扬尘污染环境和展品,并及时清除垃圾和废弃物。做好经常性消毒、杀虫、灭鼠工作,防止疾病传播及文物、展品、图书等物品的损坏。公共厕所应每日清扫,做到无蝇、无蛆、无臭,并应设有公用水龙头供观众洗手。工作人员应按规定定期进行健康检查,领取健康合格证并经卫生知识培训合格后方可上岗工作。

四、体育场(馆)卫生管理要求

(一)概念和适用范围

体育场(馆)建筑形式一般分为室内封闭型和露天开放型两种。

(二)卫生学特点和主要风险

1. 室内封闭型体育馆如果设施和卫生管理不善,容易造成空气混浊,有害物质增多。

2. 露天开放型体育场仅以栏杆围墙为屏障,场内空间较大,但易受到外源性污染。

(三)卫生监督依据

1.《中华人民共和国传染病防治法》。

2.《公共场所卫生管理条例》国务院法规。

3.《公共场所卫生管理条例实施细则》部门规章。

4.《公共场所卫生指标及限值要求》(GB 37488—2019)、《公共场所卫生管理规范》(GB 37487—2019)和《公共场所集中空调通风系统卫生管理规范》(WS 394—2012)等相关卫生标准。

(四)卫生及操作要求

建立健全各项卫生管理制度,并加强对观众及运动员的卫生宣传工作,使之共同维护好场内卫生。比赛或表演时,应有专人负责看台的卫生监督。场内严禁吸烟,严禁乱扔果皮纸屑。场(馆)工作人员应每年进行一次体格检查,取得健康合格证后方可上岗。工作人员除掌握本职专业技能外,还应经过卫生知识培训,并取得合格证。加强室内通风换气,平时可利用门、窗进行自然通风,封闭型的体育馆必须采取机械通风。室内观众及运动员数量较多时,尤其在传染病流行季节,应对室内空气定期进行消毒,保证空气质量符合卫生标准。场(馆)地面应采用湿式清扫,并及时消除垃圾、污物。

五、公共交通工具及等候室卫生管理要求

(一)概念和适用范围

见第四章第六节。

(二)卫生学特点和主要风险

公共交通工具及等候室的卫生特点主要有以下这几个方面。

1. 旅客来自四面八方,暂时聚集在一个有限的场所内,人与物的接触、人与人的接触十分频繁和密切。

2. 长途旅客昼夜旅行,需要在途中吃饭、休息,但因各种条件的限制,很难为旅客提供良好的卫生及其他生活服务设施。

3. 旅客中既有老人、婴儿、孕妇,也可能有传染病患者或病原携带者,特别是在人多拥挤、空气质量恶劣的情况下,极易造成传染病的传播或流行。

4. 因受噪声、振动、颠簸、空中气压变化等因素影响,旅客在途中不能得到很好的休息,易于疲劳,甚至出现晕车、晕船或晕机现象,其呕吐物可能污染环境。

5. 旅客往往携带有各种行李物品或家禽家畜,各种不良气味排泄物及人体自身散发的气味极易使空气质量恶化。

6. 部分旅客的不良卫生习惯和嗜好,如吸烟、随地吐痰、乱扔瓜果皮壳及杂物等,可随时对环境造成污染。

以上因素使交通工具及等候室的环境卫生、微小气候、空气质量很容易受到污染,并对旅客和工作人员的身体健康造成不良影响。

(三)卫生监督依据

1. 《中华人民共和国传染病防治法》。

2. 《公共场所卫生管理条例》国务院法规。

3. 《公共场所卫生管理条例实施细则》部门规章。

4. 《公共场所卫生指标及限值要求》(GB 37488—2019)、《公共场所卫生管理规范》(GB 37487—2019)和《公共场所集中空调通风系统卫生管理规范》(WS 394—2012)等相关卫生标准。

(四)卫生及操作要求

建立各项卫生管理制度,落实岗位责任制,并制定卫生公约,请广大乘客共同遵守。旅客列车、航运客轮在运行中应按卫生作业程序进行清扫,保持整洁,不得将粪便、污水带到终点站、港。客机在暂停站应及时清扫。旅客列车、航运客轮应有茶具、餐饮具消毒设施,茶具、餐饮具未经消毒不得供旅客使用。客机供旅客使用的茶具、餐饮具等须经消毒后上机。供旅客使用的一次性塑料茶具、餐具应回收统一处理,防止影响沿途环境卫生。

旅客列车、内河航运客轮在旅途中产生的生活垃圾站接受处理,客机垃圾应集中进行卫生处理。旅客列车行驶经市区、大桥、长隧道和停车5分钟及以上的车站时,应锁闭厕所,不得倾倒污水、污物。旅客列车、航运客轮供旅客使用的被单、褥单、枕套等单程更换一次。软卧客室和一、二等舱及机舱的卧具应一客一换。其他卧具、床席套应定期清洗、消毒。客室、客舱人员较多时,应经常通风换气和对空气消毒,尤其在传染病流行季节,应加强对空气及公共用品消毒工作。使用洗涤消毒剂,必须有安全卫生检验合格证书。

禁止携带腥、臭物品及其他有碍公共卫生的物品进入客室、客舱。规定不准吸烟的客室、客舱内禁止吸烟。应采取有效措施,使客室、客舱的蝇、蚊指数等病媒昆虫的平均指数及鼠密度控制在有关卫生标准以内。

第七节　公共场所经营者违法应承担的法律责任

根据《中华人民共和国传染病防治法》《公共场所卫生管理条例》《公共场所卫生管理条例实施细则》《生活饮用水卫生监督管理办法》等法律、法规、规章的要求,公共场所经营者有下列违法行为的,应承担相应的法律责任。

1. 公共场所经营者未依法取得公共场所卫生许可证擅自营业,违反了《公共场所卫生管理条例实施细则》(以下简称《实施细则》)第二十二条第二款规定的,应依据《实施细则》第三十五条规定进行查处。

2. 公共场所经营者未按照规定建立卫生管理制度、设立卫生管理部门或配备专(兼)职卫生管理人员,或未建立卫生管理档案,违反了《实施细则》第七条的规定,应依据《实施细则》第三十七条第(一)项进行查处。

3. 公共场所经营者安排未获得有效健康合格证明的从业人员从事直接为顾客服务工作的,违反了《实施细则》第十条的规定,应依据《实施细则》第三十八条进行查处。

4. 公共场所经营者未按照规定组织从业人员进行相关卫生法律知识和公共场所卫生知识培训,或安排未经培训考核的从业人员上岗,违反了《实施细则》第九条的规定,应依据《实施细则》第三十七条第(二)项进行查处。

5. 公共场所经营者未按照规定对公共场所的空气、微小气候、水质、采光、照明、噪声、顾客用品用具等进行卫生检测,违反了《实施细则》第十九条规定的,应依据《实施细则》第三十六条第(一)项进行查处。

6. 公共场所经营者对发生的危害健康事故隐瞒、缓报、谎报,或授意他人隐瞒、缓报、谎报,违反了《实施细则》第二十一条第二款的规定,应依据《实施细则》第三十九条的规定进行查处。

7. 公共场所经营者对发生的危害健康事故未立即采取处置措施,导致危害扩大,违反了《实施细则》第二十一条第一款的规定,应依据《实施细则》第三十九条的规定进行查处。

8. 公共场所集中空调通风系统不符合《公共场所集中空调通风系统卫生规范》(WS 394—2012)、《公共场所集中空调通风系统清洗消毒规范》(WS/T 394—2012)的要求,违反了《实施细则》第十一条第二款的规定,应依据《实施细则》第三十七条第(七)项进行查处。

9. 公共场所经营者未按照规定设置与其经营规模、项目相适应的清洗、消毒、保洁、盥洗等设施设备和公共卫生间,或上述设施不能使用,或擅自停止使用、拆除上述设施设备,或挪作他用,违反了《实施细则》第十五条的规定,应依据《实施细则》第三十七条第(三)项进行查处。

10. 公共场所经营者未按照规定配备预防控制鼠、蚊、蝇、蟑螂和其他病媒生物的设施设备及废弃物存放专用设施设备,或擅自停止使用、拆除上述设施设备,违反了《实施细则》第十六条的规定,应依据《实施细则》第三十七条第(四)项进行查处。

11. 公共场所经营者未按照规定对顾客用品用具进行清洗、消毒、保洁,或者重复使用一次性用品用具的,违反了《实施细则》第十四条规定的,应依据《实施细则》第三十六条第(二)项进行查处。

12. 公共场所经营者安排未经相关卫生法律知识和供水卫生知识培训和未取得健康合

格证明的供、管水人员上岗,安排患有有碍饮用水卫生疾病的或病原携带者从事直接供、管水工作的,违反《生活饮用水卫生监督管理办法》第十一条的规定,应依据《生活饮用水卫生监督管理办法》第二十五条的规定进行查处。

13. 公共场所经营者未按照规定采取措施、消除污染,导致供应的饮用水不符合国家卫生标准和卫生规范的,违反《中华人民共和国传染病防治法》第二十九条第一款和《生活饮用水卫生监督管理办法》第六条的规定,应依据《中华人民共和国传染病防治法》第七十三条第(一)项和《生活饮用水卫生监督管理办法》第二十六条第(四)项的规定进行查处。

14. 公共场所经营者使用的涉水产品不符合国家卫生标准和卫生规范的,违反《中华人民共和国传染病防治法》第二十九条第一款的规定,应依据该法第七十三条第(二)项的规定进行查处。

15. 公共场所经营者使用的消毒产品不符合国家卫生标准和卫生规范的,违反《中华人民共和国传染病防治法》第二十九条第一款的规定,应依据该法第七十三条第(三)项的规定进行查处。

第八节　公共场所量化分级管理制度

一、公共场所量化分级管理工作背景

自 2009 年原卫生部推行公共场所量化分级管理制度以来,各地卫生行政部门及其卫生监督机构在住宿场所、美容美发场所、沐浴场所和游泳场所四个行业推行了该项管理制度,取得了良好的效果。该制度就是要进一步规范管理要求,控制关键环节,将卫生监督与单位的诚信度相结合,分开档次管理,在有限的人力、物力基础上提升卫生监督效能。对问题多的要增加监督频次,采取更有针对性的措施帮助其提高。量化分级制度要向社会公示卫生信誉度等级。一方面保障了消费者的知情权,能够发挥消费者参与监督的作用。另一方面也体现了卫生监督的阳光执法,有利于树立公正、公开、透明的执法形象。

二、公共场所量化分级管理的特点

公共场所卫生监督量化分级管理制度是根据公共场所生产经营单位的日常卫生管理状况进行的量化评价情况,对其进行风险性分级和卫生信誉度分级,并确定相应的监督检查频率的一种公共场所卫生监督管理制度。这种管理制度强化了企业的责任,它运用危险性评估原则对企业进行风险分级和信誉度分级,分为 A、B、C 三个等级,按等级进行分类监管。把影响公共场所卫生的关键因素和风险与信誉度级别低的企业作为政府监管的重点。它的最终目标是提高公共场所经营者的自身管理水平,强化其作为公共场所卫生第一责任人的意识;增强卫生监督信息透明度;提高公共场所卫生整体水平,减少群体性健康损害事件的发生,保护公众身体健康。

公共场所卫生监督量化分级管理制度的主要特点如下。

1. 按公共场所生产经营单位的风险性水平和信誉度确定监管重点。

2. 对监督项目进行量化,引入 HACCP 监督管理办法,加强关键环节的重点控制。改革了传统的主要依赖于产品抽检的"过后式"监督管理方法。

3. 对公共场所经营单位实施风险及信誉度分级管理制度,对有关卫生水平情况进行公示。

三、公共场所量化分级管理实施原则

(一)依法规范

依照法律法规标准和规范的要求,按照风险度高低,对公共场所卫生评价项目进行量化评分,确定公共场所卫生信誉度等级,并依法向社会公示。依据公共场所卫生量化评价结果实行差异化监管措施,对卫生信誉度等级低的公共场所强化监管。

(二)属地管理

省级卫生健康主管部门组织并指导本行政区域公共场所量化分级工作,统一实施方案,加强工作培训。设区的市级、县级卫生健康主管部门及其委托的卫生健康监督机构,按照谁监管、谁量化、谁公布原则,负责辖区内公共场所量化分级工作的具体实施。

(三)动态调整

公共场所卫生信誉度等级根据日常监督检查量化评分结果确定,随评随调。公共场所未按照规定开展卫生管理经常性检查或受到行政处罚的,相应降低其卫生信誉度等级;卫生违法情节严重或造成恶劣社会影响的,按最低等级确定其卫生信誉度等级。

四、公共场所量化分级管理的实施方法

(一)制定量化分级评分表

依据《基本医疗卫生与健康促进法》《公共场所卫生管理条例》及其实施细则等法律法规和公共场所有关卫生标准、规范要求,确定量化评价项目内容,按风险度高低,设定量化分级的关键项、非关键项及项目分值和评查标准,制定评分表。关键项目包括公共场所卫生许可条件、涉及重要法律责任及公共场所落实卫生管理经常性检查等相关要素。

(二)确定公共场所卫生管理自查内容

公共场所依法建立健全卫生管理制度并对制度执行情况进行经常性检查,保证公共场所持续符合卫生要求,是有效实施公共场所量化分级管理的重要基础。公共场所卫生管理自查项目包括各项卫生管理制度建立实施情况、卫生管理部门及卫生管理人员职责落实情况、内部过程管理与相关工作流程规范实施情况。

(三)开展量化分级现场评查

对公共场所进行日常监督检查时,使用量化分级评分表对公共场所卫生状况进行量化评价,按照 100 分标准化后,总得分在 90 分及以上的,卫生状况为优秀,卫生信誉度等级确定为 A 级;70~89 分的,卫生状况为良好,卫生信誉度等级确定为 B 级;总得分在 60~69 分的,卫生状况为一般,卫生信誉度等级为 C 级;总得分低于 60 分的,卫生状况为差,限期整改,并依法处理。公共场所未按规定开展卫生管理经常性检查的,卫生信誉度等级不得高于 B 级;公共场所发生传染病聚集性疫情或因卫生质量不符合卫生标准和要求导致危害健康事故的,卫生信誉度等级不得高于 C 级。

(四)公示卫生信誉度等级

卫生健康主管部门及时客观、准确向社会公布公共场所量化评价卫生状况为优秀、良好和一般的卫生信誉度等级信息。制定统一规格的"公共场所卫生信誉度等级公示"标识,向

公共场所发放该公示的标识,并张贴、摆放、悬挂或显示在公共场所的醒目位置。也可利用政府及部门门户网站、纸媒、新媒体等网络和媒介形式,公示公共场所卫生信誉度等级信息,方便社会监督。

五、公共场所量化分级管理的结果运用

(一)调整卫生信誉度等级

公共场所卫生信誉度等级确定后,发生以下情况之一的相应调整卫生信誉度等级。

1. 监督检查发现不符合相应卫生信誉度等级条件。

2. 违反卫生法律法规造成严重不良社会影响。

3. 近 1 年间受到 2 次及以上投诉举报并经查实。

4. 近 1 年间因卫生违法行为受到 2 次及以上处罚。

5. 存在提供虚假卫生检测评价报告行为。

6. 发生卫生安全责任事故。

(二)采取分级分类差异化监管措施

贯彻落实国务院全面推行"双随机、一公开"监管要求,以"双随机、一公开"抽查作为公共场所卫生日常监督检查的基本手段和方式,全面取代日常监督巡查和随意检查。在国家随机监督抽查中,以量化分级结果为基础,将按照卫生信誉度等级 A、B、C 来确定公共场所抽查比率,信誉度等级越高,抽查比率越低;信誉度等级越低,抽查比率越高。对卫生信誉度等级达不到 C 级和未进行量化分级的公共场所实行 100%抽查,坚持问题导向,突出风险管理,提升监管效能。

(三)促进信用监管机制建设

卫生监管部门,在公示公共场所卫生行政处罚信息的基础上,将公共场所卫生信誉度等级调整情况作为重要信用信息,推动公共场所量化分级结果在信用监管过程中的应用,促进长效监管机制。卫生监管部门根据当地公共场所卫生行政处罚情况、卫生信誉度等级分布情况及调整变化情况和监管需要,建立重点关注对象名单制度,对列入重点关注对象名单的公共场所及其法定代表人或经营者,实施重点检查、专项检查等与其失信程度相对应的严格监管措施,促进辖区公共场所卫生管理水平的整体提高。

第 六 章

公共场所饮用水安全管理

第一节　饮用水的重要性及我国饮用水卫生安全现状

我国现行的《生活饮用水卫生标准》(GB 5749—2006)对生活饮用水给出了明确的定义,即供人生活的饮水和生活用水。摄入人体内的途径主要通过饮水、食物,也可通过用水环境如沐浴、洗漱、洗涤用品等接触皮肤或呼吸的方式摄入。

一、饮用水的重要性

(一)水是人类生存的基础

民以食为天,食以水为先。水是生命之源、生产之要、生态之基,是地球上一切生物生存的基础,维持了生态系统的平衡,保证了人类生存的食物来源。对于人来说,水是仅次于氧气的重要物质。人类的活动离不开水,如个人卫生、环境卫生、改善气候等方面都离不开水;经济活动、工农业生产水量需求更大。

由于全世界人口的增加、生活水平的提高、经济社会的发展,水量需求增加;又由于生产生活的污染,导致水资源可用量减少;另外,水资源因为地域不同,人均水资源不均衡,水资源的浪费现象严重。

饮用水的需求量取决于当地气候、卫生设施状况和经济水平。饮用水水质、用量、水资源的科学合理利用和保护,是衡量一个国家或地区经济发展水平、生活质量优劣、卫生状况高低的重要指标。

因此,水是基础性的自然资源和战略性的经济资源。

(二)人体的生理功能离不开水

水是各种生命的必需品,是调节人体生命活动的重要营养物质。正常的水合作用是维持人体身心健康、正常运作,同时预防各种疾病和不适症状的重要因素。

1. 人体主要成分　水是人体的主要成分,占成人身体总重量的65%。成人体液是由水、电解质、低分子有机化合物和蛋白质等组成,广泛分布在组织细胞内外,构成人体的内环境。其中细胞内液约占体重的40%,细胞外液占20%(其中血浆占5%,组织间液占15%)。

2. 营养物质的载体　水作为营养物质的载体,参与消化和吸收。水的溶解力很强,许多物质都能溶于水,并解离为离子状态,发挥重要的作用;不溶于水的蛋白质和脂肪可悬浮在水中形成胶体或乳液,便于消化、吸收和利用;水的流动性大,能传输养料,一方面可以运送氧气、营养物质、激素等,一方面又可以运送废物,通过大便、小便、出汗排泄代谢产物及有毒物质。

3. 生理功能　水不仅是构成身体的主要成分,而且还有许多生理功能,是人体器官内所有化学反应的溶剂和媒介。水是机体物质代谢必不可少的物质,水在人体内直接参加氧化还原反应,促进各种生理活动和生化反应的进行;没有水,人体就无法维持血液循环、呼吸、消化、吸收、分泌、排泄等生理活动;没有水,体内新陈代谢也无法进行。

4. 调节体温　水的比热大,可以调节体温,使人体温度保持恒定。当外界温度升高或体内产热多时,水的蒸发及出汗可帮助散热;当外界温度降低,由于水储备热量的潜力很大,人体不致因外界寒冷而使体温降低。

5. 润滑剂　水还是人体内自备的润滑剂,形成关节之间的润滑剂和消化道中的消化液,如皮肤的滋润及眼泪、唾液,关节囊和浆膜腔液都是相应器官的润滑剂,均可帮助维持人体结构并支持很多其他功能。各个器官需要维持水的流通平衡,因此人体需要通过多种方式摄入水分,以补充水分流失。

二、我国饮用水卫生安全现状

(一)我国生活饮用水概况

我国饮用水基础设施经过多年的发展,多数城市和乡镇供水问题已基本解决。农村改水工作也取得了很大成绩,但农村供水能力和水质问题仍很突出,经济欠发达地区和自然条件受限制地区进展较慢,部分水厂的净化、消毒工作不规范,以致我国农村还有 3 亿多人饮用不合格水,其中一半以上还在饮用有害物质超标的水。目前,城镇饮用水合格率还有待提高,农村改水任务依然艰巨。

各地生活饮用水卫生监督执法工作不断加强,生活饮用水卫生安全状况总体良好,但自建水厂和二次供水还存在卫生安全隐患。2006 年原卫生部组织督查组,对北京、安徽、内蒙古等 15 个省(自治区、直辖市)的生活饮用水监督工作进行了督查。督查显示,全国生活饮用水卫生安全状况喜忧参半,被督查的 15 个省(自治区、直辖市)2006 年上半年市政供水水源水质监测合格率为 78.4%;市政供水出厂水合格率为 91%,自建集中供水出厂水合格率为90.8%,二次供水水质监测合格率为 93.9%。

卫生部门近年对 28 个省(自治区、直辖市)的城市集中式供水管网末梢水浑浊度、色度、臭和味、肉眼可见物、细菌总数、总大肠菌群、游离余氯 7 项指标抽检,合格率为 82.6%,自建供水系统末梢水合格率为 66.84%。

(二)生活饮用水卫生安全现状

随着人口的增加,城乡生活污水的排放量增加,农业生产过程中农药、化肥用量的增加,由工业化带来的工业污染等,都使许多饮用水源受到污染,水中污染物严重超标。由于地表水和浅层地下水水质恶化,导致城乡居民饮用水质量、卫生状况得不到保障,个别地区癌症发病率居高不下可能与饮用水有关。

1. 我国严重缺水

(1)数量型缺水:中国是世界上严重缺水国家之一。近年来很多地区出现持久性干旱,水源出现严重的匮乏现象。

(2)质量型缺水:在水网丰富地区,由于工业和农业及生活性污染水源现象频发,水厂处理能力难以消除污染,水质难以得到保障。水质型的缺水已经取代水量型的缺水,成为我国饮用水卫生安全的主要挑战,是威胁饮用水卫生安全的主要因素。

2. 水源地污染　统计显示,长江、黄河、淮河、海河和珠江等七大水系中,已不适合作饮用水水源的河段接近40%;城市水域中78%的河段不适合作饮用水水源。在广大农村,水源地污染的问题同样严峻,突出表现为工矿污染压力加大,生活污染局部加剧,畜禽养殖污染严重。

3. 自来水管网污染　目前中国县乡级,甚至市级以上水厂仍沿用传统的水处理工艺(缓凝、沉淀、过滤、消毒)。加之处理能力不足,一旦水源出现污染,则难以应对。中国城市目前输配水设施老化陈旧现象普遍。一旦管网出现破裂渗漏,污染难以避免。据中国疾病预防控制中心对全国36个主要城市的调查表明,自来水出厂水经管网输送到用户,水质合格率下降程度甚至达到20%左右。

4. 二次供水污染　随着城市化的发展,高层建筑迅速增加,高层建筑内居民用水需通过二次供水设施才能获得。二次供水由于蓄水设施设计不合理、缺少防护设施、管理不善,极易出现饮用水污染。

5. 突发饮用水卫生安全事件　目前,我国饮水安全保障工作涉及多个部门,包括环保、住建、水利和卫生部门。各司其职现象普遍存在,技术信息几乎不相沟通。一旦出现突发饮用水污染事件,识别、协调、处置方面难免出现问题。

6. 微生物污染　我国由于目前的经济发展水平和地理情况所限,一方面城市对饮水安全的意识普遍提高,在安全的基础上还关注饮水的品质问题;但农村仍有53%的人口使用分散式供水,集中式供水中未经过任何处理的自来水也占一定比例,目前所关注的还是最基本的饮用水安全。

7. 工业污染　工业污染很重要的一点就是重金属污染,这是我国水质污染的一个特点。据环保部门统计,我国有2.5亿的居民住宅区靠近重点污染企业,接近3亿居民使用不安全饮水,而我国的铅污染在沿海地区最严重。

8. 消毒副产物带来的污染　饮用水消毒过程中,消毒剂与水源水中含有的一些天然有机物和环境有机污染物及溴或碘化物的化学反应,产生多种消毒副产物。消毒副产物的种类与饮用水消毒的方式相关,我国目前饮用水消毒的方法主要有液氯氯化消毒、二氧化氯消毒、氯胺消毒、紫外线消毒或臭氧消毒。不同的消毒方式会产生不同种类的消毒副产物,其中很多氯化消毒副产物在动物实验中证明致畸、致癌、致突变性。氯化消毒所产生的消毒副产物种类主要有卤代烃及卤乙酸类,生活饮用水卫生标准(GB 5749—2006)已对其中的三氯甲烷、一溴二氯甲烷、二溴一氯甲烷、二氯乙酸、三氯乙酸等10余种消毒副产物的卫生要求进行了规定。

(三)我国目前的饮用水安全监测现状

目前,我国公众饮水安全由各级疾病预防控制机构检测、监测,但疾病预防控制中心系统检测力量不足,市、县级疾控部门在人员、设备、技术等方面还不能满足水质全项检测要求。一旦出现饮用水突发事件,省级卫生部门,甚至国家级疾控机构仍是一线工作主力。

根据2014年的调查统计数据,我国疾病预防控制中心全项指标(106项)平均检测能力为36项;常规指标(42项)的平均检测能力为29项。只有43个疾控机构具备106项全项指标检测能力。

第二节　生活饮用水卫生标准

一、标准修订背景

随着生活水平及公众饮用水安全意识的提高,1985 年出台的《生活饮用水卫生标准》(GB 5749—1985)不再适用。2007 年 7 月 1 日,由国家标准委员会和原卫生部联合发布的《生活饮用水卫生标准》(GB 5749—2006)强制性国家标准和 13 项生活饮用水卫生检验国家标准正式实施。新版标准是在国家标准化管理委员会协调下,由原卫生部牵头,会同建设部、自然资源部、水利部、环境保护部,组织卫生、供水、环保、水利、水资源等各方面专家共同参与完成修订。

二、标准概述

(一)标准适用范围

《生活饮用水卫生标准》(GB 5749—2006)适用于城乡各类集中式供水的生活饮用水,也适用于分散式供水的生活饮用水。标准规定了生活饮用水水质卫生要求、生活饮用水水源水质卫生要求、集中式供水单位卫生要求、二次供水卫生要求、涉及生活饮用水卫生安全产品卫生要求、水质监测和水质检验方法。

(二)修订标准具有以下三个特点

1. 加强了对水质有机物、微生物和水质消毒等方面的要求　新标准中的饮用水水质指标由原标准的 35 项增至 106 项,增加了 71 项;修订了 8 项。具体指标如下。

(1)微生物指标由 2 项增至 6 项,增加了大肠杆菌、耐热大肠菌群、贾第鞭毛虫和隐孢子虫;修订了总大肠菌群。

(2)饮用水消毒剂指标由 1 项增至 4 项,增加了一氯胺、臭氧、二氧化氯。

(3)毒理指标中无机化合物由 10 项增至 21 项,增加了溴酸盐、亚氯酸盐、氯酸盐、锑、钡、铍、硼、钼、铊、氯化氰;并修订了砷、镉、铅、硝酸盐。

(4)毒理指标中有机化合物由 5 项增至 53 项,增加了甲醛、三氯甲烷、二氯甲烷、1,2-二氯乙烷、1,1,1-三氯乙烷、三溴甲烷、一氯二溴甲烷、二氯一溴甲烷、环氧氯丙烷、氯乙烯、1,1-二氯乙烯、1,2-二氯乙烯、三氯乙烯、四氯乙烯、六氯丁二烯、二氯乙酸、三氯乙酸、三氯乙醛、苯、甲苯、二甲苯、乙苯、苯乙烯、2,4,6-三氯酚、氯苯、1,2-二氯苯、1,4-二氯苯、三氯苯、邻苯二甲酸二(2-乙基己基)酯、丙烯酰胺、微囊藻毒素-LR、灭草松、百菌清、溴氰菊酯、乐果、2,4 滴、七氯、六氯苯、林丹、马拉硫磷、对硫磷、甲基对硫磷、五氯酚、莠去津、呋喃丹、毒死蜱、敌敌畏、草甘膦;修订了四氯化碳。

(5)感官性状和一般化学指标由 15 项增至 20 项,增加了耗氧量、氨氮、硫化物、钠、铝;修订了浑浊度。

(6)放射性指标仍为 2 项,修订了总 α 放射性。

2. 统一了城镇和农村饮用水卫生标准　《生活饮用水卫生标准》(GB 5749—2006)适用于城乡各类集中式供水的生活饮用水,也适用于分散式供水的生活饮用水。规定了生活饮用水水质卫生要求、生活饮用水水源水质卫生要求、集中式供水单位卫生要求、二次供水卫生要求、涉及生活饮用水卫生安全产品卫生要求、水质监测和水质检验方法。

3. 实现饮用水标准与国际接轨 修订标准水质项目和指标值的选择,充分考虑了我国实际情况,并参考了 WHO 的《饮用水水质准则》,参考了欧盟、美国、俄罗斯和日本等的饮用水标准。

三、生活饮用水水质卫生要求

(一)生活饮用水水质检验应按照《生活饮用水卫生标准检验方法》(GB/T 5750—2006)执行

水质应符合下列基本要求。

1. 生活饮用水中不得含有病原微生物。

2. 生活饮用水中化学物质不得危害人体健康。

3. 生活饮用水中放射性物质不得危害人体健康。

4. 生活饮用水的感官性状良好。但是,当发生影响水质的突发性公共事件时,经市级以上人民政府批准,感官性状和一般化学指标可适当放宽。

5. 生活饮用水应经消毒处理。

(二)生活饮用水水质指标

42 项常规指标(包括微生物指标、毒理指标、感官性状及一般化学指标、放射性指标和消毒剂指标)见表 6-1,64 项非常规指标(包括微生物指标、毒理指标、感官性状和一般化学指标)见表 6-2,合计有 106 项卫生要求;集中式供水出厂水中消毒剂限值、出厂水和管网末梢水中消毒剂余量均应符合表 6-3 要求;小型集中式供水和分散式供水部分水质指标应符合表 6-4 要求。

表 6-1 水质常规指标及限值

指标	限值
1. 微生物指标[a]	
总大肠菌群/(MPN・100ml^{-1}或 CFU・100ml^{-1})	不得检出
耐热大肠菌群/(MPN・100ml^{-1}或 CFU・100ml^{-1})	不得检出
大肠杆菌/(MPN・100ml^{-1}或 CFU・100ml^{-1})	不得检出
菌落总数/(CFU・ml^{-1})	100
2. 毒理指标	
砷/(mg・L^{-1})	0.01
镉/(mg・L^{-1})	0.005
铬(六价)/(mg・L^{-1})	0.05
铅/(mg・L^{-1})	0.01
汞/(mg・L^{-1})	0.001
硒/(mg・L^{-1})	0.01
氰化物/(mg・L^{-1})	0.05

续表

指标	限值
氟化物/(mg·L⁻¹)	1.0
硝酸盐(以 N 计)/(mg·L⁻¹)	10,地下水源限制时为 20
三氯甲烷/(mg·L⁻¹)	0.06
四氯化碳/(mg·L⁻¹)	0.002
溴酸盐(使用臭氧时)/(mg·L⁻¹)	0.01
甲醛(使用臭氧时)/(mg·L⁻¹)	0.9
亚氯酸盐(使用二氧化氯消毒时)/(mg·L⁻¹)	0.7
氯酸盐(使用复合二氧化氯消毒时)/(mg·L⁻¹)	0.7
3. 感官性状和一般化学指标	
色度(铂钴色度单位)	15
浑浊度(散射浑浊度单位)/NTU	1,水源与净水技术条件限制时为 3
臭和味	无异臭、异味
肉眼可见物	无
pH	不小于 6.5 且不大于 8.5
铝/(mg·L⁻¹)	0.2
铁/(mg·L⁻¹)	0.3
铜/(mg·L⁻¹)	1.0
锌/(mg·L⁻¹)	1.0
氯化物/(mg·L⁻¹)	250
硫酸盐/(mg·L⁻¹)	250
溶解性总固体/(mg·L⁻¹)	1 000
总硬度(以 $CaCO_3$ 计)/(mg·L⁻¹)	450
挥发酚类(以苯酚计)/(mg·L⁻¹)	0.002
阴离子合成洗涤剂/(mg·L⁻¹)	0.3
4. 放射性指标[b]	指导值
总 α 放射性/(Bq·L⁻¹)	0.5
总 β 放射性/(Bq·L⁻¹)	1

注:a,MPN 表示最可能数;CFU 表示菌落形成单位。当水样检出总大肠菌群时,应进一步检验大肠杆菌或耐热大肠菌群;水样未检出总大肠菌群,不必检验大肠杆菌或耐热大肠菌群。

b. 放射性指标超过指导值,应进行核素分析和评价,判定能否饮用。

表 6-2 水质非常规指标及限值

指标	限值
1. 微生物指标	
贾第鞭毛虫/(个·10L^{-1})	<1
隐孢子虫/(个·10L^{-1})	<1
2. 毒理指标	
锑(mg·L^{-1})	0.005
钡 l/(mg·L^{-1})	0.7
铍/(mg·L^{-1})	0.002
硼/(mg·L^{-1})	0.5
钼/(mg·L^{-1})	0.07
镍/(mg·L^{-1})	0.02
银/(mg·L^{-1})	0.05
铊/(mg·L^{-1})	0.000 1
氯化氰(以 CN$^-$计)/(mg·L^{-1})	0.07
一氯二溴甲烷/(mg·L^{-1})	0.1
二氯一溴甲烷/(mg·L^{-1})	0.06
二氯乙酸/(mg·L^{-1})	0.05
1,2-二氯乙烷/(mg·L^{-1})	0.03
二氯甲烷/(mg·L^{-1})	0.02
三卤甲烷(三氯甲烷、一氯二溴甲烷、二氯一溴甲烷、三溴甲烷的总和)	该类化合物中各种化合物的实测浓度与其各自限值的比值之和不超过 1
1,1,1-三氯乙烷/(mg·L^{-1})	2
三氯乙酸/(mg·L^{-1})	0.1
三氯乙醛/(mg·L^{-1})	0.01
2,4,6-三氯酚/(mg·L^{-1})	0.2
三溴甲烷/(mg·L^{-1})	0.1
七氯/(mg·L^{-1})	0.000 4
马拉硫磷/(mg·L)	0.25
五氯酚/(mg·L^{-1})	0.009
六六六(总量)/(mg·L^{-1})	0.005
六氯苯/(mg·L^{-1})	0.001
乐果/(mg·L^{-1})	0.08
对硫磷/(mg·L^{-1})	0.003

续表

指标	限值
灭草松/(mg · L⁻¹)	0.3
甲基对硫磷/(mg · L⁻¹)	0.02
百菌清/(mg · L⁻¹)	0.01
呋喃丹/(mg · L⁻¹)	0.007
林丹/(mg · L⁻¹)	0.002
毒死蜱/(mg · L⁻¹)	0.03
草甘膦/(mg · L⁻¹)	0.7
敌敌畏/(mg · L⁻¹)	0.001
莠去津/(mg · L⁻¹)	0.002
溴氰菊酯/(mg · L⁻¹)	0.02
2,4-滴/(mg · L⁻¹)	0.03
滴滴涕/(mg · L⁻¹)	0.001
乙苯/(mg · L⁻¹)	0.3
二甲苯(mg · L⁻¹)	0.5
1,1-二氯乙烯(mg · L⁻¹)	0.03
1,2-二氯乙烯/(mg · L⁻¹)	0.05
1,2-二氯苯/(mg · L⁻¹)	1
1,4-二氯苯/(mg · L⁻¹)	0.3
三氯乙烯/(mg · L⁻¹)	0.07
三氯苯(总量)/(mg · L⁻¹)	0.02
六氯丁二烯/(mg · L⁻¹)	0.000 6
丙烯酰胺/(mg · L⁻¹)	0.000 5
四氯乙烯/(mg · L⁻¹)	0.04
甲苯/(mg · L⁻¹)	0.7
邻苯二甲酸二(2-乙基己基)酯/(mg · L⁻¹)	0.008
环氧氯丙烷/(mg · L⁻¹)	0.000 4
苯(mg · L⁻¹)	0.01
苯乙烯/(mg · L⁻¹)	0.02
苯并(a)芘/(mg · L⁻¹)	0.000 07
氯乙烯/(mg · L⁻¹)	0.005
氯苯/(mg · L⁻¹)	0.3
3. 感官性状和一般化学指标	
氨氮(以 N 计)/(mg · L⁻¹)	0.5
硫化物/(mg · L⁻¹)	0.02
钠/(mg · L⁻¹)	200

表 6-3　饮用水中消毒剂常规指标及要求

消毒剂名称	与水接触时间	出厂水中限值/（mg·L^{-1}）	出厂水中余量/（mg·L^{-1}）	管网末梢水中余量/（mg·L^{-1}）
氯气及游离氯制剂（游离氯）	≥30min	4	≥0.3	≥0.05
一氯胺（总氯）	≥120min	3	≥0.5	≥0.05
臭氧（O$_3$）	≥12min	0.3	—	0.02 如加氯,总氯≥0.05
二氧化氯（ClO$_2$）	≥30min	0.8	≥0.1	≥0.02

表 6-4　小型集中式供水和分散式供水部分水质指标及限值

指标	限值
1. 微生物指标	
菌落总数（CFU·ml^{-1}）	500
2. 毒理指标	
砷/（mg·L^{-1}）	0.05
氟化物/（mg·L^{-1}）	1.2
硝酸盐（以 N 计）/（mg·L^{-1}）	20
3. 感官性状和一般化学指标	
色度（铂钴色度单位）	20
浑浊度（散射浑浊度单位）/NTU	3,水源与净水技术条件限制时为 5
pH（pH 单位）	不小于 6.5 且不大于 9.5
溶解性总固体/（mg·L^{-1}）	1 500
总硬度（以 CaCO$_3$ 计）/（mg·L^{-1}）	550
耗氧量（COD$_{Mn}$法,以 O$_2$ 计）/（mg·L^{-1}）	5
铁/（mg·L^{-1}）	0.5
锰/（mg·L^{-1}）	0.3
氯化物/（mg·L^{-1}）	300
硫酸盐/（mg·L^{-1}）	300

四、生活饮用水水质监测

（一）供水单位的水质检测应符合以下要求

1. 供水单位的水质非常规指标选择由当地县级以上供水行政主管部门和卫生行政部门协商确定。

2. 城市集中式供水单位水质检测的采样点选择、检验项目和频率、合格率计算按照《城市供水水质标准》(CJ-T 206—2017)执行。

3. 村镇集中式供水单位水质检测的采样点选择、检验项目和频率、合格率计算按照《村镇供水单位资质标准》(SL 308—2004)执行。

4. 供水单位水质检测结果应定期报送当地卫生行政部门,报送水质检测结果的内容和办法由当地供水行政主管部门和卫生行政部门商定。

5. 当饮用水水质发生异常时应及时报告当地供水行政主管部门和卫生行政部门。

(二)卫生监督管理部门的水质监测应符合以下要求

1. 各级卫生行政部门应根据实际需要定期对各类供水单位的供水水质进行卫生监督、监测(水质参考指标及限值见表6-5)。

2. 当发生影响水质的突发性公共事件时,由县级以上卫生行政部门根据需要确定饮用水监督、监测方案。

3. 卫生监督的水质监测范围、项目、频率由当地市级以上行政部门确定。

表6-5　生活饮用水水质参考指标及限值

指标	限值
肠球菌/(CFU·100ml^{-1})	0
产气荚膜梭状芽孢杆菌/(CFU·100ml^{-1})	0
二(2-乙基己基)己二酸酯/(mg·L^{-1})	0.4
二溴乙烯/(mg·L^{-1})	0.000 05
二噁英(2,3,7,8-TCDD)/(mg·L^{-1})	0.000 000 03
土臭素(二甲基萘烷醇)/(mg·L^{-1})	0.000 01
五氯丙烷/(mg·L^{-1})	0.03
双酚 A/(mg·L^{-1})	0.01
丙烯腈/(mg·L^{-1})	0.1
丙烯酸/(mg·L^{-1})	0.5
丙烯醛/(mg·L^{-1})	0.1
四乙基铅/(mg·L^{-1})	0.000 1
戊二醛/(mg·L^{-1})	0.07
甲基异莰醇-2/(mg·L^{-1})	0.000 01
石油类(总量)/(mg·L^{-1})	0.3
石棉(>10μm)/(万个·L^{-1})	700
亚硝酸盐/(mg·L^{-1})	1
多环芳烃(总量)/(mg·L^{-1})	0.002
多氯联苯(总量)/(mg·L^{-1})	0.000 5
邻苯二甲酸二乙酯/(mg·L^{-1})	0.3
邻苯二甲酸二丁酯/(mg·L^{-1})	0.003

指标	限值
环烷酸/(mg·L^{-1})	1.0
苯甲醚/(mg·L^{-1})	0.05
总有机碳(TOC)/(mg·L^{-1})	5
B-萘酚/(mg·L^{-1})	0.4
丁基黄原酸/(mg·L^{-1})	0.001
氯化乙基汞/(mg·L^{-1})	0.000 1
硝基苯/(mg·L^{-1})	0.017

第三节 公共场所二次供水设施卫生管理要求

生活饮用水二次供水,以下称"二次供水(secondary water supply)",是由于城市市政供水压力不能满足城市所有区域和任何高度供水压力需要的情况下,规定凡楼高(顶面层)超过16m(楼顶面层高以底层的室内地坪算起)的建筑(住宅小区、居住建筑和公共建筑),都应设计和建设二次供水设施,确保用户的正常供水。

据不完全统计,随着我国城镇化的进行,我国城镇人口中使用二次供水的居民占比达60%以上,而且随着建筑物的不断增高,使用二次供水的居民占比还在逐渐扩大。由于我国多数城镇往往更注重市政集中供水,从而忽略了二次供水管理工作,二次供水的污染问题就显得尤为突出。二次供水被污染可导致水质感官不良,严重的还可导致经水传播肠道传染病(如伤寒、痢疾、病毒引起的肠炎等)的暴发。

一、定义

1. 二次供水 是指集中式供水在入户之前经再度储存、加压和消毒或深度处理,通过管道或容器输送给用户的供水方式。

2. 二次供水设施 饮用水经储存、处理、输送等方式来保证正常供水的设备、管线及场地。储水设备包括高位、中位、低位水箱和蓄水池。水处理设备包括过滤、软化、净化、矿化、消毒等设备。供水管线包括供、输饮水的管线、阀门、龙头等。辅助设施包括泵房、水泵机组及附属设施(含水泵、电机、配电控制柜)、压力罐、消毒设备、相关管道及阀门等。

3. 管理单位 指二次供水的日常运转、清洗、消毒、维护和服务的部门,如物业、使用单位、产权单位、房管部门等具体的管理单位。

二、卫生管理要求

为了确保二次供水的卫生质量和使用安全,保证居民身体健康,二次供水设施、储水设备卫生,必须符合《二次供水设施卫生规范》(GB 17051—1997)规定的要求。

(一)新建、改建、扩建二次供水工程
应经卫生行政部门进行预防性卫生审查合格后方可施工。

（二）二次供水使用的水箱

净化、软化、消毒、输配水设备与防护涂料等,必须有省级以上(含省级)卫生行政部门颁发的卫生许可批件。

（三）二次供水设施

应运转正常,便于清洗消毒,周围环境整洁;应安装消毒设备,或预留安装消毒设施的位置。

（四）二次供水设施的卫生要求

1. 水箱(贮水容器、蓄水池)

(1)水箱的容积设计不得超过用户48小时的用水量。

(2)二次供水的水箱应是专用水箱,用无渗漏的不锈钢水箱和新型环保抗菌管材,严禁使用国家淘汰的器材。特殊情况下与消防用水合用时,合用水箱或蓄水池的设计应保证其中水体不产生死水层,不得渗漏。

(3)水箱应有相应的透气管和罩,入孔的位置和大小要满足水箱内部清洗消毒工作的需要。入孔或水箱的入口应高出水箱面5cm以上,并有盖(或门),上锁,水箱应设有爬梯,便于水箱卫生清洗、消毒和检查。

(4)水箱必须安装在有排水设施的底盘上,泄水管应设在水箱的底部。泄水管与溢水管均不得与下水道直接连通。在建筑物内的水箱,其顶部与房顶的距离应大于80cm,建筑物的内墙不能作为水箱的箱面。水箱四壁与建筑物墙体之间应有一定的距离,以便对水箱的维护和检查。

(5)水箱的材质、内壁涂料和内衬应无毒无害,以防止水质污染和影响水质的感官性状。

(6)室外蓄水池(水箱)周围10m以内不得有渗水坑、化粪池、垃圾堆和有毒有害物品等污染源,周围2m内不得有污水管道,出口应高出地面20~50cm,并设防护设施。

2. 供水管线

(1)二次供水的输、配水管道不得与市政供水或自建供水管道直接连通,在特殊情况下需要连通时,必须设置不承压水箱。二次供水管道不得与非饮用水管道连接,必须连接时,应采取防污染措施。

(2)便池的冲洗管道不得与供水管线直接连接,须设置冲洗水箱或用空气隔断冲洗阀等装置。

(3)供水管线及所用材质应保证在发生间断供水时,不造成水质污染。

3. 施工卫生要求

(1)施工单位必须按上述设计卫生要求进行施工。

(2)施工选材必须符合卫生要求,并按操作规程施工。

(3)施工结束后施工单位必须清理现场,并经卫生行政部门认定的检验机构检验合格后,方可交工。

(4)竣工后须经卫生行政部门按本规范要求验收,合格后方可投入使用。

4. 日常管理的卫生要求

(1)管理部门负责二次供水的日常运转、维护、清洗和消毒工作,制定和落实二次供水的卫生管理制度,并应有专职或兼职的饮用水卫生管理人员。

(2)管理部门每年应对二次供水系统至少进行1~2次全面的清洗、消毒和水质检验,二次供水水质经卫生行政部门认定的检验机构检测合格方可使用。凡二次供水水质细菌学指标不合格者,必须进行消毒。

(3)从事二次供水设施清洗消毒的单位必须取得当地人民政府卫生行政部门的卫生许可后,方可从事清洗消毒工作。有专人进行水箱(池)的清洗、消毒工作,有完整的二次供水设施基本情况、清洗计划、清洗记录、检验报告、验收记录等资料。清洗水箱所需工具、设备,工作人员工作时所用工作衣帽、雨鞋、手套等应定期消毒,符合卫生要求。

(4)对二次供水设施的供水、管水和清洗消毒人员每年必须进行一次健康检查,获得有效健康证,且经卫生知识培训合格后上岗。传染病患者应及时调离直接供管水的工作岗位。

(5)发生二次供水污染事故时,管理部门必须立即采取应急措施,保证尽快向用户提供符合卫生要求的日常生活饮用水,同时报告当地卫生行政部门,并协助调查处理。

三、二次供水水质标准

(一)水质标准

必须符合《生活饮用水卫生标准》(GB 5749—2006)规定要求,并由专业机构出具检测报告[《生活饮用水卫生标准检验方法》(GB/T 5750—2006)]。

(二)二次供水水质

应感官性状良好,不得含有危害人体健康的有毒、有害物质,不得引起肠道传染病的发生或流行。

(三)二次供水的水质指标分为必测项目和选测项目

1. 必测项目 包括色度、浑浊度、臭和味、肉眼可见物、pH、总大肠菌群、细菌总数、余氯、氨氮、亚硝酸盐氮、耗氧量。其中,氨氮、亚硝酸盐氮、耗氧量增加值的限量见表6-6。

表6-6 增加值的限量

指标	限值
氨氮/(mg·L^{-1})	≤0.1
亚硝酸盐氮/(mg·L^{-1})	≤0.02
耗氧量/(mg·L^{-1})	≤1.0(但其限值最高不能超过《生活饮用水水质卫生规范》的要求)

注:增加值是指检测指标的出水值减去进水值。

2. 选测项目 包括项目总硬度、硝酸盐氮、氯化物、挥发酚类、砷、六价铬、铁、锰、铅、镍、紫外线强度等;由卫生监督监测机构根据二次供水设施所用材质和所用消毒方法选测。

四、二次供水的水质净化消毒处理

二次供水的净化消毒是解决供水设施滋生红虫、微生物的有效方法之一。

(一)水池出水口安装净水设备

1. 活性炭吸附与超滤 利用活性炭吸附市政供水和二次供水中的加氯副产物和有机

物。微滤是过滤悬浮物、胶体、有机大分子、细菌、微生物等;超滤是过滤大分子化合物、胶体、热原和微生物等;消毒是为了保证过滤后的水质绝对安全,又可灭活水池水质中的微生物。

工艺流程:二次供水→微滤→活性炭吸附→超滤→臭氧或二氧化氯消毒→管道→用户。

2. 分子筛等过滤　是采用由硅基等多种活性非金属矿物和离子态高纯金属微粒的复合技术,制成具有抑菌及对粒径为 0.1~1.0μm 的微粒有吸附作用的复合吸附材料,再经过消毒处理,送到用户。

工艺流程:二次供水→复合吸附材料→具有抑菌作用的精滤装置→臭氧或二氧化氯消毒→调节水箱→管道→用户。

(二) 水池或出水口安装消毒装置

二次供水清洗后加氯消毒,每周再消毒 1 次。也可采用二次供水设施增加消毒设施的方法。消毒设施可采用在出水口安装紫外线消毒灯,或安装二氧化氯发生器,也可采用缓释消毒剂。

(三) 清洗水池后的注意事项

清洗水池时应注意一些关键的环节,在清洁和防虫方面保证良好效果。

1. 彻底放水　不仅是消防管水,在完成水池池体消毒后,各楼层住户都需要同时把自家的水龙头打开放水 10 分钟以上。

2. 水池三孔严格密封。

3. 定期清洗　尤其南方地区,应该至少每 3 个月就洗 1 次水池。

4. 清洗后必须要求施工队采集水样进行水检。

五、二次供水单位的卫生监督

(一) 卫生监督要求

1. 监督检查供水设施周围环境卫生是否良好。

2. 监督检查供水设施所使用的供水设备和有关产品应具有省级以上卫生行政部门颁发的卫生许可批准文号。

3. 监督检查供水设施是否加盖上锁,溢流管是否有防蚊措施,是否与下水道相连,水池内壁有无不洁物。

4. 二次供水设施是否完备,是否运行良好。水池内部是否清洁卫生。

5. 水池是否定期清洗、消毒,清洗、消毒后水质是否经检验合格。

6. 供水设施产权单位是否取得主管卫生行政部门颁发的卫生许可证,是否按要求复核、换证。

7. 供水、管水人员是否经过卫生知识培训和健康体检,不合格人员是否及时调离。

(二) 加强二次供水管理和卫生监督的措施

1. 主管部门进行调查摸底　二次供水主管部门对二次供水储水池情况进行调查摸底,各地按属地管理的模式,由二次供水管理办公室,负责对辖区内的储水池进行摸查、统计、建册,试行统一保洁。

2. 探索二次供水分级管理的新模式　成立县(区)二次供水管理办公室,由供水管理部门强制推行统一规范的清洗标准,把辖区内未纳入物业管理且卫生状况较差的储水池分多个标段向社会上具有资质的保洁队实行清洗招标。

3. 完善二次供水法规 明确管理部门和监督机构,居民住宅楼宇二次供水设施的所有权与保洁管理责任分离,实施统一管理的二次供水设施产权不发生改变,明确设施维护的责任人和维护费用的来源渠道,以及所负责的范围和内容。制定和公布二次供水储水池(箱)清洗规定及标准。

4. 建立管理机构,落实人员经费 建立县(区)二次供水保洁管理机构,落实人员经费。负责建立二次供水设施的资料档案并上报,负责发放水质检验报告;审核二次供水设施的建造、装水表前二次供水设施的查验、核定二次供水的保洁费用、二次供水水质的抽检、二次供水保洁人员上岗前的培训、二次供水保洁服务的投诉监督、组织对二次供水设施的结构、材料、应用技术和新工艺的相关论证和推广。

5. 分层次、分阶段对储水池进行整治和改造

(1)新建小区推广采用集中式变频恒压供水;在一定建筑规模的新建住宅片区,取消目前一楼一泵一套水池的供水模式,推广应用小区集中式变频恒压供水和分质供水。可根据需要配置相应工艺设备对自来水进行深度处理后通过另设一套管道供用户直饮,实行优质优价。

(2)现有多业主共有产权的二次供水设施,根据实际情况,如水量充足而水压不足的生活小区,由业主自主决定是否选择变频恒压供水,自行筹资,因地制宜进行改造。

第四节 涉及饮用水卫生安全产品卫生管理

为进一步规范健康相关产品卫生行政许可工作,使健康相关产品的许可工作更加公开、公平、公正,根据《中华人民共和国行政许可法》《卫生行政许可管理办法》,原卫生部制定了《健康相关产品卫生行政许可程序》《健康相关产品生产企业卫生条件审核规范》《卫生部涉及饮用水卫生安全产品卫生行政许可申报受理规定》等规章,对涉及饮用水卫生安全产品(以下简称"涉水产品")实行卫生许可管理,以保证涉水产品卫生质量,确保消费者饮水安全。

一、定义

1. 涉及饮用水卫生安全产品 凡在饮用水生产和供水过程中与饮用水接触的联接止水材料、塑料及有机合成管材、管件、防护涂料、水处理剂、除垢剂、水质处理器及其他新材料和化学物质。

2. 水质处理器(材料) 指一般净水器、特殊净水器(除氟、除砷、软化水器)、纯水器(离子交换、电渗析、蒸馏水、反渗透水器)、矿化水器、各种净水材料(混凝剂、助凝剂、软化剂、灭藻剂及其他饮用水处理剂)、除垢剂。

二、分类

原卫生部为加强涉及饮用水卫生安全产品监督管理,规范涉水产品的分类和产品范围,依据《中华人民共和国传染病防治法》和《生活饮用水卫生监督管理办法》制定和发布《涉及饮用水卫生安全产品分类目录》(卫监督发〔2007〕261号)。

（一）涉水产品按功能分为输配水设备、防护材料、水处理材料、化学处理剂和水质处理器五大类

1. 输配水设备

（1）管材、管件。

（2）蓄水容器。

（3）无负压供水设备。

（4）饮水机。

（5）密封、止水材料：密封胶条、密封圈、堵漏胶。

2. 防护材料

（1）环氧树脂涂料

1）树脂（基料部分）：双酚 A 型环氧树脂、双酚 F 型环氧树脂、酚醛环氧树脂及其改性树脂。

2）交联剂（固化剂部分）：①脂肪族多胺类（二乙烯三胺、三乙烯四胺、四乙烯五胺及其改性胺）；②芳胺类（间苯二甲胺、对苯二甲胺、4,4-甲撑二苯胺及其改性胺）；③双氰胺；④聚酰胺。

3）增塑剂（助剂部分）：环氧大豆油、己二酸二异丁酯、癸二酸二丁酯、邻苯二甲酸二丁酯、邻苯二甲酸二乙酯、邻苯二甲酸二异辛酯。

4）颜料、填料：硅酸铝（瓷土）、硫酸钡、膨润土、碳酸钙、炭黑、硅藻土、氧化铁、二氧化硅、二氧化钛、硅酸镁（滑石粉）。

（2）聚酯涂料（含醇酸树脂）。

（3）丙烯酸树脂涂料。

（4）聚氨酯涂料。

3. 水处理材料　活性炭、活性氧化铝、陶瓷、分子筛（沸石）、锰沙、熔喷聚丙烯（聚丙烯棉）、铜锌合金（KDF）、微滤膜、超滤膜、纳滤膜、反渗透膜、离子交换树脂、碘树脂等及其组件。

4. 化学处理剂

（1）絮凝剂与助凝剂：聚合氯化铝（碱式氯化铝、羟基氯化铝）、硫酸铁、硫酸亚铁、氯化铁、氯化铝、硫酸铝（明矾）、聚丙烯酰胺、水解苯丙酰胺、硅酸钠（水玻璃）、聚二甲基二烯丙基氯化铵、硫酸铝铵（铵明矾）。

（2）阻垢剂：磷酸盐类、硅酸盐类及其复配产品。

（3）消毒剂：氯、次氯酸钠、次氯酸钙（漂白粉）、二氧化氯、高锰酸钾、过氧化氢、二氯异氰尿酸钠、三氯异氰尿酸。

（4）pH 调节剂：氢氧化钠、氢氧化钙、碳酸钠、碳酸钙、氧化钙（石灰）、氧化镁、硫酸、盐酸、二氧化碳。

（5）灭藻剂：硫酸铜（胆矾、蓝矾）。

5. 水质处理器

（1）以市政自来水为原水的水质处理器：活性炭净水器、粗滤净水器、微滤净水器、超滤净水器、软化水器、离子交换装置、蒸馏水器、电渗析水质处理器、反渗透净水器、纳滤净水器等。

（2）以地下水或地表水为水源的水质处理设备（每小时净水流量≤25m³/h）。

（3）饮用水消毒设备：二氧化氯发生器、臭氧发生器、次氯酸钠发生器、氧化电位水发生器、紫外线消毒器等。

（4）其他：除氟、除砷净水器。

6. 与饮用水接触的新材料和新化学物质　使用新材料或新化学物质制造的与生活饮用水接触的输配水设备、防护材料、水处理材料和化学处理剂。

（二）按照生产地分为国产涉水产品和进口涉水产品

首次在涉水产品中使用的新材料和新化学物质属于涉水产品新产品。

三、卫生管理要求

（一）各级卫生行政部门应依据《中华人民共和国传染病防治法》和《生活饮用水卫生监督管理办法》对"目录"所列产品按照涉水产品进行监督管理。

水杯、水壶、咖啡壶等食品容器不作为涉水产品监管。

（二）生产企业对涉水产品的卫生安全负责

涉及饮用水产品应严格按照有关法规、规范和标准的要求进行生产或进口，并在上市前通过检验等手段证明其产品符合相关法规、标准和规范要求。

（三）卫生行政许可

1. 生产下列类型产品（矿化水器或矿化水剂；陶瓷、水泥输配水设备；氯（液氯、氯气）；石英砂；水泵、阀门、水表、水处理剂加入器等机械部件）不需申报卫生行政许可，各地卫生行政部门应依法对其卫生安全性实行市场监督。企业应严格按照《生活饮用水卫生规范》和《生活饮用水卫生标准》（GB 5749—2006）等要求进行生产，并在上市前应通过检验等手段证明其产品符合相关法规、标准和规范要求。

2. 需要取得卫生行政许可批件的涉水产品应依照《生活饮用水卫生规范》等规定的卫生安全评价要求，并严格按照《行政许可法》《卫生行政许可管理办法》的规定和程序进行。

3. 生产或进口下列类别的涉水产品应事先取得原卫生部涉水产品卫生行政许可批件。

（1）进口涉水产品。

（2）国产水质处理器和防护材料。

（3）与饮用水接触的新材料和化学物质。

4. 生产下列类别的涉水产品应事先取得生产所在地省级卫生行政部门的涉水产品卫生行政许可批件。

（1）用涉水产品分类目录中列明材质制造的国产输配水设备。

（2）用涉水产品分类目录中列明材质制造的国产水处理材料。

（3）用涉水产品分类目录中列明材质制造的国产化学处理剂。

（四）输配水设备及防护材料的卫生规范和安全性评价标准（GB/T 17219）

1. 凡与饮用水接触的输配水设备、水处理材料和防护材料不得污染水质，管网末梢出水水质必须符合《生活饮用水卫生标准》（GB 5749—2006）的要求。

2. 生活饮用水输配水设备、水处理材料和防护材料所用原料应使用食品级，应按规定进行浸泡试验。浸泡水的检测结果必须分别符合表6-7和表6-8的规定。

表6-7　浸泡试验基本项目的卫生要求

项目	卫生要求	项目	卫生要求
色	增加量≤5°	镉	增加量≤0.000 5mg/L
浑浊度	增加量≤0.2°(NTU)	铬	增加量≤0.005mg/L
臭和味	浸泡后水无异臭、异味		
肉眼可见物	浸泡后水不产生任何肉眼可见的碎片杂物等	铝	增加量≤0.02mg/L
pH	改变量≤0.5	铅	增加量≤0.001mg/L
溶解性总固体	增加量≤10mg/L	汞	增加量≤0.000 2mg/L
耗氧量	增加量≤1(以O_2计,mg/L)	三氯甲烷	增加量≤0.006mg/L
砷	增加量≤0.005mg/L	挥发酚类	增加量≤0.002mg/L

表6-8　浸泡试验增测项目的卫生要求

项目	卫生要求	项目	卫生要求
铁	增加量≤0.06mg/L	四氯化碳	增加量≤0.000 2mg/L
锰	增加量≤0.02mg/L	邻苯二甲酸酯类	增加量≤0.01mg/L
铜	增加量≤0.2mg/L	银	增加量≤0.005mg/L
锌	增加量≤0.2mg/L	锡	增加量≤0.002mg/L
钡	增加量≤0.05mg/L	氯乙烯	材料中含量≤1.0mg/kg
镍	增加量≤0.002mg/L	苯乙烯	增加量≤0.002mg/L
锑	增加量≤0.000 5mg/L	环氧氯丙烷	增加量≤0.002mg/L
甲醛	增加量≤0.05mg/L	总有机碳(TOC)	增加量≤1mg/L
丙烯腈	材料中含量≤11mg/kg	受试产品在水中可能溶出的其他成分	根据国内外相关标准判定项目及限值,无相关标准可依的,进行毒理学试验确定限值。毒理学指标应不大于限值的十分之一。
总α放射性	不得增加(不超过测量偏差项目及限值的3个标准差)		
总β放射性	不得增加(不超过测量偏差的3个标准差)	苯	增加量≤0.001mg/L

3. 防护涂料的浸泡水尚需进行下列毒理学试验。

(1)急性经口毒性(LD$_{50}$)不得小于10g/kg体重。

(2)两项致突变试验:Ames试验和哺乳动物细胞染色体畸变试验两项均应为阴性。

(五)家用净水设备的卫生管理要求

1. 家用净水设备的种类

(1)家用反渗透纯水机:以反渗透膜为主要处理组件制备饮用纯水。

(2)家用超滤净水器:应用比较普及,不仅节能,且设备简单,占地面积小,操作压力低,能量消耗少。

（3）家用纳滤净水器：对给水进行预处理才能保证纳滤系统的稳定运行。

（4）家用微滤净水器：常用的微孔滤膜可分为平板式与筒式。

（5）活性炭净水器：活性炭净水器能吸附水中微量有机污染物、色和臭及部分重金属。活性炭以其外观形式分为粒状炭（GAC）和粉状炭（PAC）两种。粒状炭常采用活性炭滤芯或滤罐，主要用于家用净水器、小型给水、工业给水、小区处理站、直饮水净水站等。

（6）电解离子水机：①去除水质中有害物质；②保留水中一些对人体有益的矿物质；③水呈弱碱性，能中和人体内酸性物质；④小分子团，水的渗透力、溶解力增强；⑤消除人体血液自由基。

（7）净水桶：净水桶一般有上下两个桶，中间放置过滤器。

（8）直饮机：近年发展起来的新型家用净水设备。价格较低，可移动放置，取水方便。生产的纯水品质高、卫生指标理想，方便作为饮食用水。铜质直饮式净水器直接从自来水获得水源，采用现制现用的方法，避免二次污染。

2. 卫生管理要求（以家用反渗透纯水机为例）

（1）以反渗透膜为主要处理组件制备饮用纯水的水质处理器的卫生安全与功能要求应符合《生活饮用水水质处理器卫生安全与功能评价规范——反渗透处理装置》（2001）的要求。

（2）出水水质达到国家《饮用净水水质标准》（CJ 94—2015）的要求。

（3）与饮用水接触材料应符合《生活饮用水输配水设备及防护材料卫生安全评价规范》。

（4）生产场所应符合《涉及饮用水卫生安全产品生产企业卫生规范》。

（5）在销售纯水机前，须先进行卫生许可批件的申报，经过现场审核、样机检测、专家评审等相关环节后，才能取得卫生行政部门发的卫生许可批件。

（6）用户采购纯水机时应了解该产品是否经过检验并取得卫生行政部门的涉及饮用水卫生安全产品卫生许可批件。

（六）现制现售水（供水站和自动售水机）卫生管理要求

（1）依据《食品卫生法》和《生活饮用水卫生监督管理办法》的要求，用于现场制作饮用水的制水设备必须获得涉水产品卫生许可批件，现制现售的饮用水必须符合制水设备所标识的《生活饮用水卫生标准》（GB 5749—2006）及现行的《生活饮用水卫生规范》。

（2）从业人员必须符合《食品卫生法》第二十六条和《生活饮用水卫生监督管理办法》第十一条的规定。

（3）当地卫生行政部门应依据《食品卫生法》和《生活饮用水卫生监督管理办法》及相关规定对该供水方式实施监管。

（4）经营单位有关要求

1）经营单位应按照国家和当地有关现制现售水、生活饮用水的卫生管理规定、标准和规范，加强自律，负责其设置的自动售水机的日常卫生管理工作，明确其所辖供水站的卫生管理职责与要求。

2）现制现售水的供水站与自动售水机的选址和设计：应符合相关卫生要求，供水站和自动售水机周围应保持良好的卫生状况，周边 10m 范围内不得存在禽畜饲养场、公共厕所、垃圾桶(厢、房)、粉尘、有毒有害气体等污染源,不得堆放垃圾、粪便、废渣等污染物。

3)经营单位建立健全本单位卫生管理规章制度,配备专职或兼职卫生管理人员,自觉接受卫生行政部门监管和社会监督。从业人员应每年进行 1 次健康检查,取得预防性健康体检合格证后方能上岗工作;上岗前应进行卫生知识培训,上岗后用人单位应每年组织 1 次卫生知识培训和考核,培训内容应符合市卫生行政部门提出的要求。

4)经营单位应建立规模相适应水质检验室,配备水质检验仪器、设备,对其所辖供水站和自动售水机的水源水质、出水水质进行日常检验。检验结果记录应保持完整,不得随意涂改,并归档保存。当发现水质检验不合格时,应立即停止供水站或自动售水机的供水,经营单位、供水站应及时查明原因,消除污染,并对出水水质进行检验。经检验合格后方可恢复供水。

5)供水站不得存放与生产、销售现制现售水无关、可能影响水质卫生的设备和物品。

6)供水站的现制现售水设备必须安装在干净、整洁能进行紫外线消毒的制水间内。

制水间必须符合以下要求:①不得与中水、污水处理、有污染物品堆放的房间相邻,严禁有与制水无关的管道通过,不得设置卫生间;②面积应能满足安装制水设备和消毒设备,并保证设备经常性的清洗、消毒、维修和维护;③地面应平整、耐磨防滑、耐腐蚀、不渗水,便于清洗消毒,有一定坡度,在最低处设置地漏。墙面及天花板应用浅色、防潮、防腐蚀、防毒、防渗的材料覆涂。具有防蚊蝇、防尘、防鼠等设施,以及废水排放系统。门窗应采用不变形、耐腐蚀材料制成;④采用紫外线空气消毒的,紫外线灭菌灯按 30W/(10~15)m² 设置,离地 2m 处吊装。

7)水质的要求:①现制现售水应符合《生活饮用水卫生标准》(GB 5749—2006)、《生活饮用水水质卫生规范》和制水设备经许可的水质要求;②经营单位、供水站不得暗示或明示售出的现制现售水为"泉水"、具有医用、增进健康性能或具有疗效的水;③采用反渗透工艺的现制现售水应符合《生活饮用水水质处理器卫生安全与功能评价规范——反渗透处理装置》的要求;采用纳滤工艺的现制现售水应符合《饮用净水水质标准》(CJ 94—2015)和《生活饮用水水质处理器卫生安全与功能评价规范——一般水质处理器》的要求;采用超滤工艺的现制现售水应符合《生活饮用水水质处理器卫生安全与功能评价规范——一般水质处理器》的要求。

8)各级卫生行政部门应加强对所管辖的经营单位、供水站、自动售水机日常监督管理和水质抽检,监督检查内容:①供水站制、售水卫生管理制度的制订和执行情况;②现制现售水设备卫生许可持证情况;③供水站使用的消毒设备持证情况;④供水站制、售水记录和水质检验记录;⑤供水站和自动售水机公示内容;⑥从业人员卫生知识培训、考核和预防性体检情况;⑦供应的现制现售水水质情况;⑧市卫生行政部门提出的其他监督检查要求。

(七) 涉及饮用水卫生安全产品(以下简称"涉水产品")生产企业卫生要求

1. 选址、设计与设施的卫生要求

(1)凡新建、改建、扩建的涉水产品生产企业生产场所的选址、设计和施工均应符合《涉及饮用水卫生安全产品生产企业卫生规范》的有关要求。选址、设计及设施应经省、自治区、直辖市卫生行政部门审查,并参加竣工验收。

(2)涉水产品生产企业应选择地势干燥、水源充足、交通方便的区域。厂区周围不得有粉尘、有害气体、放射性物质和其他扩散性污染源,不得有昆虫大量滋生的潜在场所。

(3)生产过程中可能产生有害气体、粉尘、噪声等污染的生产场所必须单独设置,与其他建筑(场所)应有一定的防护间距,并应有相应卫生安全和"三废"处理措施。

(4)涉水产品生产企业生产区、辅助生产区和生活区设置应能保证生产的连续性,做到功能分区明确,人流与物流、清洁区与污染区分开,不得交叉。厂区道路通畅,并有防止积水及扬尘的措施。

(5)生产场所应根据生产产品特点和工艺要求设置原辅料库、产品加工生产场所、成品库、检验室、危险品仓库等场所。

(6)动力、供暖、空调机房、给排水系统和废水、废气、废渣的处理系统等辅助建筑和设施的设置应不影响生产场所卫生。

(7)应有与产品类型、生产规模相适应的生产用房,其净高一般不得低于3m,面积不小于100m²。

(8)生产场所通道应宽畅,保证运输和卫生安全。水处理剂的生产场所通道应设安全护栏。设参观走廊的生产场所应用玻璃与生产区隔开。

(9)生产场所的墙壁和屋顶应用浅色、防潮、防腐蚀、防霉、防渗的无毒材料覆涂。地面应平整、耐磨防滑、无毒、耐腐蚀、不渗水,便于清洗消毒。需要清洗的工作区地面应有坡度,在最低处设置地漏。

(10)生产场所全面通风换气量的设计,应按《工业企业设计卫生标准》(TJ 36—79)的规定执行,换气次数不小于8次/h。采用空气净化装置的场所,其进风口应远离排风口,进风口距地面高度不小于2m,附近不得有污染源。采用空调系统的生产场所,新风量应不小于每人每小时30m³。可能突然产生大量有害气体、剧毒气体、窒息性气体、易燃易爆气体的场所,应设置事故报警及通风设施。

(11)采用紫外线消毒者,紫外线灯按30W/(10~15)m²设置,离地2m吊装。

(12)生产场所应有良好的采光及照明,工作面混合照度不应小于200Lx,检验工作场所不应小于540Lx,其他场所不应小于100Lx。

(13)为防止交叉污染,涉水产品的生产设备不得与非涉水产品(如排水管材、非供饮用水处理、工程使用的净水、防腐、防渗等材料)共用。

(14)涉水产品生产过程中使用的生产设备、工具、管道,必须用卫生、无毒、无味、耐腐蚀、不吸水、不变形的材料制作,表面应光滑,便于清洗消毒。

(15)涉水产品生产用水水质及水量应满足生产工艺和卫生的要求。

(16)水质处理器(材料)的生产场所应有与生产产品相适应的专用清洗、消毒场所和设备。

(17)水质处理器(材料)的装配(包装)区入口处应设更衣室,室内应有衣柜、鞋架等更衣设施。生产场所入口处和生产场所内适当的位置应设置流动水洗手设施。

(18)在贮存、使用强酸、强碱等腐蚀性化学物品场所,应设置事故冲淋、洗眼设施。

(19)生产区厕所应设在生产场所外,保持有效防护距离,并有防臭、防蚊蝇及昆虫等措施。

2. 生产过程的卫生要求

(1)涉水产品生产企业应配备专职或兼职卫生管理人员。建立、完善产品生产的卫生安全保证体系。

（2）产品企业标准中应制定卫生指标并符合卫生要求。

（3）涉水产品生产企业应建立健全检验制度，设立与产品特点相适应的卫生安全和质量检验室。配备经专业培训、考核合格的检验人员，具备相应检验仪器、设备。

（4）涉水产品生产企业应根据产品特点开展对生产环境卫生、原材料和产品卫生安全自检。产品卫生安全的检测方法必须按有关标准进行，检测记录应完整，不得随意涂改，使用法定计量单位。

（5）采购的原材料必须符合有关标准和规定。采购时应向供货方索取该产品的卫生许可批件或同批产品的检验合格证明，入库时应进行验收。

（6）每批原材料使用前必须经过检验，不符合卫生安全要求的，不得投入使用。

（7）涉水产品生产企业应严格按卫生行政部门批准的生产工艺实施生产，对产品卫生安全有潜在威胁的工艺不得使用。

（8）生产过程应有各项原始记录，并妥善保管。

（9）产品标签和使用说明书应与卫生行政部门批准的内容相一致，不得夸大功能宣传。

（10）每批产品必须进行检验，合格后方可出厂。

（11）需现场安装的大型水处理设备，其筒体、管件、净水材料应先行清洗、消毒、干燥后使用，安装过程中严禁将污染物带入设备。设备安装调试后，经检验合格方可投入制水。

（12）对生产过程中产生的粉尘、有害气体、酸碱化学腐蚀性物质、噪声等可能影响工人健康的有害因素，应进行治理并达到相关卫生标准，产生的"三废"应达标后排放。

（13）生产场所不得存放与生产无关的设备、物品。

3. 原材料和成品贮存、运输的卫生要求

（1）应有与生产规模、产品特点相适应的原材料、成品和危险品仓库。

（2）原材料库应专人管理，按品种分类验收登记，分类、分批、分区贮存。同一库内不得贮存相互影响的原材料。先进先出，不符合质量和卫生标准的原材料应与合格的原材料分开，设置明显标志，防止混淆和污染。原材料贮存应隔墙离地，与屋顶保持一定距离，垛与垛之间也应有适当距离。要有通风、防潮、防尘、防鼠、防虫等措施。定期清扫，保持卫生。

（3）成品库规模应与生产能力相适应。成品经检验合格，包装后按品种、批次分类贮存于成品库中，防止相互混杂。成品库不得贮存有毒、有害物品或其他易燃易爆物品。成品堆放应隔墙离地，要便于通风，并有防尘、防鼠、防虫等措施。定期清扫，保持卫生。

（4）化学、腐蚀性、易燃易爆原料应专库贮存，按危险品仓库有关要求设计和管理。

（5）原料和成品运输应根据产品特点，选择适当的运输工具，工具应符合有关卫生要求，避免污染产品。

4. 从业人员卫生要求

（1）从业人员上岗前，应经过卫生知识培训，考核合格后方可上岗。

（2）直接从事水质处理器（材料）生产的人员（包括临时工），应每年进行 1 次健康检查，取得预防性健康体检合格证后方可从事涉水产品生产。

（3）凡患有痢疾、伤寒、病毒性肝炎、活动性肺结核、化脓性或渗出性皮肤病等疾病或病原携带者,不得从事水质处理器(材料)的生产工作。

(4)操作人员手部有外伤时不得直接接触涉水产品和原料。

(5)生产场所禁止吸烟、进食及进行其他有碍涉水产品卫生的活动。

(6)生产人员进入生产场所必须穿戴整洁,不得将个人用品带入生产场所,水质处理器(材料)的生产人员进入生产场所需穿清洁的工作服、帽、鞋,洗净双手。

第 七 章

公共场所集中空调通风系统卫生管理

近年来,随着社会发展和经济进步,集中空调通风系统在公共场所中的应用越来越普遍,同时,公共场所集中空调通风系统在设计和管理中的问题也不容忽视。集中空调通风系统污染的发生原因,往往不单纯是集中空调系统中设备和装置本身的质量问题,与集中空调通风系统在设计、施工安装与运行管理上存在的卫生问题也有一定关系。设计欠科学,运行管理不善的集中空调系统不但无助于室内空气质量的改善,还可能产生、诱导和加速室内空气污染的形成和发展。本章详细介绍了集中空调通风系统运行原理、影响人体健康的危害因素及卫生管理的有关要求。2003 年的非典型性肺炎和 2020 年新型冠状病毒肺炎疫情流行期间,为防止空气传播性疾病的发生,办公场所和公共场所集中空调通风系统卫生管理是疫情防控中的重要环节,国家卫生健康委员会针对集中空调通风系统卫生管理也陆续出台了相应的标准,为有效管理公共场所集中空调通风系统的使用提供了有力的法律和技术保障。

第一节 集中空调通风系统基本知识

20 世纪,空调的出现给人们的生活带来了巨大的变化,极大地改善了人们的生活和生产条件。随着生产力和科学技术的提高,空气调节技术得到了快速的发展,在现代建筑中的应用也越来越普遍。

一、术语和定义

空气调节(简称"空调")指的是利用空调系统对空气进行加热、冷却、加湿、去湿、净化等处理,然后将其输送到各个房间,以保持某一特定空间内的空气参数稳定在一定范围内,满足人们生产和生活的需要。这里的特定空间指房间、厂房、剧院、手术室、汽车、火车、飞机等。空气参数指空气的温度、相对湿度、空气流速、气压、洁净度等。空调所采用的技术手段:用换气方法保证内部环境的空气新鲜;用热、湿交换方法保证内部环境的温湿度;用净化方法保证空气的清洁度。一定空间的空气调节,并非封闭的空气再造过程,而主要是热质的置换和交换过程。

(一)集中空调通风系统

根据《公共场所卫生管理条例实施细则》的定义,集中空调通风系统(central air conditioning ventilation system)指的是为使房间或封闭空间空气温度、湿度、洁净度和气流速度等参数达到设定的要求,而对空气进行集中处理、输送、分配的所有设备、管道及附件、仪器仪表的总和。

集中空调通风系统又分为工艺性空调和舒适性空调。工艺性空调是为生产、科研等特定对象服务,如车间、特定用途的空间,如电子元件组装、手术室、实验室等。它的特点是控制精度一般较高,满足工艺要求。舒适型空调是为人服务,以人感到舒适为主要目的,它的应用范围以民用建筑为主。如旅店、商场、办公楼、医院、剧院、火车/汽车车厢等,它的特点是控制精度不高。本章主要讨论的是舒适性空调。

(二)最适空气温度

最适空气温度(optimum air temperature):室内空气质量标准规定夏季有空调的场所为22~28℃,冬季有采暖的场所为16~24℃。由于我国幅员辽阔,南北方气温相差很大,情况复杂,对于不设空调和采暖设备场所的室内空气温度:冬季应为12~21℃;夏季<28℃。

(三)最适空气湿度

室内最适空气温度和最适空气湿度(optimum air humidity):冬天温度为18~25℃,相对湿度为30%~80%;夏天温度为23~28℃,相对湿度为30%~60%。在此范围内感到舒适的人占95%以上。在装有空调的室内,室温为19~24℃,相对湿度为40%~50%时,人感到最舒适。

(四)最佳空气流速

适宜的空气流速对人体有着良好的影响。最佳空气流速(optimum air velocity):夏季室内空气流速小于0.3m/s,冬季室内空气流速小于0.2m/s。

(五)新风量

新风量(air change flow)是单位时间内由集中空调系统进入室内的室外空气的量,单位为 $m^3/(h \cdot 人)$。

(六)风管表面积尘量

风管表面积尘量(duct surface dust)是集中空调风管内表面单位面积灰尘的量,单位为 g/m^2。

二、集中空调的运行原理

集中式空调系统是将主要的空气处理及输送设备设置在集中的空调机房内的系统,一般多为低速、单风道、定风量系统,它是最典型、应用最广泛的空调系统,工程上常见的集中空调系统主要有直流式、一次回风式、二次回风式空调系统(图7-1)。

典型建筑中央空调系统主要由四部分组成,即空气循环、冷冻水循环、制冷剂循环及冷却水循环,四个循环的有机结合把室内的热量连续不断地释放入大气,才能对室内连续不断地吹出冷气,提供冷量(图7-2)。

(一)空调系统的空气循环

空调系统对空气所进行的加热、加湿、冷却、去湿和过滤等,都由相应的空气处理设备来实现。这些设备由风管连接起来,并通过送风口、回风口将处理好的空气送入空调房间并将房间内的空气取回来。这样,送风口、回风口、风管、空气处理设备和提供空气流动动力的风机及风阀等附件就形成了一个空气循环系统,这就是空调系统中的第一个循环系统。

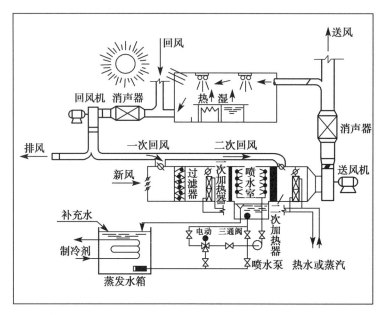

图 7-1　集中空调系统示意图

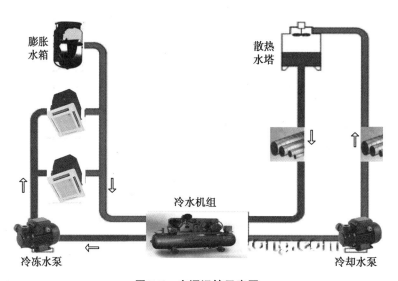

图 7-2　空调运转示意图

（二）空调系统的冷冻水循环

对空气进行加热、冷却或冷却去湿的设备通常是指加热盘管或冷却盘管,由冷热源设备给这些盘管提供处理空气的热量或冷量。热源设备主要有锅炉,也有采用电加热器等,冷源设备主要是各种冷水机组。如夏季供冷时,冷水机组的蒸发器(一种热交换器)、处理空气的冷却盘管和提供水流动力的水泵及它们之间的连接水管和附件组成了空调系统中的另一个环路,称之为冷冻水循环系统,一般这是一个密闭循环系统,即其不与大气直接连通。这个循环系统通过冷冻水源源不断地把制冷机产生的冷量送到冷却盘管中去处理空气。

（三）空调系统的制冷剂循环

冷水机组的主要部件除了蒸发器之外还有压缩机、冷凝器和膨胀阀,它们之间由专门的管路连接,其内部流动着制冷剂,这是一个有压力的密闭循环。

（四）空调系统的冷却水循环

制冷剂在蒸发器吸热制冷,吸收的热量到冷凝器冷凝放热,因此,为了维持压缩机正常工作,必须排除冷凝器里制冷剂释放的热量,这个任务由冷却水循环系统完成,冷却水循环系统由冷凝器、冷却水泵、冷却塔和连接水管及附件组成。冷却水从冷凝器中带走的热量,在冷却塔中直接释放入大气。

三、空调系统的分类

随着空调技术的发展,空调系统的种类繁多,常用的有按空气处理设备的设置情况、处理空气的方式、负担热湿负荷所用的工作介质、系统风量调节方式、风道设置等分类方法。

（一）按空气处理设备的设置情况分类

1. 集中式空调系统　这种系统是将空气处理设备和风机集中在空调机房内,由风机把处理后的空气输送到需要空调的房间。其特点是处理空气量大,有集中的冷源和热源,需要专人操作,设备运行可靠,室内参数稳定,但机房占地面积较大。

2. 半集中式空调系统(混合式)　除了在集中的空气处理设备处理一部分空气外,还有分散在空调房间内的空气处理末端设备。如诱导器系统和风机盘管系统加新风系统等。它们可以对室内空气进行就地处理或对来自集中处理设备的空气再进行补充处理。其特点是减轻了集中空调系统的负担,适用于空调房间较多且各房间要求单独调节的建筑物。

3. 局部式空调系统(即空调机组)　空调设备直接或就近安装在需要空调的房间内,就地处理空气。空调设备包括制冷机、空气处理设备、风机、自动控制设备等,如柜式空调机组、窗式空调器和分体式空调机组等。

（二）按处理空气的方式分类

1. 直流式空调系统(又称全新风式空调系统)　此类系统全部使用室外新鲜空气(简称新风),空气经处理后送入房间,与室内空气进行热湿交换后,全部排出室外,不再循环使用。直流式空调系统卫生条件好,但运行费用较高,能耗最大,主要用于再生产过程中产生有害物体的场合(图7-3)。

2. 循环式空调系统(又称全封闭式空调系统)　此类系统全部使用室内的再循环空气(即室内回风),不补充新风。循环式空调系统耗能最小,但卫生条件最差,适用于只有温湿度要求而无新风要求,且无人操作的环境(图7-4)。

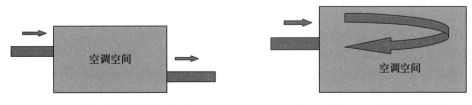

图7-3　直流式空调系统示意图　　　　图7-4　循环式空调系统示意图

3. 混合式空调系统(又称回风式空调系统)　此类系统送入房间的空气是室外新风和

室内回风的混合物。根据室内回风的不同又分为一次回风式和二次回风式系统(图 7-5)。

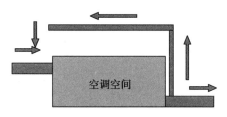

一次回风式系统指的是室内的回风与新风在表冷器(或喷淋室)前混合,混合后的空气经处理后通过风机及风管送入房间内,吸收室内多余的热、湿之后由回风管再送一部分空气回空气处理器,这样完成一个空气循环,在这个循环中只有一次回风,所以称之为一次回风式系统。

图 7-5　混合式空调系统示意图

二次回风式系统指的是室外新风与室内部分回风(一次回风)在表冷器(或喷淋室)前混合,混合后的空气经过处理后再与室内部分回风(二次回风)相混合,然后送入室内,吸收室内多余的热、湿量,然后排出。

(三) 按负担室内热湿负荷所用的工作介质分类

1. 全空气式空调系统　空调房间的热湿负荷全部是由经过处理的空气来负担。由于空气的比热小,因此这种系统要求风道截面积大,占用建筑物空间会较多。

2. 全水式空调系统　空调房间的热湿负荷全部是由经过处理的水来负担。此种系统的体积较全空气式小,能够节省建筑物空间,但不能够解决房间通风换气的问题,如风机盘管系统。

3. 空气-水式空调系统　空调房间热湿负荷是由经过处理的水和空气共同负担,如风机盘管加新风系统。

4. 制冷剂式空调系统　空调房间的热湿负荷是由制冷系统的制冷剂来负担,如变制冷剂流量多联式空调系统(简称多联机,或称 VRV 空调系统)。

上述空调系统的工作原理见图 7-6。

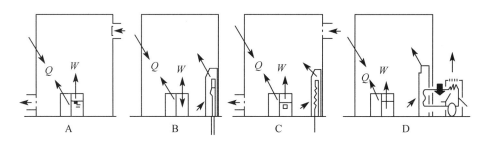

图 7-6　按负担室内热湿负荷所用的工作介质分类的空调系统示意图

A. 全空气系统;B. 全水系统;C. 空气-水系统;D. 制冷剂系统。

Q. 热量;W. 湿量。

(四) 按系统风量调节方式分类

1. 定风量系统　空调系统的送风量全年不变,并且按房间最大热湿负荷确定送风量。实际上房间热湿负荷在全年的大部分时间都低于最大值。当室内负荷减少时,定风量系统靠调节再热量以提高送风温度的办法来维持室温。

2. 变风量系统　变风量系统靠减少风量的办法来适应负荷的降低,保持室内温度不变。这不仅节约了提高送风温度所需的热量,而且降低了风机电耗及制冷机的冷量。

(五) 按主风道中风速分类

1. 低速系统　主风道风速在 $10\sim15\text{m/s}$ 之间。

2. 高速系统　主风道风速在 20~30m/s 之间。风速大,风管尺寸小,但阻力却按风速的平方规律增加,使风机的压力和噪声大大增加。

(六) 按风道设置分类

1. 单风道系统　由一条送风管道和一条回风管道组成。

2. 双风道系统　由两条送风管道(一条送冷风、一条送热风)和一条回风管道组成,两种状态的空气在每个空调房间或每个区的双风道混合箱中混合变成送风状态。

(七) 其他分类

1. 按系统用途　工艺性和舒适性空调系统。

2. 按系统控制精度　一般精度和高精度空调系统。

3. 按系统运行时间　全年性和季节性空调系统。

第二节　集中空调系统的污染及健康危害

一、集中空调系统的污染

(一) 集中空调系统内部污染物的来源与分布

集中空调系统污染物的来源可分为集中空调系统内部和外部来源。外部来源又可细分为室内和室外来源。来自室内和室外空气中的一些污染物通过集中空调系统时,能被集中空调系统全部或部分截留。被空调系统截留的污染物的分布与污染物的种类与空调系统的部位有关。表 7-1 列出了在集中空调系统中最常见的污染物及污染物的分布状况。

生物性污染是集中空调系统污染中十分普遍的严重问题。从表 7-1 中可以看出,在空调系统内部的很多部位均可能存在生物性污染物。生物性污染物对健康的不利影响,除了生物本身之外,还有生物新陈代谢过程中产生的生物性的可挥发性有机化合物(MVOCs)。生物性污染物不仅能在集中空调系统内部的某些部位长期生存下去,而且能在适宜生长的环境里,如在冷凝器和冷却塔里大量繁殖,从而引起严重的生物性污染事件。

表 7-1　集中空调系统污染物的来源、分布和种类

污染物来源	污染物分布	污染物种类
集中空调系统内部	新风口	细菌,真菌,昆虫,动物残骸,沙尘,纤维
	过滤器	细菌,真菌,螨虫,MVOCs,粉尘
	冷却盘管	细菌,真菌,粉尘,MVOCs
	冷凝水滴水盘	细菌,真菌,螨虫,MVOCs
	送风、回风风机	渗风带来的各种污染物
	通风管道	纤维,粉尘,细菌,真菌,螨虫,MVOCs
	空气分布系统	纤维,MVOCs
	回风静压室	渗风带来的污染物
	排风口	细菌,真菌,螨虫,MVOCs,粉尘
	冷却塔	藻类,细菌,真菌,微型动物,MVOCs
	加湿器	藻类,细菌,真菌,微型动物,MVOCs
	静电式空气净化器	臭氧,粉尘

续表

污染物来源	污染物分布	污染物种类
集中空调系统外部(室内)	人类	纤维、细菌、灰尘、CO,CO_2,VOCs
	动物	细菌,灰尘,寄生虫,CO_2,氨
	室内装修和建筑材料	真菌,石棉,纤维,氡,VOCs
	家具	氨,VOCs
	复印机,打印机	臭氧,墨粉,VOCs
	家用化学用品	重金属微粒,VOCs
集中空调系统外部(室外)	室外空气	粉尘,花粉,细菌,真菌
	汽车尾气	氮氧化物,CO,CO_2,VOCs
	工业废气	有机物,硫氧化物,氮氧化物,CO
	光化学反应	臭氧

注:MVOCs,生物性可挥发性有机化合物;VOCs,挥发性有机污染物;CO,一氧化碳;CO_2,二氧化碳。

(二)集中空调系统造成污染的原因

1. 通风管道 集中空调风管中的微风速使得一些污染物容易集聚在其中,同时,空调管道中的适宜温度和集聚的尘埃为生物提供了一个良好的生存环境。因此,在空调风管里容易滋生一些生物,如螨虫、真菌、细菌、病毒和昆虫。当空调系统启动时,由于受到送风机运行引起的震动作用,残留在管道中的灰尘和生物会被气流卷起,以气溶胶的形式被气流携带到空调房间里,造成严重的室内空气污染。为了防止空调风管造成的室内空气污染,必须定期和及时清洁空调管道。

通风管道主要分为新风管道、回风管道和送风管道。风管污染状况与通风管道的位置和形状有关。微小的砂粒、鸟的羽毛、树叶、微生物等会随进风一起被吸入到新风管道内,在风管内壁底部沉积。当新风口位置设置不当时,会加重新风管道的污染。例如,当新风口设置在污染物发生较多的场地附近时,会有更多的污染物积累在新风管道内壁。

回风口一般不设过滤器。室内空气中的粉尘、纤维、微生物等直接随着回风进入回风管道。衣服、地毯、纸张等的纤维和粉尘呈棉絮状大量附着、沉积在回风管道内壁,污染一般要比送风管道严重。没有被过滤器过滤掉的粉尘和微生物在送风管道内来回碰撞,附着和积累在管道内。送风管道内常见的污染物包含粉尘、铁锈、玻璃纤维和微生物等。管道底面、弯头、变径等气流紊乱的部位容易被污染。由于粉尘压缩后保湿性提高和带有营养成分,积尘中的微生物可能在其中生长繁殖。

通风管道内生物性污染对室内空气的影响问题,除了生物本身产生的污染之外,还包括生物在繁殖时产生的副产物(如臭气等)和生物性可挥发性有机物。

2. 加湿器 加湿器的作用是增加空气中湿度,以提高上呼吸道舒适性。有人认为室内空气保持一定湿度,对防止感冒等病毒感染也会有帮助。

加湿器主要有两种类型。一种是绝热加湿器,另一种是等温加湿器。

在绝热加湿过程中,体系与外部环境之间不发生热交换,空气的显热被转化为水的汽化潜热,由于绝热加湿器内外之间没有直接接触,即使加湿器内部微生物大量生长,也不会污染集中空调系统。在等温加湿过程中,系统与外部环境之间发生热交换,来自系统内部的水蒸气被加入空气流中。因此,一旦等温加湿器系统内部受到微生物污染,加湿器中的微生物很可能随着水蒸气以气溶胶的形式扩散到空调送风中。

等温加湿器的微生物污染状况与等温加湿器的类型、使用方式有关。依据等温加湿器的加湿方式,可将等温加湿器分为蒸汽式、汽化式和喷雾式。这3种方式中,蒸汽式加湿器几乎不引起微生物污染,这是因为加湿器通过产生蒸汽来加湿空气,蒸汽的高温足以灭活微生物,所以即使加湿器的蓄水槽中繁殖了微生物,也不容易污染空气。但是蒸汽式加湿器费用高及湿度调节难度大,一般不用于集中空调系统。

日本在20世纪80年代就发生了由于办公室和家庭空调系统加湿器的细菌污染而引发的过敏性肺炎,也被称为空调病和加湿器肺炎。当时,加湿器的问题引起了社会的很大关注。其后,在日本山口县进行的一项调查表明,家庭普及的超声波加湿器普遍存在细菌污染问题。其原因在于当加湿器使用30分钟后,超声波发生器水槽中的水温上升到约30℃,同时,由于超声波的作用,自来水中余氯很快消失了,从而失去了杀菌效果。30℃是微生物繁殖的最佳温度,加上余氯的消失,是加湿器很容易受到微生物污染的重要原因。

一般在1ml水中的细菌达到1万~10万个,将引起过敏性肺炎。日本的一项现场调查表明,在加湿器运转前1ml水中的细菌约30个,但连续24小时使用加湿器后,1ml水中的细菌增加到了1万个。为此,日本山口大学进行了一项实验,结论是为了使加湿器的储水槽和超声波发生器水槽中的细菌密度不超过1万个/ml,每使用12小时需要换一次水。

在加湿器内繁殖的细菌多数是弱致病性的病原菌,但铜绿假单胞菌和革兰氏阴性菌很适宜在加湿器的蓄水槽中生长,是影响人体健康的潜在危害因子。有报道指出,在加湿器中的嗜肺军团菌的浓度为100~100 000CFU/ml,假单胞菌的浓度为480~12 000CFU/ml。在加湿器内生长和繁殖的非致病性细菌达到一定浓度后,可能引起过敏性的疾病,如"加湿器热",或使免疫力低的患者和新生儿诱发其他疾病。由此可见,如果空调系统的加湿器中水量足够多而没有及时更换时,或加湿器中没有杀菌装置,来自加湿器的大量的细菌以气溶胶形式随空调送风进入空调房间,成为"加湿器热"的诱因。

3. 冷却盘管　空气处理设备的某些部位及风机盘管都配有凝水盘,用于收集冷凝水并将其排入下水系统,当冷凝排水管和凝水盘的排水不畅,或灰尘的积累造成堵塞时会在其中积水,为微尘物的堆积或生长、繁殖创造了良好的湿度环境。特别是当空气过滤系统效率降低或维护清洁不善时,这种高湿的环境使进入冷却盘管的灰尘和微生物黏附在积聚于盘管表面的水滴上,然后进入排水管和凝水盘的积水中。灰尘为微生物提供了营养物质,加上潮湿的环境和适宜的温度,使得微生物能够大量繁殖。从冷却盘管检出的高浓度的微生物有青霉、枝孢菌、曲霉等。

当空调机组中止运行时,随着机组温度的逐渐上升,更为微生物的迅速、大量繁殖创造了良好的温度环境。当机组再次启动时,大量繁殖的细菌、霉菌等微生物,以及微生物大量繁殖时生成的气体与空气中的水滴一起分散成气溶胶,随送风气流进入空调房间,造成室内空气的微生物污染。在有水残留的冷却盘管表面也与排水管和凝水盘一样可能成为微生物的生长繁殖地方。

4. 热交换盘管　热交换盘管中微生物生长繁殖的原因与上述冷却盘管类似。由于热交换盘管、翅片及其周围部分滞留的凝结水慢慢蒸发形成盘管四周高温条件,进而成为适合微生物繁殖的环境,繁殖时生成的大量气体由于系统启动而突然释放出来,成为恶臭之源。由新风带来并积存下来的大量尘埃不仅携带了微生物,还为微生物繁殖提供了不可缺少的营养条件。当空调通风系统启动时,室内粉尘浓度、细菌浓度和臭味反而增加。

5. 冷却塔　空调系统的冷却塔多建在室外,有充足的阳光与日照,这为藻类和其他生物的生长创造了良好的温度和光照环境,冷却塔冷却水常用自来水,自来水中的营养物质虽然不丰富,但是足以供藻类生长。

冷却塔使用过程中由于蒸发和飘逸,会损失一部分水,需要不断补充损失的水量。据调查,损失的水量,国外设备约为循环水量的 0.15%～0.3%;国内质量较好的冷却塔约为循环水量的 0.3%～0.35%。水量补充的同时带来了新的营养物,补充了藻类及其他生物所需的营养物。有些冷却塔由于没有自来水作为补给水源,或为了节省费用,使用只经过简单处理的河水或湖水;也有使用中水作为补给水源,这些水用作冷却水时,会带来更多更丰富的营养物质,更有利于微生物的生长。因此,有些国家(如日本)已禁止把中水用作冷却塔冷却水。此外,建在室外的冷却塔因为多与大气直接相通,空气中的各种污染物都有可能进入冷却塔内,被冷却水所吸附,来自空气中的污染物成为冷却塔中藻类、细菌等微生物的另一个营养源。冷却塔的特殊环境:充足的日光和适宜的温度,源源不断和多种来源的营养物,特别适合藻类的生长。藻类过多繁殖已成了冷却塔常见的问题。

一些调查结果表明,投加抑藻剂、杀藻剂之类化学药品能在一定程度上抑制藻类生长,但不能从根本上消除藻类过度生长问题。藻类疯长在卫生学上产生一系列的问题,如藻类的光合作用会产生有机物,而有机物可以成为细菌生长所需的食物源,又如藻类的代谢产物可刺激细菌的生长。由于上述种种原因,冷却塔是集中空调系统内部微生物(特别是军团菌)生长繁殖的重要场所。

冷却塔中的循环水在循环过程中,会夹带起生长在冷却塔散水板等构件表面的微生物,形成微生物气溶胶。Sigsgaard 等的调查表明,在冷却塔空气中的细菌和真菌密度可以达到 1 000CFU/m³ 以上。微生物气溶胶通过空调机入口、门窗和通风管被吸入室内。除此之外,微生物气溶胶也能散布到冷却塔周围的空气中。据报道,冷却塔的水雾可散布几百米远,而由冷却塔引起的军团菌病散布的范围可能更远,可达 1.0～1.7km。在 1976 年夏美国的费城一家旅馆发生的军团菌起因的军团菌病患者,由美国科学家首先确认并不全部是旅馆住宿者,有一部分只是经过旅馆的行人。因此,冷却塔不仅是空调系统内部重要的生物污染源,而且是生物性污染物潜在的传播源。

6. 新风口　新风口是空调系统采集新鲜空气的部位,新风口位置设置不当时,容易吸入高浓度的污染物。例如,当新风口设置在工厂、停车场、垃圾站等污染物发生量较大的场所附近时,室外空气中污染物浓度可能超过室内空气污染物浓度。在此情况下,新风的补充不仅达不到"新鲜"室内空气的目的,反而"老化""恶化"室内空气,如果新风口在冷却塔附近,冷却塔生成的致病微生物气溶胶就可能由新风口进入空调风管系统,最终进入室内,这时的空调系统实际上成为了污染物的传输渠道。

新风口设置的隔栅能够阻挡较大的污染物,否则会有更多的污染物,甚至会有一些动物进入空调通风系统。

7. 过滤器　空气过滤器主要是通过物理阻断来滤去气流中的颗粒物,过滤器按有效过滤粒径和过滤效率分为粗效、中效、高中效、亚高效和高效五类。粗效过滤器可过滤粒径大于 5μm 的颗粒,通常在空调系统中使用的是粗效过滤器。粗效过滤器多采用玻璃纤维、人造纤维、金属丝网及粗孔聚氨酯泡沫塑料。过滤器长期使用后,玻璃纤维可能脱落随送风进入空调房间。长期没有清洗过的过滤器会积累大量的灰尘,增加空调系统的阻力,造成风量不足。在积尘中的细菌、真菌等生物可利用灰尘中含有的有机物等营养物而长期生存甚至繁殖并穿过过滤器。已有一些报告指出,在过滤器的积尘中有青霉属等微生物。如果过滤器发生破损,过滤器截留的积尘会以相当高的浓度随送风进入室内。

8. 空气净化器 空气净化器采用的技术有生物高效杀菌过滤、光催化、臭氧、紫外线等。空气净化器在净化空气的过程中有可能截留或积累污染物,若不能得到及时和适当的清洁,也会成为污染源。另外,有些空气净化器由于技术、操作等问题造成污染,如利用臭氧的空气净化器。臭氧是一种强氧化剂、高效杀菌剂,但臭氧的强氧化性也会危害人体健康。使用臭氧净化器时,臭氧浓度必须严格控制在一定水平以下,但由于臭氧浓度测定及消除过量臭氧量方面的难点,如何在空调系统中有效地控制臭氧浓度至今仍然是一个难题。

9. 新风量 当人们长时间生活、工作在封闭的空调房间里,可能导致室内一氧化碳、二氧化碳、可吸入颗粒物、挥发性有机化合物等污染物浓度增加,使室内空气质量恶化。人在这样的环境中会感到烦闷、头痛、乏力、眩晕、易患感冒、注意力分散、容易疲劳等不良反应。补充新鲜空气量是稀释室内空气污染物浓度,改善室内空气质量的简单而又重要的手段。采用封闭式集中空调系统,由于无室外新风补充,容易引起室内空气污染物蓄积问题。有新风的集中空调系统,也可能发生因设计不当或因运行管理不善而造成新鲜空气量不足。在一项关于不良建筑综合征原因的调查结果看,通风不良、送入新鲜空气不足和效果不好占50%~52%。可见新风量对室内空气质量是相当重要的。

二、集中空调系统污染对人体健康的危害

(一)集中空调系统的健康危害因素

集中空调系统内污染物是指在集中空调系统内部生成或积聚的污染物、空调系统内污染物各种各样,按性质可分为物理、化学和生物性污染物。生物性的污染物,不仅能积聚在空调系统内部,而且能在适宜生长的某些部位大量繁殖,是与空调系统有关的对人体健康危害极大的一类污染物。

1. 军团菌 军团菌是一种需氧的革兰氏阴性杆菌,无芽孢,长 $1 \sim 20 \mu m$,宽 $0.3 \sim 0.9 \mu m$,两端和侧边有鞭毛,有动力。军团菌的细胞壁含有支链脂肪酸,利用这一特点,可用气相色谱分析作快速诊断。迄今为止,至少已有 46 种军团菌及 68 个血清型被发现,其中已证明有 10 余种对人类有致病性。嗜肺军团菌(legionella pneumophila,LP)被认为是造成军团菌病流行的最主要菌种。已知 LP 有 15 个血清型,LP 引起的军团菌病感染中约 82%由LP1 引起,其余主要由 LP4 及 LP6 型引起。

军团菌生命力强,在天然的水体中能生存几个月,在普通的自来水中可存活 1 年以上,在蒸馏水中可存活 2 个月以上。军团菌在适宜的环境下生长繁殖速度很快,但它的生长繁殖有两个重要因素,即对营养的特殊要求及具有一定的嗜热性。最适宜军团菌繁殖的水温条件是 35~40℃。由于空调系统中的冷却塔等处常生长着大量的藻类、原虫等,并且在某些季节水温也能达到 35℃以上,这实际上为军团菌提供了在自然环境中难得的良好生长繁殖条件,在冷却塔内发现军团菌已是一个常见的问题。可以说军团菌污染是集中空调系统中最常见的污染物,军团菌感染引起的军团菌病对人体的健康构成了极大的威胁。

2. 颗粒物 集中空调系统通常使用过滤器阻留颗粒物,但大多数商用建筑物的空调系

统使用粗效过滤器,过滤效率不高,一些细小的颗粒物可以穿过过滤器。这些颗粒物中有些直接随送风进入空调房间,有些与送风管道内壁碰撞而沉积在管壁上。当集中空调系统开启时,会造成一定程度上的震动,使气流发生紊乱。紊乱的气流会冲刷沉积在管壁上的颗粒物,使大量的颗粒物重新浮起进入空气环境,并高浓度地通过送风进入空调房间。

空调送风中的颗粒物有以气溶胶状态存在的灰尘粒子、微生物粒子(细菌、病毒、霉菌、孢子等)、放射性粒子(氡子体)等。这些颗粒物尤其是可吸入颗粒物 PM_{10}、细小颗粒物 $PM_{2.5}$,可长期悬浮在室内空气环境中,造成人群呼吸系统疾病。空调通风系统颗粒物造成的污染十分复杂,既有物理性污染、化学性污染,又有生物性污染、放射性污染。颗粒物污染对人群健康的危害程度视粒子的大小(物理性)、密度(物理性)、化学活性(化学性)、生物活性(生物性)不同,而且差别很大。较小粒径的 PM_{10},$PM_{2.5}$ 能够被吸入人体呼吸系统,通过氧化刺激、炎症反应或对遗传物质的作用,可以引起肺组织细胞损伤。

3. 玻璃纤维　为了防止热量散失和水汽凝结,空调系统的送风和回风管道内壁等部位通常要求敷设内衬材料形成隔热层。

玻璃纤维与其他材料相比,重量轻、价格也相对便宜,是常用的隔热内衬材料。玻璃纤维用作内衬时,除了能隔热外,也能起到降低风与管道摩擦产生噪声的作用。玻璃纤维较轻,一旦剥离时容易被气流夹带着随送风进入空调房间,若吸入玻璃纤维,玻璃纤维会通过机械作用到达并沉淀在肺组织局部,引起过敏,甚至诱发癌症。此外,玻璃纤维隔热层用在冷却管或加湿器下有积水或湿度高的地方吸水受潮,会成为细菌、真菌、螨虫等生物的滋生繁殖地。

4. 真菌　真菌是一种真核细胞型微生物,真菌的基本结构是孢子和菌丝,真菌有典型的细胞核和完整的细胞器,能产生多种形态的孢子。孢子是繁殖器官,而菌丝是生长器官。真菌细胞壁不含肽聚糖,故不受青霉素等作用的影响。真菌在环境中的适宜生存条件是空气湿润、温暖、阴暗。真菌生长的温度条件依真菌种类不同范围很广,但集中空调系统内真菌大多数是嗜温性,在 10~35℃ 之间。Bernstein 调查结果表明在空调系统中冷却/加热部件空气中嗜温性真菌达 1 000CFU/L。真菌生长繁殖能力很强,只要气候条件合适,即使只有极少量的营养物质也能生长。在空调系统中有一些部位,如冷却塔、通风管道冷水盘管很适宜真菌生长。

真菌的种类很多,超过 10 万种,但能引起人或动物感染的仅占极少部分。真菌对人体致病主要有三类:①真菌感染;②变态反应性疾病;③中毒性疾病。真菌的孢子和菌丝能引起鼻炎、哮喘、外源性过敏性肺泡炎等。真菌孢子可能通过损伤巨噬细胞功能来影响人体呼吸系统健康。

5. 螨虫　螨虫属于节肢动物,出现在集中空调系统的成虫多为体长 0.3mm 的螨虫。这些螨虫按其生存习惯可分为尘螨和水螨。尘螨喜在阴暗、潮湿的环境中生存,适宜温度为 20~30℃,相对湿度 75%~85%,主要分布在管道、冷凝水盘管等处。水螨生活在水中,适宜温度与尘螨相似,分布在冷却塔内。

螨虫具有很强的致过敏性,各个生长阶段的虫体、粪便、脱皮和死的螨虫躯体都具有致敏特性,能引起过敏性鼻炎、过敏性湿疹和过敏性哮喘。已报道的哮喘患者中的 45%~85% 对螨虫过敏。

对集中空调系统而言,螨虫粪便比螨虫本身对人体健康的影响更大。这是因为,螨虫粪便粒径虽然较大(约为 $25\mu m$),但可以分裂成更小的可吸入颗粒,可随着送风进入空调房间。此外,螨虫粪便中存在着高浓度的过敏原,如 Dert I、Derp I 和 Derm I,Derp I 可引起哮喘。

6. 挥发性有机化合物　挥发性有机化合物(VOCs)是指在常温下饱和蒸汽压约大于 70Pa、常压下沸点在 $50 \sim 260℃$ 之间的有机化合物。

集中空调系统内产生的 VOCs,有来自管材的涂料、黏合剂,也有来自集中空调系统内部生长繁殖的生物。在新使用或刚修整过的空调管道内,涂层中释放出来的 VOCs 浓度可能会很高。生物在代谢过程中产生的 VOCs,与生物有关,因此也被称为生物性挥发性有机化合物(MVOCs)。

大部分 VOCs 是强麻醉剂,可抑制中枢神经系统,引起头痛、头晕、神经衰弱,同时也刺激直接与外部接触的人体器官,如眼、鼻、咽喉部及暴露在外的皮肤。大部分 VOCs 还是一种过敏原,可引起过敏性肺炎。VOCs 污染严重时,可损害肝脏和肾脏,可致神经功能失调。因此,已有研究者将 VOCs 作为引起不良建筑综合征的潜在的首要危险因素。

7. 一氧化碳　集中空调系统使用燃气加热装置调节空气温度时,若燃气装置发生不完全燃烧或燃气风量不足时,可能产生大量的一氧化碳(CO)。

CO 是无色、无嗅、无刺激性的气体,不易引起人们的注意。它既不溶于水,又不易与空气中其他化学物质结合,能比较稳定地在空气中长期积累。CO 不能透过皮肤,它对人体的健康影响主要是通过呼吸系统来实现。CO 能与血红蛋白结合形成碳氧羟基血红蛋白(COHb),CO 与血红蛋白结合能力比氧高约 200 倍,从而制约了血液输送氧的能力,抑制并减少了氧合血红蛋白释放氧的能力,造成低氧血症,引起组织缺氧,进而伤害心脏、肺和神经系统等对氧敏感的器官。当 COHb 的浓度超过 2% 时,影响心脏病患者的活动能力,加重心血管的缺氧。当 COHb 的浓度超过 5% 时,会出现心脏输出量增加、冠状动脉血流量增加等心血管方面的变化。当 COHb 的浓度超过 10% 时,会出现 CO 中毒的症状,引起中枢神经紊乱。

8. 臭氧　臭氧空气净化器是利用臭氧(O_3)的强氧化性消毒或杀菌。此外,负离子发生器、紫外线发生器等此类静电式空气净化器也能在使用过程中产生臭氧。

臭氧是氧的同素异形体,为无色、有特殊臭味的气体。臭氧可以氧化许多化合物和微生物而自身还原成氧气(O_2),还可被多种物体所吸附而衰减。臭氧具有强烈刺激性,在空气中臭氧浓度为 $0.02 \sim 0.03mg/m^3$ 时就可以感到有特殊的气味。臭氧属于难溶性气体,可以到达呼吸道深部,对脂类具有强烈的过氧化作用,因此,空气中臭氧浓度过量时,会损害人体健康。臭氧的毒性主要表现在对眼睛和呼吸系统的强烈刺激和损害,引起肺水肿和哮喘等,其对呼吸系统的毒性比氨氮化合物高 $10 \sim 15$ 倍。急性症状表现为咽喉干燥、咳嗽、呼吸异常、呼吸道发炎。此外,臭氧还能阻碍血液输氧功能,造成低氧血症,引起组织缺氧。

(二)空调系统污染物引起的疾病

集中空调器系统污染引起的疾病主要有三类:①呼吸道感染;②过敏症;③不良建筑综合征。

引起呼吸道感染病原包括病毒、细菌、真菌、支原体、衣原体等。上呼吸道感染以病毒为主。下呼吸道感染以细菌为主,如军团菌、铜绿假单胞菌、肺炎克雷伯菌。空调系统的冷却塔很适宜军团菌的生长,军团菌引起的军团菌病是最常见的呼吸道感染疾病。

过敏症包括过敏性鼻炎、哮喘、过敏性肺泡炎等。引起过敏症的过敏原包括细菌、真菌、尘螨等。不同体质、不同过敏原引起的过敏反应速度不同。速发性过敏反应可在接触过敏原数分钟之内发展,而迟发性过敏反应可在接触过敏原数小时后才发展。过敏性鼻炎和哮喘一般是速发性过敏反应,接触高浓度特异过敏原而引起的外源性过敏性肺泡炎一般是迟发性过敏反应。

不良建筑综合征(sick building syndrome,SBS)是一系列症状的组合,引起不良建筑综合征的病因往往是多种多样的。集中空调与通风系统的卫生学状况、房间的密闭程度和室内空气污染状况都与不良建筑综合征有密切关系。

与集中空调系统污染相关的典型疾病有军团菌病、加湿器热、哮喘及不良建筑综合征。

1. 军团菌病(legionellosis) 军团菌病是由军团菌引起的疾病。军团菌病的症状主要有两种基本类型,一种是肺炎型,称军团菌肺炎(legionnaires disease);另一种是非肺炎型,称庞蒂克热(pontiac fever)。军团菌肺炎的临床表现较重,表现为以肺部感染为主的全身脏器损害。当出现多种脏器的损害时,病死率较高。未经治疗的军团菌肺炎的总死亡率为5%~20%,免疫力低下的患者死亡率高达80%。军团菌病的确诊需要进行痰液、血液和尿液检查。红霉素、利福平等脂溶性抗生素是军团菌肺炎的首选药物。与军团菌肺炎相比,庞蒂克热的临床表现较轻,病程较短,一般能够自然恢复,预后良好。

军团菌病每年6~10月高发,夏秋季节气温高、湿度大,是促成军团菌大量繁殖的因素。军团菌病易发生在封闭式中央空调房间,暴发流行常见于宾馆、饭店、餐厅、医院、体育馆等集中空调系统被污染而传播。军团菌病的流行主要与人工环境,如空调冷却塔、加湿器、喷泉、淋浴等有密切关系。其原因可能是这些人工环境不仅适宜军团菌生长繁殖还能产生许多细小的气溶胶。军团菌附着在气溶胶上,导致其在空气里停留的时间变长,这既增加了被人体吸入的机会,又有了被人体吸入后直接进入肺泡的契机。一些研究结果表明,军团菌进入上呼吸道是不会造成病理损害,只有感染肺泡才会导致发病。嗜肺军团菌侵入肺泡后,依靠其鞭毛和菌毛,通过菌体上的糖萼发生特异性黏附,然后依赖宿主细胞吞噬而入侵、寄生,可通过产生的溶血素、细胞毒素和酶类直接致病,亦可通过诱导宿主细胞凋亡而间接致病。至今尚未有军团菌病通过人的飞沫传播的报道,其原因可能是飞沫颗粒的粒径较大,很难直接到达肺泡。这从另一个角度佐证了气溶胶是军团菌病传播的重要载体。

2. 加湿器热 加湿器热是在使用受到微生物污染的加湿器环境里产生的一种类似感冒的症状,临床表现为头痛、肌痛、乏力、发烧和呼吸困难,但胸部X线检查无异常。加湿器热患者在离开加湿器环境后,症状会消失或减轻。这一点类似不良建筑综合征,而不同于过敏性肺泡炎。

铜绿假单胞菌、军团菌等革兰氏阴性菌适宜在加湿器蓄水槽中生长。革兰氏阴性菌一般侵犯婴幼儿、老年人和酗酒者,尤其是免疫系统功能异常者。在没有消毒或灭菌措施的加湿器蓄水槽中革兰氏阴性细菌浓度可以达到10 000CFU/ml以上,吸入大量细菌的人,特别是免疫力低下者或新生儿更易患加湿器热。细菌内毒素会促进加湿器热发展,加湿器中的细菌与真菌共同存在更会加重加湿器热。

3. 哮喘 哮喘的临床表现为反复发作的喘息、胸部压迫感、气促、咳嗽等症状。IgE介导的肥大细胞被激活所致的I型超敏反应是发生哮喘的重要因素。所谓超敏反应(hypersensitivity)是指若机体已被某抗原致敏,当再次接触相同抗原时则二次免疫应答被增强。在摄入的抗原较大或机体的免疫处于高应答状态时,则产生因免疫应答而导致组织损伤。

1963 年,Coombs 和 Gell 根据反应发生的速度、发病机制和临床特征将超敏反应分为Ⅰ、Ⅱ、Ⅲ、Ⅳ型。Ⅰ~Ⅲ型由抗体介导,可经血清被动转移。而Ⅳ型由 T 细胞介导,可经细胞被动转移,反应发生较慢,故称迟发型超敏反应。Ⅰ型超敏反应在四型超敏反应中发生速度最快,一般在第二次接触抗原后数分钟内出现反应,故称速发型超敏反应(immediate hypersensitivity)或变态反应(allergy)。

引起哮喘的因素十分复杂,变应原、感染,特别是呼吸道病毒感染均为哮喘发生的重要原因。凡经吸入等途径进入体内后能引起 IgE 类抗体产生并导致变态反应的抗原性物质称为变应原(allergen),粉尘、尘螨、真菌孢子等都可能是变应原。在空调房间里,变应原可能来自室外空气,也可能来自集中空调系统,如通风管道里沉积的悬浮物,冷却塔、加湿器中产生的微生物气溶胶。

4. 不良建筑综合征 不良建筑综合征亦称为病态建筑物综合征,是活动在不良建筑内的人群产生的一系列自觉症状,包括鼻堵塞、鼻炎、喉咙干燥、头痛、疲乏等。WHO 和欧洲室内空气质量及其健康影响联合行动组织分别提出过不良建筑综合征诊断基准。两个组织的诊断基准不同点在于后者强调了心理学反应,而他们的共同点可归纳为:①症状发生在建筑物内;②大多数室内活动者有症状;③上呼吸道刺激症为主要症状;④其他症状不多见;⑤引起症状的因素不是单一的。

尽管还尚无统一的不良建筑综合征诊断基准,但上述诊断基准的共同点实际上描述了不良建筑综合征的基本特征。通风类型与不良建筑综合征之间有一定的联系,与只有排气通风建筑相比,空调建筑的黏膜病的发生率要高;空调通风比机械式通风更容易引起不良建筑综合征。

第三节 公共场所集中空调通风系统卫生要求

2012 年原卫生部发布的《公共场所集中空调通风系统卫生规范》(WS 394—2012)(以下简称"卫生规范"),规定了公共场所集中空调通风系统的设计、卫生质量、卫生管理和卫生检测四个方面的卫生要求。该规范为强制性国家卫生行业标准,而与该规范同时发布的《公共场所集中空调通风系统卫生学评价规范》(WS 395/T—2012)和《公共场所集中空调通风系统清洗消毒规范》(WS 396/T—2012)为推荐性国家卫生行业标准。

一、设计卫生要求

《公共场所集中空调通风系统卫生规范》规定了公共场所集中空调通风系统设计时的新风量、微小气候、噪声、设施、空气净化消毒装置、新风、新风口、送风口、回风口、加湿方式、开放式冷却塔、风管等 11 个方面的要求。

(一)新风量

卫生规范给出了新风量的一个定义,即单位时间内由集中空调系统进入室内的室外空气的量,单位为 $m^3/(h\cdot人)$。要特别注意,这里的新风量定义与公共场所卫生标准里的新风量定义有所不同,这个定义强调了进入室内的室外空气的量,是从集中空调系统进入的。其实进入室内的室外空气的量,除从集中空调系统进入外,还会从开的门,密封不严的窗进入,甚至建筑物的墙体也会有些空气交换。这个定义主要从测定新风量的可操作性方面考虑,即在新风管测定新风量,将复杂问题简单化。

新风量的指标意义:一是"新风"特指室外空气,新风量是表示室内空气"新鲜"程度、室内通风效果的指标;二是新风量不足可能导致室内一氧化碳、二氧化碳、可吸入颗粒物、挥发性有机化合物等污染物浓度增加,使室内空气质量恶化。

关于新风量与健康的关系,一般而言,新风越多,对人们的健康越有利;新风不足,会产生健康危害,主要表现为感到烦闷、头痛、乏力、易感冒、注意力分散、容易疲劳等不良反应,这些反应也叫"病态建筑物综合征"。

空调系统要多少新风才合适,不同的场所有所区别。一般来说,提供的新风,主要有六个方面的作用:①提供呼吸所需要的空气;②稀释气味;③除去过量的湿气;④稀释室内污染物;⑤提供燃烧所需空气;⑥调节室温。

卫生规范规定了各个场所的新风量要求,新风量要求分两个层级(表7-2):①宾馆、饭店等13个场所,室内新风量要求不应小于 $30m^3/(h·人)$;②饭馆、咖啡馆等14个场所,室内新风量要求不应小于 $20m^3/(h·人)$。

表 7-2　新风量要求　　　　　　　　　　　　　单位: $m^3/(h·人)$

场所名称	新风量
宾馆、饭店、旅店、招待所、候诊室、理发店、美容店、游泳场(馆)、博物馆、美术馆、图书馆、游艺厅(室)、舞厅等	≥30
饭馆、咖啡馆、酒吧、茶座、影剧院、录像厅(室)、音乐厅、公共浴室、体育场(馆)、展览馆、商场(店)、书店、候车(机、船)室、公共交通工具等	≥20

(二)微小气候

公共场所集中空调系统微小气候包括三个指标,即送风温度、送风湿度、送风风速。卫生规范对这三个指标都进行了详细规定。一是集中空调系统送风温度的设计宜使公共浴室的更衣室、休息室冬季室内温度达到25℃,其他公共场所为16~20℃;夏季室内温度为26~28℃。二是集中空调系统送风湿度的设计宜使游泳场(馆)相对湿度不大于80%,其他公共场所相对湿度为40%~65%。三是集中空调系统送风风速的设计宜使宾馆、旅店、招待所、咖啡馆、酒吧、茶座、理发店、美容店及公共浴室的更衣室、休息室风速不大于0.3m/s;其他公共场所风速不大于0.5m/s。

公共场所微小气候既是卫生指标,更是一种人体舒适指标。微小气候除直接作用于机体外,还作用于人体周围生活环境,影响人类的卫生生活条件,从而间接影响人体健康。

卫生规范考虑到微小气候间接影响人体健康的属性,将它作为推荐性指标提出要求,卫生规范对微小气候的要求,都用了一个"宜"。在标准里面,术语"宜"代表推荐这么做,该条款也就变成了推荐性条款。但公共场所安装集中空调的主要目的,是用来调节微小气候的,因此不论在审查集中空调微小气候的设计指标,还是在评价集中空调微小气候的运行指标,都应尽量要求公共场所的微小气候指标要符合卫生规范的要求。

(三)噪声

卫生规范规定,对有睡眠、休憩需求的公共场所,集中空调系统运行所产生的噪声对场所室内环境造成的影响不得高于设备设施关闭状态时室内环境噪声值5dB(A计权)。可以理解为:一个场所或一个房间,空调开的时候,比不开的时候,噪声增加值不得大于5dB。

噪声对人的危害很大。50dB 左右的噪声会影响休息和睡眠,进而影响人体的正常生理功能。70dB 以上的噪声能使人心烦意乱,精神不集中,不但降低工作效率,还可能引起事故。如果长时间在 90dB 以上的噪声环境中生活,会损害听力,并出现头痛、恶心、心率加快、血压不稳等症状。

(四) 设施

卫生规范规定,集中空调系统应具备下列设施:应急关闭回风和新风的装置;控制空调系统分区域运行的装置;供风管系统清洗、消毒用的可开闭窗口,或便于拆卸的不小于 300mm×250mm 的风口。

应急关闭回风装置,是当室内或室内一个区域发现有传染病患者或疑似传染病患者,或发生化学毒物的泄漏时,若不关闭回风,会通过空调系统将该房间或区域的传染病病原体或化学毒物带到其他房间和区域,需要有应急关闭回风的装置切断传染病病原体的传播或化学毒物的扩散。

应急关闭新风的装置,与关闭回风类似,主要是当室外出现空气污染,如严重的雾霾天气,或化学毒物的泄漏时,通过关闭新风,切断室外污染物通过空调系统向室内扩散。因关闭新风,会导致室内人员的新风量需求不足,因此,该运行方式只能作为临时性的应急措施。

控制空调系统分区域运行的装置,主要是预防当某个区域发生空气传播性病原体或化学毒物污染时,可以通过控制分区域运行,使得病原体或化学污染物只能在受污染的区域内循环,不至于扩散到其他区域。

卫生规范规定,可开闭窗口主要用于清洗、消毒。此外,日常卫生监测、评价和监督工作也需要用可开闭窗口。

(五) 空气净化消毒装置

卫生规范规定,集中空调系统宜设置去除送风中微生物、颗粒物和气态污染物的空气净化消毒装置。此为推荐性条款,意为集中空调系统最好要安装空气净化消毒装置,并明确了空气净化消毒装置的三个作用或功能,即除去送风中的微生物(病原微生物)、颗粒物(如 $PM_{2.5}$)和气态污染物(甲醛、苯等)。三个功能具有其中的一个,都可称为空气净化消毒装置中的一种,即功能应与其具有的功能相对应。

(六) 新风

卫生规范规定,集中空调系统的新风应直接取自室外,不应从机房、楼道及天棚吊顶等处间接吸取新风,若从这些地方吸取新风,其温度与送风温度相近,公共场所经营者可以最大限度地减少能源消耗,节约运行成本。但这不是真正意义上的新风而是回风。

图 7-7 新风口在墙外开,新风直接取自室外,符合要求。图 7-8 新风口在室内,虽然前方有通风窗,若关闭窗户,吸取的新风就是室内的回风了,该种设计不符合要求。

(七) 新风口

卫生规范规定,集中空调系统的新风口应设置防护网和初效过滤器,并符合以下要求。

1. 设置在室外空气清洁的地点,远离开放式冷却塔和其他污染源。

2. 低于排风口。

3. 进风口的下缘距室外地坪不宜小于 2m,当设在绿化地带时,不宜小于 1m。

4. 进排风不应短路。

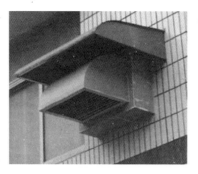

图 7-7 符合要求的新风吸取方式

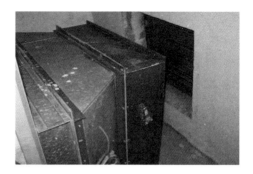

图 7-8 不符合要求的新风吸取方式

这些规定的目的,都是为了保证吸取新风是室外清洁、无污染的空气。

(八) 风口及冷凝水管道

卫生规范规定,集中空调系统的送风口和回风口应设置防虫媒装置,防止虫媒通过风口进入空调管道系统,产生污染;设备冷凝水管道应设置水封,主要是防止出现 2003 年香港淘大花园发生的传播 SARS 病毒管道效应。

(九) 加湿方式

加湿方式是指新风机组设置的加湿段加湿,以改善送风中的空气湿度。图 7-9 显示了典型的新风机组的结构和工作原理。新风从新风阀进入与从回风阀进入的回风在空气混合段混合,经过过滤段过滤掉一些沙尘等颗粒物,经过预热盘管或冷却盘管,加温或降温,再到加湿段加湿调节湿度,再到再热(冷)排管进行微小温度调节,通过供风风机送到室内。

卫生规范规定,集中空调系统加湿方式宜(最好)选用蒸汽加湿,选用自来水喷雾或冷水蒸发的加湿方式应有控制军团菌繁殖措施。这项规定的目的是避免在加湿过程中带来军团菌污染。

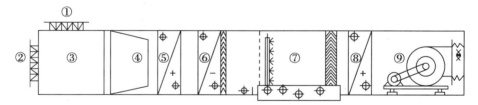

①新风阀;②回风阀;③空气混合段;④过滤段;⑤预热盘管;
⑥冷却盘管;⑦加湿段;⑧再热(冷)排管;⑨供风风机。

图 7-9 新风机组示意图

(十) 开放式冷却塔

卫生规范规定,集中空调系统开放式冷却塔的设计有三条:①开放式冷却塔的设置应远离人员聚集区域、建筑物新风取风口或自然通风口,不应设置在新风口的上风向,宜设置冷却水系统持续消毒装置;②开放式冷却塔应设置有效的除雾器和加注消毒剂的入口;③开放式冷却塔水池内侧应平滑,排水口应设在塔池的底部。

这三条规定根据开放式冷却存在的风险来确定。卫生规范对开放式冷却塔提出要求,是因为开放式冷却塔里的冷却水水温在30℃左右,且与空气充分接触,溶解在空气中的颗粒物等物质,作为微生物养分,很适合如嗜肺军团菌这类微生物生长繁殖。图 7-10 示意了开放式冷却塔的工作原理及对周边的环境影响。

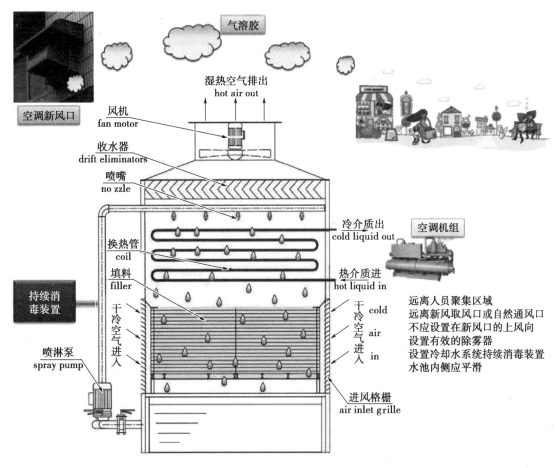

图 7-10　开放式冷却塔的工作原理图及对周边的环境影响

空调机组工作时会产生热量,通过冷却水将热量交换出去,冷却水的降温通过冷却塔来实现。左侧水泵将集水槽里的水抽到冷却塔的顶部,由顶部喷淋对冷却水进行冷却,喷淋水经过冷却水盘管,水温上升,水温上升了的水到达冷却塔填料层,与自下而上的风接触而降温,回到集水槽,通过补水,维持水循环。

自下而上的风由冷却塔顶部的风机来实现。风机工作时,风从塔底的进风口进入,从顶部排出。由于风与水在填料层充分接触,会产生气溶胶,气溶胶与排风一起从顶部排出。冷却塔设计时要求喷淋的上方加一层除雾器,减少气溶胶等水分的排出(但国内冷却塔很少有设置除雾器的)。即便如此,还有相当一部分气溶胶通过风机排到周边环境中,因气溶胶来源于喷淋水,可能含有嗜肺军团菌等致病微生物。当风向合适时,气溶胶会随新风口进入室内的空调系统,通过空调系统对室内人员造成嗜肺军团菌感染,气溶胶也会随风扩散到人群活动区域,对周边的人群健康造成危害。

因此,卫生规范要求冷却塔要远离人员聚集区域,远离新风取风口或自然通风口,不应设置在新风口的上风向,设置有效的除雾器;要求设置冷却水系统持续消毒装置,目的是保证喷淋水不含致病微生物。若喷淋水不含致病微生物,那么排到环境中的气溶胶也不会含有致病微生物;要求水池内侧应平滑,主要是便于冷却塔的清洗、消毒。

（十一）风管

卫生规范规定,集中空调系统风管内表面应光滑,易于清理。制作风管的材料不得释放有毒有害物质,宜使用耐腐蚀的金属材料(避免消毒时腐蚀);采用非金属材料制作风管时,必须保证风管的坚固及严密性,具有承受机械清洗设备工作冲击的强度。后一点对安全性很重要,现在的清洗机器人都比较重,如果风管不能承受机械清洗设备工作冲击的强度,机器人可能会从风管中掉下,砸坏机器,甚至伤及相关人员。

二、卫生质量要求

卫生质量要求在卫生规范中有明确规定。可以理解为卫生质量要求分两类,一是空调通风系统本身的卫生要求,包括冷却水和冷凝水及风管;二是空调通风系统产品,包括新风量和送风。

（一）新风量

运行时的新风量要求与设计要求一致。宾馆、饭店等场所,室内新风量不应小于 $30m^3/$ (h·人);饭馆、咖啡馆等场所,室内新风量不应小于 $20m^3/$(h·人)。

（二）冷却水和冷凝水

冷却水来源于冷却塔,冷凝水主要来源于空调机组和风机盘管的滴水盘。卫生规范要求,冷却水和冷凝水不得检出嗜肺军团菌。

军团菌的主要健康危害是引起军团菌病,军团菌病症状主要有肺炎型和非肺炎型两种,军团菌肺炎的临床表现较重,表现为以肺部感染为主的全身脏器损害,总病死率为 5% ~ 30%,免疫力低下的患者病死率高达 80%。

嗜肺军团菌的限值依据,主要考虑到嗜肺军团菌病具有传染性,危害大,规定嗜肺军团菌不得检出;另外,考虑到可操作性和存在状况,对冷却水、冷凝水和空调送风中军团菌提出要求。军团菌有多种种型,仅对危害最大的嗜肺军团菌提出要求。

（三）空调通风系统送风

卫生规范对空调系统送风提出了 PM_{10}、细菌总数、真菌总数、乙型溶血性链球菌、嗜肺军团菌等五个指标要求,见表 7-3。

表 7-3　送风卫生要求

项目	指标
PM_{10}	≤0. 15mg/m³
细菌总数	≤500CFU/m³
真菌总数	≤500CFU/m³
乙型溶血性链球菌	不得检出
嗜肺军团菌 (不作为许可的必检项目)	不得检出

1. PM_{10}　PM_{10}的健康危害:①可吸入颗粒物被人体吸入后,会累积在呼吸系统,诱发哮喘病的发生;②可能引发心脏病、肺病、呼吸道疾病,降低肺功能等,尤其对于老人、儿童和已患心肺病者等敏感人群,风险较大;③颗粒物还能降低能见度,并损坏建筑物表面,前者就是

所谓的霾形成的主要原因,后者主要是因为颗粒物中含有化学物质,如硫化物、氮氧化物对建筑物表面的腐蚀。

PM$_{10}$限值依据,与我国公共场所等室内空气可吸入颗粒物浓度限值标准均为 0.15mg/m^3 一致。《公共场所集中空调通风系统卫生规范》(WS 394—2006)将空调系统送风中的可吸入颗粒物浓度规定为室内空气质量标准限值的一半,即 0.08mg/m^3;2012 年修订时,根据近年来空调送风 PM$_{10}$ 的检验监测结果,0.08mg/m^3 的指标难以达到,PM$_{10}$ 指标修订为 0.15mg/m^3。

2. 细菌总数　细菌总数,主要存在于空调系统的过滤器、冷却盘管、冷凝水滴水盘、管道、冷却塔、加湿器中;空调管道中的微风速、适宜温湿度和尘埃提供细菌适宜的生存环境;检出的细菌总数越高,说明空调系统微生物污染越严重。

检出的细菌总数,多数不致病。但检出的细菌总数越多,含有的致病微生物的概率就越大,使人致病的可能性就越高。另外,微生物的大量繁殖,也会产生次级污染物,这些次级污染物会对健康造成危害。

3. 真菌总数　真菌总数,主要存在于冷却塔、通风管道、冷水盘管部位。

真菌是一种真核细胞微生物,种类超过 10 万种;真菌的基本结构是孢子和菌丝,孢子是繁殖器官,而菌丝是生长器官;真菌在环境中的适宜生存条件是空气湿润、温暖、阴暗;空调系统内真菌大多数是嗜温性的(10~35℃)。

真菌的种类很多,但能引起人或动物感染的仅占极少部分。真菌对人体致病主要有三类。①真菌感染,如美国 2012 年发生的真菌性脑膜炎患者超过 300 人,死亡病例为 25 个,疫情最严重的是田纳西州,发生此次真菌感染的原因是新英格兰化合中心生产的一个批次的类固醇受到了真菌污染;②变态反应性疾病,如过敏性肺炎、光敏性皮疹等疾病;③中毒性疾病,如误食有毒蘑菇。另外,真菌的孢子和菌丝能引起鼻炎、哮喘、外源性过敏性肺泡炎等。

我国尚无室内环境真菌的标准。WHO 1990 年提出室内空气中的真菌指标为 1 500CFU/m^3;美国政府工业卫生工作者协会 1985 年提出室内空气中真菌指标为 1 000CFU/m^3;考虑到空调系统真菌只是室内真菌来源的一部分,将上述美国政府工业卫生工作者协会提出的室内空气中真菌指标数的一半,即 500CFU/m^3,确定为空调系统送风中的真菌总数限值指标。

4. 乙型溶血性链球菌　环境中微生物种类很多,有细菌和真菌的地方都可能有致病微生物的存在;可以通过空气介质传播的致病微生物都有可能污染空调系统,因此,空调系统中可能存在很多致病微生物。致病微生物种类繁多,每个都进行检测是不可能的,也不现实。因此,从致病微生物存在的代表性和检验的可行性,卫生规范将乙型溶血性链球菌作为指示性指标微生物,规定不得检出。

近年发生的一些传染病疫情,不少都是空气传播性传染病。空气传播性疾病感染具有三个特点:①易感性,可以通过气溶胶的方式造成呼吸道感染;②暴发性,空气传播快、感染散布广、未知因素多、难设防,当出现症状的时候,可能已经造成了一定范围的感染与暴发;③复杂性,预防困难、治疗困难、病原体易变,结核是最明显的例证。

5. 嗜肺军团菌　卫生规范规定,空调送风中不得检出嗜肺军团菌。要特别注意的是,嗜肺军团菌项目下括号内有标注,不作为许可的必检项目,即公共场所在办理卫生许可证时,不用检测送风中的嗜肺军团菌。两种情况下应该要考虑检测送风中的嗜肺军团菌,一是冷却塔冷却水中检出了嗜肺军团菌,此种情况冷却水中的嗜肺军团菌在形成气溶胶后,可通过新风口进入空调系统,参与空调系统空气循环;二是场所发现了军团菌患者或疑似患者。这两个情况下,送风中有存在嗜肺军团菌的风险。

(四) 风管内表面

卫生规范规定风管内表面三个方面的卫生要求,一是积尘量,要求不得大于 $20g/m^2$,二是细菌总数,三是真菌总数,后两个指标都不得大于 $100CFU/cm^2$,见表7-4。

表7-4　风管内表面卫生要求

项目	指标
积尘量	$\leqslant20g/m^2$
细菌总数	$\leqslant100CFU/cm^2$
真菌总数	$\leqslant100CFU/cm^2$

在空调系统的卫生管理中,积尘量指标具有十分重要的意义,因为只有它在集中空调系统里是看得见、摸得着的,评价一个空调系统是否污染,往往首先就看集中空调风管、风口积尘有多少。

积尘量是指集中空调风管内表面单位面积灰尘的量。积尘量的来源,一方面在新风管,微小的砂粒、鸟的羽毛、树叶、微生物等会随新风一起吸入到管道内,在新风管道和送风管道内壁底部堆积;另一方面,回风口一般不设过滤器,室内空气中的粉尘、纤维、微生物等直接随着回风进入回风管道。

积尘中含有微生物和化学污染物,是污染物对健康危害的一个重要载体。积尘量健康危害:①产生的 PM_{10}、$PM_{2.5}$ 危害;②携带的生物性污染物产生的危害;③携带的化学性污染物产生的危害。

卫生规范规定了风管内表面积尘量不得大于 $20mg/m^3$,主要考虑了四个方面的原因:①我国室外空气污染状况;②我国空调系统污染状况;③空调系统清洗间隔和成本;④对健康的危害程度(PM_{10})。

风管内表面中的细菌总数和真菌总数的指标意义同空调送风。

三、卫生管理要求

卫生规范对卫生管理要求有详细的规定,主要包括卫生档案,检测、监测、维护,部位清洗,部位清洗消毒,应急预案,传染病暴发流行时空调运行条件,传染病暴发流行时空调运行管理等七个部分。

(一) 建立卫生档案制度

卫生规范要求公共场所经营者应建立集中空调系统卫生档案,主要包括以下五方面的内容。

1. 集中空调系统竣工图。
2. 卫生学检测或评价报告书。
3. 经常性卫生检查及维护记录。
4. 清洗、消毒及其资料记录。

5. 空调故障、事故及其他特殊情况记录。

要求建立集中空调系统卫生档案的一个重要目的是便于卫生管理。通过查看卫生档案,卫生管理人员即可知道公共场所集中空调的卫生学评价、清洗消毒、维护、保养等工作的开展情况。这些档案资料,如集中空调系统竣工图,也是公共场所卫生学评价及清洗、消毒的一个重要依据。

(二)检查、检测和维护制度

卫生规范规定公共场所经营者应定期对集中空调系统进行检查、检测和维护。集中空调的检查、检测、维护包含很多方面,除卫生方面的检查、检测、维护外,还包括空调系统运行方面的维护、保养。

(三)部位清洗

卫生规范要求公共场所经营者要定期对集中空调系统下列部位进行清洗。清洗频次,开放式冷却塔每年清洗不少于一次;空气净化过滤材料应当每 6 个月清洗或更换一次;空气处理机组、表冷器、加热(湿)器、冷凝水盘等每年清洗一次。

开放式冷却塔的每年清洗,一般可安排在夏季空调使用前的 4 个月或 5 个月。

(四)部位的清洗消毒

当发现集中空调系统受污染,或卫生指标超标,不仅要对相关部位进行清洗,还需对其进行消毒。

卫生规范规定,当集中空调系统出现下列情况时,应对相关部位进行清洗消毒。

1. 冷却水、冷凝水中检出嗜肺军团菌。

2. 送风质量不符合表 7-3 要求。

3. 风管内表面积尘量、细菌总数、真菌总数有不符合表 7-4 要求。

消毒仅针对微生物指标超标的情况。积尘量、PM_{10} 等超标,清洗即可。

(五)应急预案

卫生规范规定,公共场所经营者应制订集中空调系统预防空气传播性疾病的应急预案,主要包括以下内容。

1. 集中空调系统进行应急处理的责任人。

2. 不同送风区域隔离控制措施、最大新风量或全新风运行方案、空调系统的清洗、消毒方法等。

3. 集中空调系统停用后应采取的其他通风与调温措施等。

应急预案内容应包含四个层面的要求:①应急处理要有责任人;②应急情况下要有空调运行方案;③应急处理要有后续的清洗、消毒方法;④若空调停用,要有其他通风和调温补救措施。

(六)传染病暴发流行时,集中空调运行条件

卫生规范规定,当空气传播性疾病暴发流行时,符合下列条件之一的集中空调系统方可继续运行。

1. 采用全新风方式运行的。

2. 装有空气净化消毒装置,并保证该装置有效运行的。

3. 风机盘管加新风的空调系统,能确保各房间独立通风的。

(七) 传染病暴发流行时,集中空调运行管理

卫生规范规定,当空气传播性疾病暴发流行时,应每周对运行的集中空调系统的开放式冷却塔、过滤网、过滤器、净化器、风口、空气处理机组、表冷器、加热(湿)器、冷凝水盘等设备或部件进行清洗、消毒或更换。

这条规定加大了空气传播性疾病暴发流行期间,开放式冷却塔及空调部件的清洗、消毒频次。由一般情况下的每年、每半年一次,改为每周一次。

第四节　空气传播性疾病暴发流行期间
集中空调通风系统的卫生管理

2020 年,新型冠状病毒肺炎疫情在全国各地突然袭来,成为中华人民共和国成立以来发生速度最快、传播范围最广、控制难度最大的重大突发公共卫生事件。国家卫生健康委员会高度重视疫情防控工作,出台了一系列防控方案和技术指南,有力有序指导全国开展疫情防控,其中包括《新冠肺炎疫情期间办公场所和公共场所空调通风系统运行管理卫生规范》(WS 696—2020),规定了新型冠状病毒肺炎疫情期间公共场所空调通风系统的卫生质量要求、运行管理要求及日常检查要求,其他传染病流行期间可参照执行。

一、卫生质量要求

公共场所空调通风系统的卫生质量应符合《公共场所集中空调通风系统卫生规范》(WS 394—2012)的要求。公共场所空调通风系统的新风量应符合《公共场所卫生指标及限值要求》(GB 37488—2019)。

二、运行管理要求

(一) 全空气空调系统

1. 开启前准备　掌握新风来源和供风范围等。当不清楚空调通风系统的类型、供风范围等情况时,应暂时关闭空调系统。检查过滤器、表冷器、加热(湿)器等设备是否正常运行,风管内表面是否清洁。对开放式冷却塔、空气处理机组等设备和部件进行清洗、消毒或更换。对风管内表面和送风卫生质量进行检测,合格后方可运行。保持新风口及其周围环境清洁,新风不被污染。对新风口和排风口的短路问题或偶发气象条件下的短路隐患进行排查,如短期内无法进行物理位置整改,应关闭空调通风系统。

寒冷地区冬季开启新风系统之前,应确保机组的防冻保护功能安全可靠。

2. 运行中的管理与维护　低风险地区应以最大新风量运行,并尽量关小回风;中、高风险地区应关闭回风,如在回风口(管路)或空调箱使用中高效及以上级别过滤装置,或安装有效的消毒装置,可关小回风。如具有混风结构,开启前应关闭系统的混风组件,停止混风模式。

人员密集的场所使用集中空调通风系统时,应加强室内空气流动;开窗、开门或开启换气扇等换气装置,或在空调每运行 2~3 小时自然通风 20~30 分钟。对于人员流动较大的商场、写字楼等场所应加强通风换气;每日营业开始前或结束后,集中空调通风系统新风与排风系统应提前运行或延迟关闭 1 小时。

加强对空气处理机组和风机盘管等冷凝水、冷却塔冷却水的卫生管理。每周对运行的空调通风系统的过滤器、风口、空气处理机组、表冷器、加热(湿)器、冷凝水盘等设备和部件进行清洗、消毒或更换。每周检查下水管道、空气处理装置、卫生间地漏及空调机组凝结水排水管等的 U 型管水封,缺水时及时补水。

(二)风机盘管加新风系统

1. 开启前准备　暂时关闭空调类型、新风来源或供风范围等不清楚的空调通风系统。检查过滤器、表冷器、加热(湿)器、风机盘管等设备是否正常运行。对开放式冷却塔、空气处理机组、冷凝水盘等设备和部件进行清洗、消毒或更换。对风管内表面和送风卫生质量进行检测,合格后方可运行。

保证新风直接取自室外,禁止从机房、楼道和天棚吊顶内取风,应保证新风口及其周围环境清洁,新风不被污染。新风系统应在场所启用前 1 小时开启。应对新风口和排风口的短路问题或偶发气象条件下的短路隐患进行排查。如短期内无法进行物理位置整改,应关闭空调通风系统。

保证排风系统正常运行。对于进深≥14m 的房间,应采取措施保证内部区域的通风换气;如新风量不足,低于 $30m^3/(h \cdot 人)$ 国家标准要求,应降低人员密度。

寒冷地区冬季开启新风系统之前,应确保机组的防冻保护功能安全可靠。

2. 运行中的管理与维护　加强人员流动较大的公共场所的通风换气,每日营业开始前或结束后,应提前开启或推迟关闭空调系统 1 小时。增加人员密集办公场所的通风换气频次,在空调通风系统使用时,应开窗、开门或开启换气扇等换气装置,或空调每运行 2~3 小时自然通风 20~30 分钟。加强对空调通风系统冷凝水和冷却水等的卫生管理。每周对运行的空调通风系统冷却塔、空气处理机组、送风口、冷凝水盘等设备和部件进行清洗、消毒或更换。每周检查下水管道、空气处理装置、卫生间地漏等的 U 型管的水封,及时补水,防止不同楼层空气掺混。

(三)分体式空调

1. 开启前准备　用清水清洗空调室内机过滤网,有条件时应对空调散热器进行清洗消毒。

2. 运行中的管理与维护　每日使用分体式空调前,应先打开门窗通风 20~30 分钟,再开启空调,调至最大风量运行至少 5 分钟后关闭门窗;分体式空调关机后,打开门窗通风换气。长时间使用分体式空调、人员密集的办公场所,空调每运行 2~3 小时应通风换气 20~30 分钟。

(四)无新风的风机盘管系统或多联机系统

应核查无新风风机盘管系统或多联机系统的每个独立温控空间,其送风、回风是否具有封闭的风管与表冷器连接,避免从连通吊顶内取回风。无新风的风机盘管系统或多联机系统内清洗消毒及运行中的管理与维护应符合分体式空调相关要求。

(五)其他运行要求

空调通风系统还应满足《空调通风系统运行管理标准》(GB 50356—2019)和《民用建筑供暖通风与空气调节设计规范》(GB 50736—2012)等现行国家标准的要求。

(六)空调系统的停止使用

出现新型冠状病毒肺炎确诊病例、疑似病例或无症状感染者时,应采取以下措施。

1. 立即关停确诊病例、疑似病例或无症状感染者活动区域对应的空调通风系统。

2. 在当地疾病预防控制机构的指导下,立即对上述区域内的空调通风系统进行消毒、清洗,经卫生学检验、评价合格后方可重新启用。

三、日常检查

收集空调通风系统基本情况资料,包括空调通风系统类型、供风区域、设计参数、冷却塔数量、消毒方式等。检查卫生管理制度和卫生管理档案完整性。检查新风口是否设置防护网和初效过滤器,是否远离建筑物的排风口、开放式冷却塔和其他污染源。

送风口和回风口是否设置防鼠装置,并定期清洗,保持风口表面清洁。机组是否有应急关闭回风和新风的装置、控制空调系统分区域运行的装置等,并且能够正常运行。空气处理机组、送风管、回风管、新风管、过滤网、过滤器、净化器、风口、表冷器、加热(湿)器、冷凝水盘等是否按要求清洗并保持洁净。空气处理机房内是否清洁、干燥,是否存放无关物品。空调系统冷却水、冷凝水、新风量、送风、风管内表面等是否有卫生质量检测报告。

第八章

公共场所控烟管理

第一节　吸烟的危害

一、吸烟的危害

干烟草是香烟的主要成分,在后期加工处理过程中会添加卷烟辅料,如烟用香精香料、卷烟用胶、三醋酸甘油酯等。据统计,点燃香烟产生的烟雾中含有的化学物质高达4 000种以上,其中包含尼古丁、一氧化碳、氨、简单醇类与烷烃类等大量有毒有害物质(图8-1)。由于香烟品牌、产地、生产批次和加工工艺等不同,香烟自身或点燃衍生的有毒有害物质呈现一定的差异性,但对人体健康均有一定程度的损害。2020年3月3日,WHO国际癌症研究机构(International Agency for Research on Cancer,IARC)在《IARC关于对人致癌危险性鉴定专题报告》中更新并公布了997种致癌物,其中将吸烟、二手烟草烟雾和无烟烟草列为Ⅰ类致癌物或致癌因素。而且,越来越多的研究表明,吸烟能够增加心脑血管疾病、呼吸道疾病和消化道疾病等的发病概率。

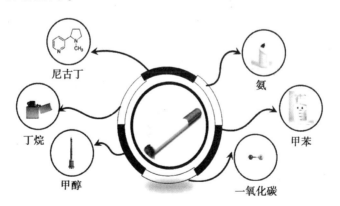

图8-1　香烟所含的常见有毒物质

电子烟外形与普通卷烟一致,具有相似的吸食体验感。迄今为止,国内外尚无系统的电子烟安全性评估标准,电子烟对使用者健康风险的作用机制还不是很明确。但是,现有研究表明,电子烟中不含有焦油,但仍含有尼古丁等多种有害物质。其中,部分电子烟尼古丁-"肿瘤启动因子"含量超高,其危害程度可能大大高于普通香烟。对于孕妇和青少年,尼古丁的危害更严重,主要体现在对于胎儿和青少年的大脑发育。

吸烟产生的烟雾可分为主流烟雾和侧流烟雾。其中,主流烟雾是指吸烟者吸到体内的烟雾,即经口吸入进入人体部分;侧流烟雾是指烟草燃烧时直接进入环境空气的烟雾,即未随呼吸运动进入人体内部的部分。研究表明,在吸烟过程中,香烟中有害成分在主流烟雾和侧流烟雾中的含量是不同的,侧流烟雾中的含量普遍高于主流烟雾。侧流烟雾会随着空气的流动无规则地扩散到吸烟者周边的空气中,通过人体呼吸运动进入不吸烟者体内,危害其健康。因此,"二手烟"的危害不容忽视,应该引起人们足够的关注。

吸烟和二手烟暴露导致的疾病除癌症外,主要表现为慢性病,其患病率高,病程较长,给个人、家庭及国家造成沉重的疾病负担和经济损失。烟草对健康的危害已经引起全球的广泛关注,成为公共卫生领域的热点问题。

二、危害类型

(一) 吸烟有害人体健康,从污染物的性质分类

1. 颗粒物危害　香烟在点燃吸食的过程中会产生大量颗粒物,粒径在 $0 \sim 0.5 \mu m$ 的颗粒物占总颗粒物的70%,粒径为 $0 \sim 2.5 \mu m$ 颗粒物 $PM_{2.5}$ 所占比例高达90%以上,随着人体呼吸运动,细颗粒物能够进入人体肺部,在肺泡处经气液交换,从而进入人体体液循环,参与新陈代谢。

2. 重金属危害　种植地土壤和灌溉水中重金属赋存水平是影响烟叶中重金属含量的重要因素,而且烟叶中重金属赋存水平也呈现出一定的地区差异性。金属镉(Cd)和铅(Pb)是烟叶中常见的重金属元素,烟叶中汞(Hg)和砷(As)的含量相对较低,但也存在一定的富集现象。

研究表明,长期吸食香烟,烟叶中的 Cd 和 Pb 会损害肾和肺,导致肺气肿和肾功能紊乱。Hg 以危害神经系统为主,可引起脑部受损、四肢麻木、运动失调、听力困难等症状,也可以对皮肤黏膜系统、泌尿系统和生殖系统等造成损害。砷化合物经呼吸道黏膜完全吸收,长期摄入后,进入人体的 As 将以稳定态蓄积在人体的上皮及皮肤附属器官,如毛发、指甲及骨骼。

3. 放射性危害　香烟中的放射性同位素是诱导吸烟者肺癌的原因之一。化肥中的矿物质是烟叶中放射性元素的重要来源,经过生物富集作用,放射性元素在烟叶中有一定的富集性。香烟的放射性元素钋(Po)、镭(Ra)及铅(Pb)经吸食进入人体后,无法排出体外,随着体液循环进入心、肝、胃等器官,从而引起病变。吸烟者的体内放射性同位素含量明显高于非吸烟者。

4. 有机污染物危害　烟叶中含有大量有毒有害的有机污染物,如多环芳烃(polycyclic aromatic hydrocarbons, PAHs)、简单醇类和酸类等,通过呼吸运动进入人体参与体内代谢,从而对人体身体健康造成一定程度的损害。PAHs 主要经过呼吸道进入人体循环,会引起遗传因子结构上的改变,增加人体患恶性肿瘤的风险,损害人体的肝肾功能、中枢神经及 DNA 修复能力。

人体长时间接触 PAHs 含量较高的空气,可能更容易患肝癌、肺癌和胃癌等疾病。研究表明,中国有 1.6% 的肺癌患者是因为吸入了大气中的 PAHs,进一步印证了 PAHs 的高危害性。烟草点燃产生的烟雾中的简单醇类、酸类和烷烃类物质,如长期接触低浓度烷烃类主要危害神经系统,尤其会造成自主神经系统功能障碍。

（二）吸烟有害人体健康，从健康危害类型角度分类

1. 三致危害　流行病学调查表明，吸烟是诱发肺癌的重要因素之一，吸烟者患肺癌的危险性是不吸烟者的 13 倍，如果每日吸烟在 35 支以上，则其患肺癌的危险性比不吸烟者高 45 倍，吸烟者肺癌死亡率比不吸烟者高 10～13 倍。在肺癌死亡人群中，约 85% 患者有吸烟习惯，若吸烟者同时接触化学性致癌物质（如石棉、镍、铀和砷等），则发生肺癌的危险性将更高。经多环芳香碳氢化合物羟化酶代谢作用后，香烟烟雾中的多环芳香碳氢化合物才具有细胞毒性和诱发突变作用。研究表明，不吸烟者体内该羟化酶的浓度水平低于吸烟者。吸烟可使自然杀伤细胞活性降低，从而减弱机体对肿瘤细胞生长的监视、杀伤和清除能力，即进一步说明了吸烟是多种癌症发生的高危因素。

吸烟者喉癌发病率较不吸烟者高十几倍，膀胱癌发病率是不吸烟者的 3 倍，这可能与烟雾中含有的 β-萘胺有关。临床研究和动物实验表明，烟雾中的致癌物质可通过胎盘屏障，进而影响胎儿发育，致使其子代的癌症发病率显著增高。妊娠期吸烟可增加胎儿出生前后的死亡率和先天性心脏病的发生率，同时，胎儿的畸形率和细胞突变的概率也大于不吸烟孕妇。

2. 心、脑血管危害　烟雾中的尼古丁、一氧化碳、氨和简单醇类等有毒有害物质，进入人体体液循环后，引起心肌缺氧，心肌应激性增强，心室颤动阈值下降，使得有冠心病的吸烟者更容易发生心律不齐，增加猝死概率。统计资料表明，有 75% 的冠心病和高血压病患者有吸烟史。近 33% 心血管疾病死亡人员有吸烟习惯，死亡率的增长与吸烟量和吸烟年限成正比。病理解剖发现，吸烟者冠状动脉粥样硬化病较不吸烟者概率更高，且程度更深。同时具备高血压、高胆固醇与吸烟三项的患者冠心病发病率增加 9～12 倍。吸烟者易患闭塞性动脉硬化症和闭塞性血栓性动脉炎，并引起慢性阻塞性肺疾病（chronic obstructive pulmonary disease，COPD），最终导致肺源性心脏病。

烟雾中的尼古丁还会损伤血管内膜，并引起小血管收缩，管腔变窄，进而增加血栓形成的风险。尼古丁还可以导致脑血管硬化，大大增加脑出血、脑梗死的概率。另外，烟雾中的一氧化碳会降低脑细胞携氧量，导致脑组织缺血缺氧，诱发脑血管痉挛，引起头疼等症状。妊娠期时被动吸烟，环境中的烟雾成分可影响胎儿脑组织发育，继而导致胎儿出现智力障碍、身体畸形、行为紊乱等症状。

3. 呼吸道、消化道危害　长期吸烟可导致支气管黏膜的纤毛受损、变短，影响纤毛正常的清除功能，是引发肺气肿、慢性支气管炎和慢性气道阻塞的主要原因之一。吸烟者患慢性气管炎的概率是不吸烟者的 2～4 倍，且与吸烟年限和吸烟量成正比。肺功能检查显示，吸烟者呼吸道阻塞，肺顺应性、通气功能和弥散功能降低及动脉血氧分压下降。即使年轻的无症状吸烟者也呈现出轻度肺功能减退现象。吸烟者常患有慢性咽炎和声带炎。吸烟者分泌的胃酸含量远远高于不吸烟者，最终可能会引发十二指肠溃疡。烟草中的烟碱也可间接减少胃和十二指肠黏膜的防御因子，进而引起慢性炎症和溃疡。此外，吸烟还会降低食管下的括约肌张力，容易引发反流性食管炎。

4. 其他　吸烟对女性造成的危害更大，吸烟会引起女性不孕不育、月经紊乱等问题。孕妇吸烟容易出现流产和胎儿发育迟缓等问题。女性吸烟者比不吸烟者更容易患乳腺癌。吸烟还会造成男性性功能减退和性功能障碍等疾病。另外，吸烟者还可能患烟草性弱视，吸烟还可能与很多癌症有关。

三、吸烟的人群分类及现状分析

我国是烟草生产和消费大国,公共场所吸烟现象"二手烟"暴露十分普遍,据调查,现有吸烟人数超过 3 亿,居民吸烟率依然处于较高的水平,80%以上的学生在家、室内公共场所、室外公共场所或公共交通工具中暴露于二手烟。《2010 年中国控制吸烟报告》中我国青少年学生尝试吸烟率为 23.1%,吸烟率为 6.3%,青少年吸烟现象也较为严重。《2018 中国成人烟草调查结果》表明, 15 岁以上人群吸烟率接近 30%,非吸烟者的二手烟暴露率为68.1%。男性居民的吸烟水平远高于女性居民,其中以中年男性居多,应作为戒烟与控烟干预的重点人群。

我国是农业大国,人口以农业人口为主,农村居民的吸烟水平高于城市居民,农村地区较高的吸烟率为我国贡献了更大数量的吸烟者,文化程度和家庭人均收入相对较高的人群吸烟水平较低,表明居民烟草危害知识的缺乏,农村居民健康意识更为淡薄。因此,更应加大对农村居民在控烟方面的宣传教育和经济投入。饮酒是吸烟的危险因素,吸烟与饮酒往往同时进行,饮酒使得戒烟更加困难。没有正常的家庭生活及缺少关爱和孤独等因素,离异(分居)者吸烟率较高,进一步证实了女性吸烟者中丧偶者所占比例居高的现状。

随着控烟工作的不断深入,我国城乡 18 周岁及以上居民吸烟水平有所降低,但仍处于相对较高水平,不容忽视。因此,开展全国性的控烟宣传教育与行为干预工作仍十分必要。

四、不同公共场所中吸烟所带来的危害

2019 年明确修订补充了《公共场所卫生管理条例》,对公共场所的定义进行了明确的界定与分类,共有 7 类:①宾馆、饭馆、旅店、招待所、车马店、咖啡馆、酒吧、茶座;②公共浴室、理发店、美容店;③影剧院、录像厅(室)、游艺厅(室)、舞厅、音乐厅;④体育场(馆)、游泳场(馆)、公园;⑤展览馆、博物馆、美术馆、图书馆;⑥商场(店)、书店;⑦候诊室、候车(机、船)室、公共交通工具。公园等场所,空间空旷,空气流通性强,所以相较于室内而言,危害较小。

日常生活中的人们约 80%的时间在室内度过,特别是老、幼、弱、病者室内活动时间更长。虽然上面的 7 类场所各有特点,但是均为人们日常生活休息的主要场所,并且相对于室外环境来说,室内环境相对密封,空气流通相对较差。吸烟烟雾中含有大量有毒有害物质,在公共场所中吸烟者和"二手烟民"暴露强度大、时间长、频率高,严重损害心脑血管、呼吸和消化道系统,影响自身健康。

鉴于上述危害,2014 年提出《公共场所控制吸烟条例(送审稿)》,旨在加强对公共场所控制吸烟的管理,以引起在相关公共场所工作的职业人群的高度关注与社会广泛参与度。

第二节　控烟禁烟相关法律法规

一、公共场所控烟立法的必要性、紧迫性和可行性

吸烟虽然短时间内有一定提神抗疲劳的积极作用,但是对人群健康的危害更持久、更严重。因此,公共场所日常管理中添加控烟管理,有利于保护公共场所人群"绿色呼吸"的健康大环境。随着社会的发展、健康中国战略的实施,以及人民生活水平的提高,人们对健康的

关注度越来越高,对吸烟和吸二手烟危害的认知更加深入。实施公共场所禁烟立法,将控烟上升到法律层面,实现有法可依、违法可究,有效避免烟草危害,名正言顺地维护公众健康利益。2014年国家卫生和计划生育委员会起草了《公共场所控制吸烟条例(送审稿)》。同一时期,部分城市也推出相关地方法规,如2010年《上海市公共场所控制吸烟条例》、2008年《北京市公共场所禁止吸烟范围若干规定》和2018年《杭州市公共场所控制吸烟条例》等均明确在公共场所禁止吸烟,如违反将视主体不同,予以不同处罚。

二、现行的控烟法律法规

部分现行的控烟法规见图8-2,《上海市公共场所控制吸烟条例》规定,禁止吸烟场所所在单位违反本条例第九条规定的,由本条例第十六条规定的有关部门责令限期改正,可处以两千元以上一万元以下的罚款;情节严重的,处以一万元以上三万元以下的罚款。个人在禁止吸烟场所吸烟且不听劝阻的,由本条例第十六条规定的有关部门责令改正,并处以五十元以上两百元以下的罚款。对在禁止吸烟场所内吸烟,不听劝阻且扰乱社会秩序,或阻碍有关部门依法执行职务,违反《中华人民共和国治安管理处罚法》的,由公安部门予以处罚;构成犯罪,依法追究刑事责任。如根据《中华人民共和国治安管理处罚法》第二十三条和《铁路安全管理条例》第七十七条第十四小条,禁止在动车组列车上吸烟或在其他列车的禁烟区域吸烟,违反本条例规定,给铁路运输企业或其他单位、个人财产造成损失的,依法承担民事责任。

控烟行政管理部门、监督执法机构及其工作人员在控烟工作中,不依法履行职责或徇私舞弊的,对直接负责的主管人员和其他直接责任人员依法给予行政处分;构成犯罪的,依法追究刑事责任。因特殊情况设置的室内吸烟室的具体要求,由市人民政府作出规定。《杭州市公共场所控制吸烟条例》指出,禁止吸烟场所或区域内的任何人可以行使以下权利:要求吸烟者立即停止吸烟;要求该场所经营者或管理者劝阻吸烟者吸烟或劝其离开该场所、区域;向有关控烟监管部门举报违反本条例规定的行为。

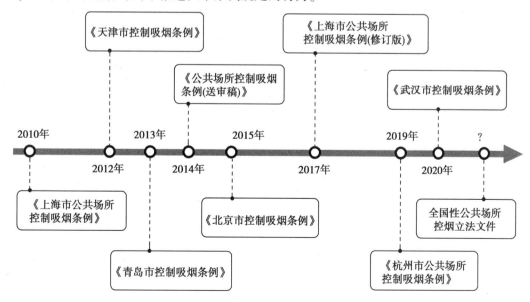

图8-2 部分现行的控烟的法规

随着社会经济的高速发展,人们生活水平的提高,更倾向于健康绿色的生活方式,控烟、禁烟意识有较大程度提高,急需全国性的控烟法律法规。2019 年我国明确修订补充了《公共场所卫生管理条例》,对公共场所进行了明确的分类和界定,为典型公共卫生场所的相关控烟法律法规的具体制定和实施提供了可行性,以应对日益突出和急需解决的公共卫生控烟管理的需求。

第三节　公共场所卫生管理员控烟职责

一、公共场所卫生管理员控烟的必要性

目前,我国成人吸烟率仍处于较高水平,而吸烟对未成年人的健康影响更大。有研究表明,年龄低于 20 岁的吸烟人群中,有 50% 会患肺癌,因此,未成年人吸烟会严重影响身心健康。此外,距《“健康中国 2030” 规划纲要》提出的到 2030 年 15 岁以上人群吸烟率降低到 20% 的目标,仍有很大差距,控烟工作仍面临着很大挑战。

大多数公共场所人员流动性较大,空气流通较差,香烟烟雾中有害物质含量较高,人群暴露基数大,在很大程度上会造成公共场所人员的肺功能下降和出现呼吸系统症状。公共场所禁止吸烟,能有效地遏制二手烟对非吸烟人群的健康侵害。

《公共场所卫生管理规范》(GB 37487—2019) 基本卫生要求中规定公共场所禁止吸烟,吸烟管理应符合相关法律法规的规定,公共场所应在场所醒目位置设置禁烟标志。在公共场所中,许多烟民对“禁止吸烟”的警示牌视而不见,作为人员相对密集的场所,如果因吸烟而发生火情,人员疏散也会有一定的困难。通常公共场所管理人员无法把全部精力投入到控烟工作中,对吸烟现象无法做到精准防控。因此,需要公共场所卫生管理员对公共场所加以管理和防控,以期实现人性化、合法合规的控烟,维护公共场所“绿色呼吸”大环境。

公共场所卫生管理员应履行公共场所控烟管理、控烟管理制度制定、人员健康监测、卫生风险分析与控制及控烟知识宣传职责,为无烟环境的建设与发展提供实践路径,早日实现“健康中国 2030”目标。公共场所卫生管理员的专业化和人性化控烟对于服务人员来说,便于清理环境;对于经营者来说,可以为公众提供舒服的卫生环境,有利于树立良好店面形象;对于消费者来说,可消除潜在性健康威胁。

二、公共场所卫生管理员控烟工作内容和责任

公共场所卫生管理员控烟的工作内容和责任主要包括公共场所控烟卫生管理、控烟管理制度制定、人员健康监测、卫生风险分析与控制及控烟知识宣传。

1. 公共场所控烟卫生管理　卫生管理人员对公共场所的吸烟行为开展常态化检查,对公共场所活动人员的吸烟行为依法依规进行劝阻,缩小可吸烟区域范围,直至取消。

2. 控烟管理制度制定　公共场所负责单位应负责本区域的卫生管理,建立控烟管理制度。

3. 人员健康监测　对公共场所进行卫生监测,逐步建立和完善戒烟服务体系和建立人员健康监测系统,做好烟草流行和使用调查工作。

4. 卫生风险分析与控制　卫生管理人员可以采用烟雾报警、浓度监测和视频图像采集等技术手段进行公共场所卫生风险分析,进一步加强对公共场所的管理。

5. 控烟知识宣传　在公共场所的合适位置摆放或张贴符合要求的禁烟标识;设置明显的引导标识;在公共场所人员密集的区域发放控烟宣传手册;在相关网络、电视和微信公众号上定期推送控烟知识。

三、公共场所控烟卫生管理员的权利和义务

公共场所控烟卫生管理员在做好本职工作的同时,还应履行相应的权利和义务,关于在上述规定的七类公共场所中公共场所控烟卫生管理员应履行的权利和义务如下。

(1)公共场所控烟卫生管理员应履行制定公共场所卫生管理制度和规范的权利和义务。

(2)公共场所控烟卫生管理员应履行建立公共场所控烟管理档案的权利和义务。

(3)公共场所控烟卫生管理员应履行开展公共场所人员健康监测的权利和义务。

(4)公共场所控烟卫生管理员应履行开展公共场所室内空气质量、游泳池水、沐浴用水、集中空调通风系统、应急通道、安全出口等控烟管理工作的权利和义务。

(5)公共场所控烟卫生管理员应履行进行公共场所控烟卫生风险分析与控制的权利和义务。

(6)公共场所控烟卫生管理员应履行开展公共场所控烟知识宣传工作的权利和义务。

(7)公共场所控烟卫生管理员应履行开展公共场所室内空气质量卫生评价的权利和义务。

(8)公共场所控烟卫生管理员应履行劝阻和教育进入公共场所禁烟区域内的吸烟者禁止吸烟及对不听劝告者责令其离开和报告的权利和义务。

(9)公共场所控烟卫生管理员应履行以身作则,带头禁烟的义务。

(10)公共场所控烟卫生管理员应履行向上级部门报告的权利和义务。

第四节　公共场所控制吸烟卫生管理

一、控制吸烟卫生管理的必要性

公共场所是指人群聚集,并为人们提供生活和文化娱乐功能的场所。公共场所控制吸烟卫生管理是指卫生管理部门在公共场所控烟工作中,为保障公众健康,维护公共场所卫生秩序,辅助地方公共卫生部门进行公共场所卫生管理、卫生管理制度制定、人员健康监测、卫生风险分析与控制及卫生知识宣传等防控工作。

吸烟是个人选择的行为,而控烟则是广大公众选择的结果。这两者之间的差异,需要政府、单位、大众和社会一起来填补。因此控制吸烟卫生管理除了可以改变人们的吸烟行为,最重要的是能够维护社会秩序和人类健康及创造文明城市。回顾现代城市发展史,越是现代文明城市,越是接近"无烟城市"。这就是说,"无烟城市"是城市治理的重要环节,也是城市文明一个显著的特征,因此需要在公共场所开展控制吸烟卫生管理工作。

二、我国公共场所吸烟现状及其原因

我国不仅烟草的产量高,而且消费者众多,每年消耗全球 1/3 的烟草,首当其冲的也是一个烟草受害大国,且烟民趋于低龄化。公共场所"禁烟令"已经实施多年,但仍有一些地方,如

候车室、餐厅等公共场所还能看到有吸烟者,不仅污染环境,也让身边的人受到二手烟的影响。

总而言之,人们在公共场所吸烟往往是因为不清楚吸烟对自身和他人造成的危害;其次是因为不了解相关部门出台的公共场所控烟政策;再次是因为公共场所管理人员力量的薄弱及卫生行政部门执法的艰难。此外,对于青少年,家庭环境、对他人吸烟态度、吸烟自我认知、拒烟自我效能等因素可能或多或少影响着其对于香烟的选择;对于成年人,面对社会方面的压力,许多男性甚至已有部分女性认为吸烟可以排遣和释放压力。

三、公共场所控烟卫生管理的任务艰巨

(一)吸烟者基数大

我国吸烟成瘾者基数较大,在没有约束的情况下,吸烟者在烟瘾发作的时候多会不分场合地吸烟;而且由于烟草价格的低廉、烟草销售点的广泛分布,使烟草具有很高的可及性;吸烟不受年龄的限制,这也是吸烟者人数众多的主要原因。

(二)缺乏对吸烟危害的全面正确认知

目前,人们对二手烟管控的必要性认知度不高,不清楚二手烟给自身健康带来的安全隐患。因此,很多公共场所虽然设有禁烟标识,但并没有制定和具体开展实际的管控措施,吸烟者仍较多,公众自觉程度较低;人们没有自我保护意识,仅有少数人能主动抵制吸烟者,大部分人在吸入二手烟的时候不会对吸烟者说"不"。我国尚未形成反对吸烟的社会大环境。

如今,卷烟仍作为礼物应用于社交与日常消费,在一定程度上淡化了吸食香烟所带来的健康危害,加大了禁烟、控烟的难度。

(三)公众尚未得到全面无烟法规的保护

吸烟危害他人健康,甚至生命,控烟不能只靠道德约束,若要切实有效的推行控烟政策,更须有法律的禁止。而我国还未对公共场所控烟进行立法,且我国还没有一部正式通用的全国公共场所的控烟法规,只是相继出台了一些特殊行业或地方性法律法规。控烟法规《烟草控制框架公约》在我国生效以后,北京、上海和广州等地陆续出台了公共场所禁止吸烟的法规,虽然这些法规在推动地方控烟的过程中都取得了一些较好的效果,但是这些法规都没有明确细致的禁烟要求,监管机制也不完善,导致现有的法规难以被真正实施。因此,片面的控烟法规对实施控烟无法起到根本作用。

(四)控烟联防联控机制尚不成熟

公共场所控烟工作也需要专门负责控烟管理的人员利用专业知识和技术进行日常控烟管理工作,而且控烟工作需要政府多部门的协同防控。公共场所的工作人员常兼控烟人员,但其常由于力量薄弱和非本职工作而力不从心,不能从各个方面进行控烟管理工作。因此,公共场所控烟工作需要不同领域的相关人员共同协作完成。

四、公共场所控制吸烟卫生管理的发展趋势

(一)公共场所控制吸烟卫生管理的现状

随着我国控烟形势的日益严峻,据统计,现有的控烟研究方向主要有四个方面:①提出吸烟的危害,从公共卫生角度讨论控烟的必要性;②对于控烟认知的调查研究,从人群对烟草危害的知晓程度进行研究;③从控烟立法层次,研究控烟的法律约束力;④从公共场所控烟的措施方面,研究其实际成果。这些研究中很少有关于卫生管理人员参与公共场所控烟

的相关研究。

（二）公共场所控制吸烟卫生管理的制度化

2014 年 11 月 24 日,国家卫生和计划生育委员会起草了《公共场所控制吸烟条例(送审稿)》向社会公开征求意见。送审稿明确,所有室内公共场所一律禁止吸烟。此外,体育、健身场馆的室外观众座席、赛事区域,公共交通工具的室外等候区域等也全面禁止吸烟。《公共场所卫生管理条例实施细则》中第十八条规定室内公共场所禁止吸烟。公共场所经营者应当设置醒目的禁止吸烟警语和标志;室外公共场所设置的吸烟区不得位于行人必经的通道上;公共场所不得设置自动售烟机;公共场所经营者应当开展吸烟危害健康的宣传,并配备专(兼)职人员对吸烟者进行劝阻。

近年来,我国部分城市也陆续颁布了一系列的公共场所管理的法律法规,如 2008 年《北京市公共场所禁止吸烟范围若干规定》,2010 年《上海市公共场所控制吸烟条例》,2012 年《天津市控制吸烟条例》,2014 年《深圳经济特区控制吸烟条例》,2015 年《北京市控制吸烟条例》,2019 年《杭州市公共场所控制吸烟条例》,以及 2020 年《武汉市控制吸烟条例》。这些地方性条例基本都列出了公共场所的类别,规定了在各类公共场所内禁止吸烟,并对不同群体的行为和职责作出了规范。

（三）公共场所控制吸烟卫生管理的日常化

制定公共场所控烟卫生管理制度和规范,建立公共场所控烟卫生管理档案,开展公共场所人员健康监测,开展公共场所室内空气质量和游泳池水、沐浴用水、集中空调通风系统、应急通道、安全出口等的控烟卫生管理工作,进行公共场所卫生风险分析与控制,开展公共场所卫生知识宣传工作,开展公共场所室内空气质量卫生评价等相关日常工作将有利于公共场所日常控烟卫生管理。

（四）公共场所控制吸烟卫生管理的现代化

实现公共场所控制吸烟卫生管理的现代化需要大力推动控烟管理制度的完善和创新,积极发挥公共场所控制吸烟卫生管理的作用,努力实现共建共治共享的控烟环境新格局;加强控烟宣传,对公共场所管理者进行专项培训;加大监督执法力度,发挥志愿者作用,鼓励市民举报投诉;开展专项督查和暗访评估,并及时向公众公布。

（五）公共场所控制吸烟卫生管理的多级联动化

公共场所控制吸烟卫生管理的多级联动需要不同职能部门的协作配合,只有公共场所控制吸烟卫生管理逐步趋于多级联动化,才能在控烟工作中取得更好的成果。

1. 公共场所控制吸烟卫生管理人员　公共场所控制吸烟卫生管理人员应做好公共场所卫生管理、卫生管理制度制定、人员健康监测、卫生风险分析与控制及卫生知识宣传工作,有效开展公共场所控烟卫生管理制度和规范的制定、公共场所控烟卫生管理档案的建立、公共场所人员健康监测和公共场所室内空气质量卫生评价等一系列本职工作。

2. 立法部门　立法部门应逐步完善适用于全国的控烟法律体系的建设,落实控烟模式,确定执法主体,规定处罚责任和细则。

3. 公众群体　增强社会公众的控烟意识,规范公众的卫生行为,提高公众建设无烟环境的积极性、责任感与使命感。

4. 行政部门　建立违法处罚联动机制,完善行政管理制度,优化卫生监督措施,强化公共场所控烟监督检查机制,鼓励社会公众参与控烟,强化控烟卫生监督队伍的建设。

第九章

公共场所消毒杀虫技术

第一节　消毒的基本知识

一、消毒常用术语

1. 消毒（disinfection）　指应用化学方法清除或灭活物体上病原微生物的方法，又称抗菌术或消毒法，该法不一定能灭活细菌的芽孢。消毒所用的化学药物称为消毒剂。一般消毒剂在常用浓度下，只对细菌的繁殖体有效，对其芽孢则需提高消毒剂浓度并延长作用时间。

2. 灭菌（sterilization）　用物理或化学的方法灭活物体上一切活的微生物的方法，又称灭菌术。灭菌比消毒要求高，要求达到灭活细菌芽孢在内的全部病原微生物和非病原微生物。

3. 抑菌（bacteriostasis）　采用化学方法抑制体内或体外细菌的生长繁殖称为抑菌。常用抑菌剂（bacteriostatic）为各种抗生素。

4. 防腐（antisepsis）　化学药品作为直接使用的防腐剂用来防止或抑制体外细菌生长繁殖的方法称为防腐；此时，细菌尚未死亡。同一种化学药品在高浓度时为消毒剂，低浓度时常为防腐剂。

5. 无菌（asepsis）　即为不存在活的微生物。防止细菌等微生物进入人体或其他物品的操作技术，称为无菌操作。如外科手术时需防止细菌进入创口，微生物学实验中要注意防止微生物的污染和感染。

6. 清洁（cleaning）　通过除去尘埃和污秽以减少微生物数量的过程。清洁可广泛应用于医院环境，是物品消毒灭菌前必须经过的处理过程，有利于提高消毒灭菌的效果。

二、消毒种类

一般将消毒的种类分为疫源地消毒和预防性消毒。

（一）疫源地消毒

疫源地，又称疫区或疫点，是指存在或曾经存在传染源的场所，传染源可能播散病原体的环境或场所。疫源地消毒是指对传染源排出病原微生物所波及的场所和环境的消毒，其目的是灭活或清除传染源排出的病原体。疫源地消毒又分为随时消毒和终末消毒。

1. 随时消毒　指疫源地内有传染源存在时,对其排出的病原体可能污染的环境和物品及时进行的消毒。目的是及时灭活或清除排出的病原微生物。如传染病患者住院期间每日进行的病房或床旁消毒,即随时消毒。

2. 终末消毒　指传染源离开疫源地后进行的彻底消毒。发生对外界抵抗力较强致病性病原微生物所引起的疾病需要进行终末消毒,如霍乱、鼠疫、伤寒、病毒性肝炎、结核、炭疽、白喉等。仅发生对外界抵抗力较弱病原微生物引起的疾病,如水痘、流感、麻疹等,一般不需要进行终末消毒。医院内的传染病患者出院、转院或死亡后,对其居留过的病房及污染物品需要进行终末消毒。

(二)预防性消毒

预防性消毒指在没有明确的传染源存在时,对可能受到病原微生物污染的场所和物品进行的消毒,如日常生活中乳制品消毒、饮用水消毒、公共场所、学校和幼儿园使用的公共物品消毒、餐馆餐具消毒,医院医疗器械灭菌,诊疗用品消毒,以及对一般患者住院期间和出院后进行的消毒等,均为预防性消毒。

三、消毒水平

1. 低水平消毒　是指仅灭活一般细菌繁殖体和亲脂性病毒的消毒处理。
2. 中水平消毒　是指灭活细菌繁殖体、分枝杆菌、真菌和病毒的消毒处理。
3. 高水平消毒　是指灭活一切细菌繁殖体、分枝杆菌、病毒、真菌和致病性细菌芽孢的消毒处理。

四、物品危险度分级

(一)高度危险性物品

高度危险性物品是指穿过皮肤或黏膜而进入无菌的组织或器官内部的器材,或与破损的组织、皮肤、黏膜密切接触的器材和用品。如手术器械和用品、穿刺针、输血输液器材、注射的药物和液体、透析器、血液和血液制品、导尿管、膀胱镜、腹腔镜、脏器移植物和活体组织检查钳等。

(二)中度危险性物品

中度危险性物品是指仅和破损皮肤、黏膜相接触,而不进入无菌的组织或器官内部的器材和用品。如呼吸机管道、胃肠道内镜、气管镜、麻醉机管道、子宫帽、避孕环、压舌板、喉镜、体温表等。

(三)低度危险性物品

低度危险性物品是指虽有微生物污染,但在一般情况下无害,只有当受到一定量的病原微生物污染时才造成危害的物品。这类物品仅直接或间接地和健康无损的皮肤相接触,包括生活卫生用品及患者、医护人员生活和工作环境中的物品。如一般诊断用品(听诊器、听筒、血压计袖带等)、餐(饮)具、毛巾、面盆、痰盂(杯)、便器、桌面、床面、墙面、地面等。

五、消毒方法的选择原则

公共场所消毒时,因场所不同采用的方法有所区别,主要遵循以下原则。

（一）污染微生物的种类

微生物的种类不同,对理化因子的抵抗力不同。通常根据微生物抵抗力由强到弱的次序排列为细菌芽孢、分枝杆菌、非脂性或小病毒和真菌、细菌繁殖体、亲脂性病毒或中等大小病毒(单纯疱疹病毒、人类免疫缺陷病毒)。但也有例外,如微球菌虽然是繁殖体,但对辐射的抵抗力要强于细菌芽孢。引起牛海绵状脑病(俗称疯牛病)的朊病毒对各种理化因子的抵抗力明显高于细菌芽孢。

1. 对受到致病性芽孢菌、真菌孢子和抵抗力强、危险程度大的病毒污染的物品,应选用高效消毒法或灭菌法。

2. 对受到致病性细菌和真菌、非脂性病毒、螺旋体、支原体、衣原体污染的物体,应选择中效、高效的消毒剂。

3. 对受到一般细菌和亲脂性病毒污染的物品,可用中效或低效消毒剂。

（二）污染微生物的数量

微生物的数量越多,对理化因子的抵抗力越强。因此,当微生物污染严重时,应加大消毒剂的浓度,并延长其作用时间。

（三）污染微生物存在的状态

微生物存在的状态常与有机物和无机物有关,如与血液、体液、痰液、排泄物及尘埃在一起,这些有机物和无机物不仅可保护微生物免受理化因子的作用,而且可直接消耗理化因子的作用能量。因此,在存在有机物保护的情况下,必须提高消毒剂的浓度并延长其作用时间。

（四）消毒对象的理化特性和使用价值

消毒对象由各种材料制成,对不同理化因子的耐受能力不同。除垃圾废弃物外,大部分物品消毒后应保持原有的使用价值。因此,必须严格按照其理化特性选择适宜的消毒方法。如金属、玻璃、陶瓷餐具、棉织物等耐湿、耐热物品,首选煮沸消毒或消毒剂浸泡消毒;精密仪器、信件等怕热、怕湿物品,选用环氧乙烷、甲醛等消毒;光滑表面,应选择紫外线消毒器近距离照射或液体消毒剂擦拭;多孔材料表面,可采用喷雾消毒法。

六、消毒效果的影响因素

物理、化学及生物等方法的消毒灭菌效果主要受环境、微生物种类及消毒剂本身等多种因素的影响。绝大多数消毒剂浓度越高,越易灭活微生物;作用时间越长,灭活微生物的概率也越大。浓度与作用时间是有关联的,浓度降低可用延长时间补偿,但当浓度降低到一定限度后,即使再延长作用时间,也无杀菌作用。

（一）消毒剂的性质、浓度和作用时间

各种消毒剂的理化性质不同,对灭活微生物的机制与能力强弱有差异。如表面活性剂对灭活金黄色葡萄球菌的效果比对大肠杆菌要好;龙胆紫对葡萄球菌作用较强。同一种消毒剂的浓度不同,其消毒效果也不同。绝大多数消毒剂在高浓度时杀菌作用大,当降至一定浓度时只有抑菌作用。但醇类例外,70%乙醇或50%~80%异丙醇的消毒效果最好。消毒剂在一定浓度下,对细菌的作用时间愈长,消毒效果也愈好。

（二）微生物的种类与数量

消毒剂的应用只有在规定剂量下才能达到预期效果,同一消毒剂对不同微生物的杀菌效果不同,如一般消毒剂对结核分枝杆菌的作用要比对其他细菌繁殖体的作用差;75%乙醇可灭活一般细菌繁殖体,但不能灭活细菌的芽孢。因此,必须根据消毒对象选择合适的消毒剂。此外,微生物的数量越大,消毒所需的时间就越长。消毒微生物严重污染的物品时,必须增加消毒剂浓度和延长消毒时间。

(三)温度与湿度

温度升高可提高消毒效果。如2%戊二醛灭活 $1×10^4$ 个/ml 炭疽芽孢杆菌的芽孢,20℃时需 15 分钟,40℃时为 2 分钟,56℃时仅 1 分钟即可。各种气体消毒剂都有其适宜的相对湿度范围,过高或过低都会降低杀菌效果。

(四)酸碱度

消毒剂的杀菌作用受酸碱度的影响。如戊二醛本身呈中性,其水溶液呈弱酸性,不具有杀芽孢的作用,只有当加入碳酸氢钠(呈碱性环境)后才发挥杀菌作用。次氯酸盐类在酸性条件下杀菌效果好。而新洁尔灭的杀菌作用是 pH 愈低所需浓度愈高,如在 pH 为 3 时所需的杀菌浓度较 pH 为 9 时要高 10 倍左右。

(五)环境中有机物

环境中有机物的存在,如血液、痰液、食物残渣、粪便等,可以降低消毒剂灭活微生物的作用。因有机物阻碍消毒剂与微生物的接触,也可中和或吸收一部分消毒剂,从而降低消毒剂杀菌功效。病原菌常随同排泄物、分泌物一起存在,这些物质对消毒灭菌的效果有影响。

(六)化学拮抗物质

阴离子表面活性剂可以降低季铵盐类和氯己定的消毒作用,因此不能将新洁尔灭等消毒剂与肥皂、阴离子洗涤剂合用。过氧乙酸、次氯酸盐会被硫代硫酸钠中和。金属离子存在时,消毒效果也有一定影响,可增强或减弱消毒作用。

第二节　常用消毒方法

根据消毒物品的性质选择消毒或灭菌方法:耐热、耐湿的诊疗器械、器具和物品应首选压力蒸汽灭菌;耐热的油剂类和干粉类应采用干热灭菌;不耐热、不耐湿的物品宜采用低温灭菌,如环氧乙烷灭菌、过氧化氢低温等离子体灭菌或低温甲醛蒸汽灭菌等;物体表面消毒宜考虑表面性质,光滑表面宜选择合适的消毒剂擦拭或紫外线消毒器近距离照射;多孔材料表面宜采用浸泡或喷雾消毒法。

一、物理消毒法

物理法消毒与灭菌效果可靠,并且不含残留有害物质,所以常为首选方法,发展较快。常用于消毒灭菌的物理因素有热力、紫外线、电离辐射、超声波、过滤除菌、干燥和低温等。

(一)热力灭菌法

热力是最古老也是最有效的消毒灭菌法。可以灭活各种微生物,但不同种类的微生物对热的耐受力不尽相同。如多数无芽孢细菌经 55~60℃作用 30~60 分钟后死亡。经 80℃湿热 5~10 分钟可灭活所有细菌繁殖体、真菌和酵母菌。细菌芽孢的抗热力比繁殖体强得多,如炭疽芽孢杆菌的芽孢,耐受湿热 120℃经 10 分钟才能灭活。而肉毒梭菌的芽孢则需煮沸 3~5 小时才死亡。热力灭活微生物的基本原理是破坏微生物的蛋白质、核酸、细胞壁和细胞膜,从而导致其死亡。

热力灭菌法分干热灭菌和湿热灭菌两大类,相同温度下,后者效力较前者大。这是因为:①湿热中细菌菌体蛋白较易凝固;②湿热的穿透力比干热大;③湿热蒸汽有潜热存在,水由气态变为液态时释放的潜热,可迅速提高被灭菌物体的温度。

1. 干热灭菌法 干热通过使蛋白质氧化、变性、炭化和电解质浓缩中毒而灭活微生物。一般细菌繁殖体在干燥状态下,80~100℃经1小时即被灭活。芽孢则需160~170℃经2小时才死亡。

(1)焚烧:直接用火焰烧毁或在焚烧炉内焚烧,是一种彻底的灭菌方法。仅适用于废弃物品或动物尸体等。

(2)烧灼:直接以火焰灭菌,其温度很高,效果可靠,适用于微生物学实验室的接种环、试管口等的灭菌,以及外科手术器械急用时的灭菌。

(3)干烤:利用干烤箱灭菌,一般加热至160~170℃经2小时即可。适用于高温下不变质、不损坏、不蒸发的物品,如玻璃器皿、瓷器、玻璃注射器、明胶海绵和油剂(如甘油)等的灭菌。

(4)红外线:是一种能产生高热而发挥灭菌作用的电磁波又称热射线,其波长为0.77~1 000μm,其中1~10μm波长的热效应最强,但只在照射表面产生,不能使物体均匀受热。红外线的杀菌作用与干热相似,利用红外线烤箱灭菌所需的温度和时间亦同于干烤。此法多用于医疗器械的灭菌。

2. 湿热灭菌法 湿热的杀菌作用是通过使微生物蛋白质凝固以致其死亡来实现的。对物品的穿透力及杀菌作用均较干热法强,在消毒与灭菌中使用最多。常用方法如下。

(1)巴氏消毒法(pasteurization):由法国科学家巴斯德发明,故名。原用于酒类处理。随后,大量用于牛奶消毒以灭活包括牛结核分枝杆菌和其他繁殖体型微生物,用较低温度灭活液体中的病原菌或特定微生物,但仍保持物品中所需的不耐热成分不被破坏的消毒方法。采用的方法有两种:一种是62℃加热30分钟;另一种是71.7℃加热15~30秒,现在广泛采用后者。

(2)煮沸法:是将物品放于水中加热至沸点的消毒方法,该法实用、简便且经济。在一个大气压下,水的煮沸温度为100℃,一般细菌的繁殖体煮沸5~10分钟即被灭活,而其芽孢常需煮沸1~2小时才被灭活。此法常用于消毒食具、刀剪、注射器等。水中加1%碳酸氢钠,即可提高沸点至105℃,消毒时间缩短至10分钟,既可加快芽孢的灭活,又可防止金属器皿生锈。

(3)流通蒸汽消毒法:又称常压蒸汽消毒法,是利用一个大气压下100℃水蒸汽进行消毒。细菌繁殖体经15~30分钟可被灭活,但芽孢常不被全部灭活。该法常用的器具是Arnold消毒器,我国的蒸笼具有相同的原理。此法目前仍广泛用于家庭或集体食堂、餐馆的餐具消毒等。

(4)间歇蒸汽灭菌法(fractional sterilization):反复利用流通蒸汽间歇加热的方式,将复苏的芽孢分批灭活。以达到灭菌的目的。具体方法是将需灭菌物置于流通蒸汽灭菌器内,100℃加热15~30分钟,灭活细菌繁殖体,但芽孢尚残存。取出后,置37℃孵箱过夜,使芽孢发育成繁殖体,次日再加热1次,如此连续3次,可将污染的细菌全部灭活,该法适用于一些不耐高热的含糖、牛奶等培养基。若有些物质不耐100℃,则可将温度降至75~80℃,每次加热时间延长至 30~60 分钟,次数增加至 3 次以上,可达到灭菌的目的。此法操作烦琐,已少用。

(5)高压蒸汽灭菌法:目前使用最为普遍、效果最为可靠的一种灭菌方法。灭菌的温度取决于蒸汽的压力。在一个大气压下,蒸汽的温度是 100℃。如果蒸汽被限制在密闭容器中,随着压力的升高,蒸汽的温度也相应升高。在 103.4kPa(1.05kg/cm^2)蒸汽压力下,温度达到 121.3℃,维持 30 分钟,可灭活包括细菌芽孢在内的所有微生物,达到灭菌的目的。高压蒸汽灭菌器(autoclave)就是根据这一原理制成的,常用于普通培养基、生理盐水、手术敷料等耐高温、耐湿物品的灭菌。

热力灭菌法消毒注意事项:①待消毒或灭菌的物品应清洗干净、晾干或抹干,以防附着的污物碳化;②玻璃器皿等物品消毒灭菌时,勿与箱底、箱内壁直接接触,温度下降到 40℃ 以下方可开门,以防炸裂;③物品摆放不能过密过量,一般应留 20% 空隙,以便热空气流通;④温度高于 170℃ 时,有机物会碳化、部分物品会裂开。

(二)辐射杀菌法

1. 紫外线 紫外线属电磁波辐射,其波长范围为 210~328nm,其中以 265~266nm 的杀菌作用最强,此与 DNA 的吸收光谱范围一致。紫外线主要作用于微生物 DNA,使一条 DNA 链上相邻的两个胸腺嘧啶键共价结合成二聚体,从而干扰 DNA 的复制与转录,导致微生物变异或死亡。紫外线所释放的能量低,所以它的穿透力较弱,普通玻璃、纸张、尘埃、水蒸气等均能阻挡紫外线,故采用紫外线灯只能用于手术室、传染病房、细菌实验室、餐厅冷拼间、更衣室等室内空气、水及其他液体的消毒,或用于不耐热物品的表面消毒。

紫外线对室内空气消毒时,应以每 10m^2 1 支 30W 的紫外线灯为宜,每次消毒时间不少于 30 分钟。照射方式可分为直接照射法和间接照射法。

(1)直接照射法:在室内无人条件下,可采用紫外线灯悬吊式或移动式直接照射。

(2)间接照射法:采用高强度紫外线灯加反光罩,可用于室内有人活动时使用。紫外线还可用于水和其他液体的消毒。可采用水内照射或水外照射方式,但无论采用何种方式,水层厚度均应小于 2cm。根据紫外光源的强度确定水流速度。

紫外线消毒注意事项:①紫外线不能直接照射到人,否则可引起结膜炎、皮肤红斑,长期辐射可诱发皮肤癌,使用时要注意防护;②灯管表面应清洁,无灰尘、油垢,否则影响紫外线的穿透力而降低消毒效果,可用酒精棉球轻轻擦拭;③影响紫外线消毒效果的因素很多,房间内有尘埃或水雾、温度、相对湿度等因素存在时,应延长照射时间;④紫外线穿透力很弱,只有直接照射到的部位才能达到消毒目的。一般不宜用于纺织品、布类、分泌物和排泄物的消毒;⑤直接照射光滑的表面时,照射距离小于 100cm 为宜,距离越短,效果越好。

2. 电离辐射 利用高速电子辐射、X 射线和 γ 射线等在足够剂量时,能穿透物品,在低温状态下灭活微生物。其机制除与射线激发电子直接作用于微生物 DNA 外,尚与射线引起细胞内水解产生游离基、间接破坏 DNA 有关。电离辐射常用于大量一次性医用塑料制品的消毒,亦可用于食品的消毒,且不破坏其营养成分,灭菌彻底,保留时间长。电离辐射灭菌是 20 世纪 90 年代后工业发达国家中最为常用的灭菌方法。

(三)微波消毒法

微波是一种频率高(300~300 000MHz)、波长短(0.001~1m)的电磁波。按其波长一般可分为分米波、厘米波与毫米波 3 个波段。目前,消毒中常用的 915MHz+25MHz 和

2 450MHz+50MHz 微波,其波长均属分米波波段。它以类似于光的速度直线传播,当遇到物品阻挡时就会发生反射、穿透或吸收。可穿透玻璃、塑料薄膜与陶瓷等物质,但不能穿透金属表面。多用于检验用品、非金属器械无菌病室的食品食具、药杯及其他用品的消毒。微波灭菌作用迅速,所需温度低(100℃),物品表面受热均匀,有着广泛的应用前景。

微波的频率愈低,波长愈长,穿透物品愈深,但加热速度减慢,因而消毒时间需要延长。微波的输出功率越大,作用于介质的电场越强,物品升温速度越快,杀菌作用越强,即功率大、频率高、时间长,能量就大,效果就好。微波可以灭活各种微生物,包括细菌繁殖体、真菌、病毒和细菌芽孢、真菌孢子等。由于很多物品对微波不吸收,影响了微波在消毒方面的应用,特别是医学方面运用。家用微波炉的频率大多是 2 450MHz,适用于液体类物品消毒。因此,可用于餐厅、理发店、洗头房、洗脚室等湿毛巾的消毒处理。

微波法消毒注意事项:应用微波消毒,要避免微波对人体的伤害。主要是热损伤及引起神经、血管和内分泌系统的变化。

二、化学消毒法

化学消毒剂能影响微生物的化学组成、物理结构和生理活动,从而发挥防腐、消毒甚至灭菌的作用。消毒防腐剂的作用对人体组织细胞与病原微生物无选择性,吸收后对人体有害,只能外用或用于环境的消毒。因化学消毒剂种类多,适用性广泛,使用方便,故在消毒与灭菌中占有重要地位。

(一)醛类消毒剂

醛类消毒剂属高效消毒剂,主要依靠其对细菌蛋白质和核酸的烷化作用来灭活细菌,具有广谱高效、快速杀菌作用。我国常用的有戊二醛和甲醛。戊二醛对橡胶、塑料、金属器械等物品无腐蚀性,适用于精密仪器和内镜的消毒,常用浓度2%的碱性戊二醛、强化酸性戊二醛和中性戊二醛。甲醛对人体有潜在毒性作用,使用有限,主要用于 HEPA 滤器的消毒。

甲醛消毒注意事项:甲醛对人体有致癌作用,易造成皮肤上皮细胞死亡而导致麻痹死亡,使用时应注意防护,使用后需及时开窗通风透气。

(二)杂环类消毒剂

环氧乙烷为杂环类化合物,杀菌机制与甲醛相同,具有较强的穿透力和灭活芽孢能力,属高效消毒剂。环氧乙烷的沸点为10.8℃,易蒸发,其杀菌作用受气体浓度、消毒温度和湿度的影响。环氧乙烷对多数物品无腐蚀破坏性。采用环氧乙烷蒸汽消毒物品,要求其在空气中的浓度不超过1ppm,灭菌后物品中残留量应挥发至规定的安全浓度方可使用。目前使用的环氧乙烷灭菌箱,能控制真空度、温度和湿度,一般要求箱体内环氧乙烷蒸汽浓度为800~1 200mg/L,相对湿度55%~60%,温度50℃,维持6小时即可达灭菌效果。该设备消毒后可用无菌空气进行洗涤,使用安全方便。

环氧乙烷消毒注意事项:环氧乙烷易燃,且遇水可形成有毒的乙二醇对人体具有毒性,不可用于食品灭菌。

(三)含氯消毒剂

含氯消毒剂属高效消毒剂,其有效成分按有效氯含量计算。有效氯含量是指某种含氯消毒剂含有的与其氧化能力相当的氯量和消毒总量的比值,一般以百分比或 mg/L 表示。此类消毒剂在水中可产生具有强大杀菌作用的氯、次氯酸和新生态氧[O]。

常用的含氯消毒剂:漂白粉,含有效氯25%;漂白粉精,含有效氯80%;三合二,含有效氯56%;次氯酸钠,工业制备的含有效氯10%;二氯异氰尿酸钠,含有效氯60%;三氯异氰尿酸,含有效氯85%;氯化磷酸三钠,含有效氯2.6%。

含氯消毒剂属高效消毒剂,具有广谱、速效、低毒或者无毒的特点,可用于物体表面、饮用水、地面、排泄物及污水等的消毒。但对金属有腐蚀性、对织物有漂白作用,受有机物影响大,在光照、遇热、潮湿环境中易分解。

含氯消毒剂常用的消毒方法:浸泡、擦拭、喷洒与干粉消毒。①浸泡和擦拭方法:用含氯消毒液200~2 000mg/L,作用30~60分钟。②喷洒(雾)消毒法:用1 000~2 000mg/L的消毒液均匀喷洒(墙面200ml/m²、水泥地面350ml/m²、土质地面1 000ml/m²),作用60分钟以上。③干粉消毒法:对排泄物的消毒,用含氯消毒剂干粉加入排泄物中,用量为排泄物的1/5,略加搅拌后,作用2~6小时。

含氯消毒剂消毒注意事项:①粉剂应于阴凉处避光、防潮、密封保存,水剂应于阴凉处密封保存。不得与易燃物接触,应远离火源。②为外用消毒剂,不得口服,置于儿童不易触及处。配制时应测定消毒剂的含量,所需溶液应现配现用。③配制消毒液时,应做好防护,戴口罩、橡胶手套,防止溅入眼中。不慎溅入时,应立刻用大量清水冲洗3~5分钟,必要时做进一步处理,严重者就医。④慎用于金属、纺织品的消毒。⑤用于餐饮具消毒后,应用清水冲洗干净。注意包装表示的相应安全警示标志。

(四) 过氧化物类消毒剂

过氧化物消毒剂属高效消毒剂,主要依靠其强大的氧化能力来灭菌。我国常用的有过氧化氢、过氧乙酸、二氧化氯等,主要用于空气、物体表面及皮肤的消毒。

过氧化氢杀菌能力强,3%~6%的浓度即可灭活大多数细菌,10%~25%的浓度可灭活包括细菌芽孢在内的所有微生物。过氧化氢熏蒸可用于空气的消毒,利用过氧化氢蒸汽的等离子无菌技术将来可能会取代环氧乙烷灭菌技术成为医疗器械灭菌新的发展方向。

过氧乙酸为透明液体,弱酸性,易挥发。储存过程中易分解,尤其是重金属离子或遇热时,极易分解。高浓度或温度过高,可引起过氧乙酸爆炸,浓度在20%以下,一般无爆炸的危险。过氧乙酸可灭活各种微生物,属于灭菌剂,具有广谱、高效、低毒,对金属及织物有腐蚀性、受有机物影响大、稳定性差等特点,其浓度为16%~20%。

过氧乙酸适用于耐腐蚀物品、环境及皮肤的消毒与灭菌,常用消毒方法有浸泡、擦拭、喷洒等。①浸泡法:适用于较小的物件,应用浓度为0.1%~0.5%,作用30~60分钟。②擦拭法:适用于较大的物件,应用浓度为0.1%~0.5%,作用30~60分钟。③喷洒法:适用于较大的污染面,如地面、墙面,可用0.2%~0.5%过氧乙酸,用量为100~350ml/m³,作用60分钟;或2%过氧乙酸气溶胶喷雾,用量为8ml/m³。④熏蒸法:用于空气处理,可用15%过氧乙酸1ml/m³,或0.5%过氧乙酸30ml/m³。

过氧化物类消毒时注意事项:①液体过氧化物类消毒剂有腐蚀性,对眼睛、人体皮肤、黏膜有刺激性,有灼伤危险,吸入过多可使人中毒。若不慎接触,应用大量水冲洗并及时就医。②在实施消毒作业时,应佩戴个人防护用具。③如出现容器破裂或渗漏现象,应用大量水冲洗,或用沙子、惰性吸收剂吸收残液,并采取相应的安全防护措施。④易燃易爆,遇明火、高热会引起燃烧爆炸,与还原剂接触、遇金属粉末有燃烧爆炸危险。⑤长时间接触物品,对金属、织物有腐蚀作用,并有漂白褪色作用。

二氧化氯的分子式为 ClO_2。其在水中溶解饱和后,即以气态向空中自然逸散,当空气中有效浓度达到 $4mg/cm^2$ 时就可灭活 99.99%细菌繁殖体、病毒、真菌、分枝杆菌和细菌芽孢等。具有广谱、高效、速效的杀菌作用,对金属有腐蚀性、对织物有漂白作用,消毒效果受有机物影响大,其活化液和稀释液不稳定。二氧化氯适用于医疗卫生、食品加工、餐饮具、饮用水、污水及环境的消毒。

二氧化氯常用的消毒方法有浸泡、擦拭和喷洒等。①浸泡、擦拭:可灭活细菌繁殖体、一般病毒和肝炎病毒、结核分枝杆菌和细菌芽孢,其浓度分别为 100mg/L、500mg/L 和 1 000mg/L,均作用 30 分钟。②喷洒消毒:可用 500~1 000mg/L 的浓度,每平方米面积喷洒 200~350mg/L,作用 30~60 分钟。

二氧化氯消毒注意事项:①二氧化氯的消毒效果易受有机物影响,pH 值大小明显影响二氧化氯消毒效果,pH 高时消毒效果下降。②外用消毒剂,不得口服,置于儿童不易触及处。③二氧化氯活化液不稳定,应现配现用。使用时应戴手套,避免高浓度消毒液接触皮肤和吸入呼吸道。如不慎溅入眼睛,应立即用水冲洗,严重者应就医。④对金属有腐蚀性,对织物有漂白作用。消毒完成后应及时清洗。不宜与其他消毒剂、碱或有机物混用。⑤对空气喷洒(雾)消毒时,30~60 分钟后,开窗通风透气。

(五)含碘类消毒剂

含碘消毒剂属中效消毒剂,主要依靠其沉淀蛋白和强大的氧化能力来灭活细菌,多用于皮肤黏膜、体温计及其他物品表面的消毒,我国常用的为碘酊和碘附。碘酊为碘的乙醇溶液,对皮肤有一定刺激性,使用后需用75%乙醇将其擦净。碘附为碘与聚维酮碘等载体的结合物,着色易洗脱,刺激性轻微。

碘附常用的消毒方法有浸泡和擦拭。①浸泡:用 250~500mg/L 的消毒液,作用 30 分钟;对皮肤擦拭时,用 500mg/L。②外科洗手或手术部位消毒,用 3 000~5 000mg/L 消毒液擦拭,作用 3 分钟。

含碘消毒注意事项:①碘附稀释液不稳定,宜使用前配制并加盖。②避免接触银、铝和二价合金。③储存时应注意阴凉、避光、防潮,并须密封。④外用消毒液,禁止口服。置于儿童不易触及处,对碘过敏者慎用。

(六)酚类消毒剂

酚类消毒剂属中效消毒剂,石炭酸(苯酚)、甲酚皂溶液(来苏水)等酚类化合物,低浓度时破坏细菌细胞膜,使胞质内容物漏出。高浓度时使菌体蛋白质凝固,也有抑制细菌脱氢酶和氧化酶的作用。通常使用3%~5%苯酚、2%来苏水及0.01%~0.05%洗必泰。

苯酚消毒注意事项:苯酚对人体组织具有腐蚀性和刺激性,其蒸汽对人有毒性。

(七)醇类消毒剂

醇类消毒剂属中效消毒剂,可迅速灭活细菌繁殖体、结核分枝杆菌、某些真菌及有包膜的病毒,以乙醇和异丙醇最为常用,多用于医疗护理器材和皮肤的消毒及体温计的浸泡。该类消毒剂的主要杀菌机制在于去除细菌胞膜中的脂质并可使菌体蛋白变性,其杀菌活性随碳链长度的增加而增加,以 5~8 个碳原子时活性最高。乙醇浓度为 70%~80%时杀菌效率最高。异丙醇挥发性低,杀菌作用比乙醇强,但毒性较高。

乙醇消毒注意事项:①乙醇易燃,注意防火,妥善保管。避光,置于阴凉、干燥、通风处密封保存。②必须使用医用乙醇,严禁使用工业乙醇作为消毒剂。③外用消毒液,不得口服,置于儿童不易触及处。对酒精过敏者慎用。④不宜用于脂溶性物体表面的消毒,不可用于空气消毒。

(八)季铵盐类消毒剂

季铵盐类消毒剂属低效消毒剂,易溶于水,也称表面活性剂,主要用于皮肤黏膜、物品表面、地面等的消毒。该类消毒剂能改变细胞壁通透性、使菌体内的酶、辅酶及代谢中间产物逸出而发挥杀菌作用,而且能降低液体表面张力、乳化物品表面油脂而发挥清洁去垢作用。

苯扎溴铵(商品名为新洁尔灭)是我国使用最普遍的季铵盐类消毒剂,其溶液无色、无臭、刺激性轻微。苯扎溴铵具有阳离子表面活性,对带阴电的细菌灭活效果好。具有对皮肤黏膜无刺激、毒性小、稳定性好、对物品无损害的特点。对化脓性病原菌有良好灭活作用,对革兰氏阳性菌的灭活作用大于阴性菌。适用于皮肤黏膜、低危险性环境物品消毒。一般使用 500～1 000mg/L 的溶液用于皮肤消毒;300～500mg/L 溶液,用于浸泡、擦拭环境物品。

苯扎溴铵消毒注意事项:①勿与肥皂、洗衣粉等阴离子表面活性剂混用;②有机物对其消毒效果影响很大,宜加大剂量或延长时间;③易被棉织品、橡胶吸附,降低消毒作用浓度;④不宜用于粪、尿、痰等消毒。

(九)胍类消毒剂

胍类消毒剂属低效消毒剂,为双胍类化合物。其溶液无色、无臭、刺激性轻微,主要用于皮肤黏膜、物品表面、地面等的消毒。洗必泰又名醋酸氯己定、葡萄糖酸氯己定。它对革兰氏阳性杆菌的灭活作用要比对革兰氏阴性杆菌强。适用于皮肤黏膜和低危险性环境物品的消毒。一般用作皮肤消毒浓度为 4 000～5 000mg/L,用作黏膜或伤口表面消毒浓度为 500～1 000mg/L。

胍类消毒剂消毒注意事项:①勿与肥皂、洗衣粉等阴性离子表面活性剂混合使用,否则失去消毒作用。②洗必泰不可用于亲水病毒、分枝杆菌、芽孢等病原体消毒。

第三节　常用消毒器具

一、干热灭菌器

(一)微生物灭活作用

对污染玻片、平纹白布和手术刀片上的嗜热脂肪杆菌(ATCC 7593 株)和枯草杆菌黑色变种(ATCC 9372 株)芽孢,干热灭菌器(强行对流风机结构)在 160℃条件下分别加热 10 分钟和 40 分钟均完全灭活。一般来说,灭活细菌芽孢,要求 160℃加热 120 分钟,170℃加热 60 分钟和 180℃加热 30 分钟。对细菌繁殖体、真菌和一般病毒,120℃加热 30 分钟可达到消毒效果。

(二)传染病消毒应用

1. 适用范围　干热灭菌是在干热灭菌器内进行的,适用于在高温下不损坏、不变质、不蒸发物品的灭菌。在传染病消毒中,可用于玻璃制品、金属制品、陶瓷制品、油膏等消毒和灭菌,也可用于外科手术器城,如手术刀、剪、镊,凡士林纱布,滑石粉,骨科用的锤、锅、钢针、骨夹板等的灭菌,以及制药用品和药品,如储存容器,转运、输送的金属器具,混合料斗,中成药,粉剂、颗粒、丸和制剂用的胶塞等的消毒和灭菌,微生物实验室所用的器皿、吸管等的灭菌。

2. 使用方法 在使用前,首先要了解设备的结构和技术参数,必须掌握设定方法和操作程序,该灭菌器设有微机控制方式,具有自动和手动操作程序。可按设定的工作温度、灭菌时间、强风循环等工作内容自动完成,完全实现全过程自动化。

(1)参数:①温度范围,50~300℃(可调);②灭菌时间,0~180分钟(可调);③加热方式,电加热(大型可用蒸汽加热)。

(2)自动操作程序:①设定,接通电源,将所需的技术参数,进行设定确认。灭菌设定:160℃加热120分钟、170℃加热60分钟、180℃加热30分钟。②运行,箱内自动升温,风机运行,去除冷空气。③灭菌,当箱内达到设定的灭菌温度,进行灭菌时间记录。④冷却,箱内加湿系统停止,风机继续运行,转入空气自然降温状态。⑤结束,当箱内温度低于60℃以下时,出现信号提示可开门取物。

(3)手动操作程序:一般是针对特殊的灭菌和实验需要,技术内容有改动或逐项的数据验证等,都可以采用手动操作程序。

3. 注意事项 先按干热灭菌器的产品使用说明书进行安装、使用、维护,确保灭菌器的安全使用。

(1)待灭菌物品在干热灭菌前应充分洗净,防止造成灭菌失败或污物炭化。

(2)玻璃器皿应洗净干燥后再进行干热灭菌,待消毒物品不宜重叠,灭菌时勿与加热壁接触,灭菌后应待箱内温度降至40℃方可开门,以防炸裂。

(3)物品包装不宜过大,安放的物品勿超过灭菌器内室高度的2/3,物品之间应留有空隙,以利于热空气的对流,粉剂和油脂不宜太厚,一般为0.7cm,凡士林纱布一般不超过1.3cm,以利于热穿透。

(4)灭菌过程中不得打开灭菌器的门,放入新的物品。

(5)灭菌时间的记录必须从灭菌室内达到设定温度开始计算。

(6)开门取物应采用无菌操作方法,保证物品不受微生物的污染。

二、湿热灭菌器

(一)微生物灭活作用

利用热水蒸气消毒的湿热灭菌器产生饱和蒸汽,每克100℃的饱和蒸汽变为100℃水时,能释放出2.256kJ(539cal)热量。湿热作用使微生物的蛋白质凝固,并破坏其核酸、细胞壁和细胞膜导致微生物死亡,达到消毒或灭菌的作用。湿热灭菌器可以灭活各种微生物,包括细菌繁殖体和芽孢、真菌、病毒等。对不同微生物所需要的温度和时间不同,细菌繁殖体、亲脂病毒、立克次体、真菌和酵母菌,80℃加热5~10分钟可被灭活,真菌孢子需100℃加热30分钟才能灭活。亲水病毒一般需要100℃加热5分钟,细菌芽孢一般要120℃加热15分钟以上,才能灭活。煮沸消毒需要的消毒时间比饱和蒸汽消毒长,一般细菌繁殖体和亲脂病毒需100℃加热5~10分钟,亲水病毒需要15分钟,细菌芽孢需要1~2小时。

(二)传染病消毒应用

1. 适用范围 湿热消毒/灭菌器,是利用湿热蒸汽或热水进行的消毒或灭菌,因此,主要用于耐热耐湿物品的消毒或灭菌,包括金属制品、玻璃器皿,耐温塑料制品,搪瓷制品、水溶液制剂和食品等。

2. 使用方法

（1）抽真空的湿热蒸汽灭菌器使用中最关键的操作是排除灭菌室内的冷空气,因为冷空气不同程度地残留在灭菌室内,会使灭菌室的灭菌指示温度和压力与实际灭菌物的温度有差异,特别是采用温度、压力双刻压力表指示的灭菌器,更要注意冷空气的排放,以免影响灭菌效果。

（2）下排气式压力蒸汽灭菌器的类型很多,操作使用方法也有差异,用户一定要按照厂方提供的说明书操作使用。

（3）流通蒸汽消毒器多用于餐具和食品、药品容器的消毒,可按说明书的要求操作。

（4）煮沸消毒器比较简单,加热煮沸时适当加入增效剂,如肥皂、碳酸钠、磷酸钠等,可提高消毒效果。

3. 注意事项

（1）灭菌器应按使用说明书的规定,定期进行维护保养,使用前应例行检查,保证使用安全和消毒、灭菌效果。对不带加热源的灭菌器使用时一定要有操作人员全程监视,一旦安全阀放气,但灭菌室压力还在升高时应切断加热电源或从加热炉上移开,以免超压过高,安全阀不足以排泄降压而造成爆炸事故。

（2）消毒盘、盆、碗等器皿类物品,尽量单个包装。包装时应将盖打开,若必须多个包装在一起时,所用器皿的开口应朝向一个方向。摆放时,器皿间用吸湿毛巾或纱布隔开,以利蒸汽渗入。灭菌物品能拆卸的必须拆卸,如对注射器进行包装时,管芯应抽出,必须暴露物品的各个表面(如剪刀和血管钳必须充分撑开),以利蒸汽接触所有物体表面。

（3）消毒物捆扎不宜过紧,外用化学指示胶带贴封,灭菌包每大包内和难消毒部位的包内放置化学或生物指示物。下排气式灭菌器的装载量不得超过柜室内容量的80%,应尽量将同类物品放在一起灭菌,若必须将不同类物品装放在一起,则以最难达到的灭菌物品所需的温度和时间为准。物品装放时,上下左右相互间均应间隔一定距离以利蒸汽置换空气。

（4）灭菌后应检查包装的完整性,若有破损不可作为无菌包使用。湿包和有明显水渍的包不作为无菌包使用。启闭式容器,检查筛孔是否已关闭,检查指示物(化学或生物)变色情况,或生物指示物检测。达到灭菌要求,判定灭菌合格的灭菌物才能作为无菌物品使用。灭菌包掉落在地,或误放不洁之处或沾有水液,均应视为受到污染,不可作为无菌包使用。已灭菌的物品,不得与未灭菌物品混放。

（5）合格的灭菌物品应标明灭菌日期和合格标志。每批灭菌处理完成后,应按流水号登记在册,记录灭菌物品包的种类、数量、灭菌温度、作用时间和灭菌日期与操作者等。

三、紫外线消毒灯(空气消毒器、消毒箱、消毒灯)

(一)微生物灭活作用

杀菌作用最强的波段为265～266nm。紫外线可以灭活多种微生物,包括细菌繁殖体和芽孢、分枝杆菌、真菌、病毒等。一般来说,革兰氏阴性菌对紫外线最敏感,其次为革兰氏阳性球菌,细菌芽孢、真菌孢子抵抗力最强。病毒也可被紫外线灭活。其抵抗力介于细菌繁殖体和芽孢之间。对紫外线高抗的有枯草杆菌芽孢、耐辐射微球菌和橙黄八叠球菌;中抗的有微球菌、鼠伤寒沙门菌、乳链球菌、酵母菌属和原虫;低抗的有牛痘病毒、HIV、大肠杆菌、金黄色葡萄球菌、普通变形杆菌、军团菌、布鲁尔酵母菌和 T_3 大肠杆菌噬菌体。枯草杆菌黑色变种 ATCC 9372 株芽孢已被用作紫外线消毒指示菌株。

（二）传染病消毒应用

1. 适用范围　适用于传染病的预防性消毒和疫源地消毒,包括医院内的公共用品和器械的消毒,文化娱乐场所、浴业服务单位、宾馆、饭店、酒吧、茶馆、公共交通工具(公共汽车和出租车、轻轨和地铁车厢、飞机和轮船船舱)、商店和购物场所、社区活动场所、学校、图书馆和书店、公用二次供水水箱和储水容器、游泳池、银行和货币、幼托机构、体育场所和公共健身器材、美容美发店、空调系统的消毒等。

2. 使用方法

(1)物品表面的消毒:最好使用便携式紫外线消毒器近距离移动照射,也可采取紫外灯悬吊式照射。对小件物品可放入紫外线消毒箱内照射。不同种类的微生物对紫外线的敏感性不同,故使用照射剂量也不同。灭活一般细菌繁殖体时,应使照射剂量达到 10 000W·s/cm²;灭活细菌芽孢时应达到 100 000W·s/cm²。病毒对紫外线的抵抗力介于细菌繁殖体和芽孢之间,真菌孢子的抵抗力比细菌芽孢更强,有时需要照射到 600 000W·s/cm²。在消毒的目标微生物不详时,照射剂量不应低于 100 000W·s/cm²。辐照剂量是所用紫外线灯在照射物品表面处的辐照强度和照射时间的乘积。因此,根据紫外线光源的辐照强度,可以计算出需要照射的时间。例如,用辐照强度为 70W/cm² 的紫外线表面消毒器近距离照射物品表面,选择的辐照剂量是 100 000W·s/cm²,则需照射的时间:100 000W·s/cm²÷70W/cm² = 24 分钟。

(2)室内空气的消毒:首选高强度紫外线空气消毒器,不仅消毒效果可靠,而且可在室内有人活动时使用。一般开机消毒 30 分钟即可达到消毒合格。在室内无人条件下,可采取紫外线灯悬吊式或移动式直接照射。采用室内悬吊式消毒时,室内安装紫外线消毒灯(30W 紫外线灯,在 1.0m 处的强度>70W/cm²)的数量为平均每立方米不少于 1.5W,照射时间不少于 30 分钟。

(3)水和其他液体的消毒:可采用水内照射或水外照射。采用水内照射法时,紫外光源应装有石英玻璃保护罩,无论采取何种方法,水层厚度均应小于 2cm,根据紫外光源的强度确定水流速度。

3. 安全性和注意事项

(1)使用过程中,应保持紫外线灯表面的清洁,一般每 2 周用酒精棉球擦拭 1 次,发现灯管表面有灰尘、油污时,应随时擦拭。

(2)用紫外线灯消毒室内空气时,房间内应保持清洁干燥,减少尘埃和水雾,温度低于 20℃或高于 40℃,相对湿度大于 60%时应适当延长照射时间。

(3)用紫外线消毒物品表面时,应使照射表面受到紫外线的直接照射,且应达到足够照射剂量。

(4)不得使紫外线光源照射到人,以免引起损伤。

四、紫外线空气消毒器

（一）微生物灭活作用

以 ZKXQ-600A 消毒器为例,经测定,在一个 151m³ 的房间内,固定人数 3~5 人,测定期间流动 20~25 人次,开机消毒 30 分钟后,空气中平均菌落从 2 131CFU/m³ 减少到

$68CFU/m^3$,减少率 96.81%,达到消毒合格的要求。作用 30 分钟的空气循环次数为 3~5 次。一般情况下,将消毒器室内换气循环次数设定为 6~10 次/h,当设定换气次数为 6 次时,消毒器工作 1 小时后对空气中的微生物灭活率为 99.87%,工作 1.5 小时后灭活率达到 99.99%。

(二)传染病消毒应用

1. 适用范围 用于有人情况下室内空气的动态净化与消毒,适用于传染病的预防性消毒和疫源地消毒,包括医院的 ICU 病房、烧伤病房、产房、普通手术室等Ⅱ类环境;输液大厅、门诊候诊厅、传染病区、儿科病房、普通病房、治疗室、消毒供应中心等Ⅲ和Ⅳ类环境的消毒;也适用于宾馆、饭店、娱乐场所、公共交通部门、会馆等室内空气的消毒。

2. 使用方法 该类产品一般安装有万向轮,可放在室内的任何位置,且移动方便。使用时,只要插上电源,指示灯便亮。风机高档启动后,按需要调整可选择定时开/关,每节时间为 1 小时,最长设定时间为 12 小时。可选择连续/间断的工作状态,可自由设定负离子开启/关闭,可自由设定摇摆风,全部设定均有指示灯做信号。对呼吸道感染患者居住的房间消毒时,应根据情况延长消毒时间。

3. 注意事项

(1)紫外线空气消毒器的臭氧浓度应≤0.02mg/m³。

(2)紫外线空气消毒器工作环境周边紫外线泄漏量应≤0.2W/cm²。

(3)紫外线空气消毒器使用环境条件:温度 5~40℃,相对湿度≤60%,大气压力 860~1 060hPa;工作电源:220V,50Hz,环境无振动。

(4)初效过滤器外的阻碍物须及时清除,每年清洗 1 次。

(5)紫外灯管指示灯不亮时,及时联络生产商,进行修复。

(6)严禁非专业人员擅自拆机。

五、紫外线消毒箱

(一)微生物灭活作用

消毒箱内高强度紫外线和高浓度臭氧协同作用,可以灭活各种微生物,包括细菌繁殖体、芽孢、病毒、真菌和结核分枝杆菌等。

一个直径 20cm、高 25cm 的消毒箱,内装 3 支 12W 高强度 H 型紫外线杀菌灯,消毒箱内各点的紫外线强度均在 10 000W/cm² 左右。消毒箱对玻片载体上的微生物有良好灭活作用:对大肠杆菌、金黄色葡萄球菌等细菌繁殖体作用 1 秒,白念珠菌作用 15 秒,枯草杆菌黑色变种芽孢作用 15 秒,灭活率均达到 99.9%以上。乙型肝炎表面抗原,照射 30 秒可灭活。对物品上的自然菌作用 60 秒,灭活率达到 90%以上。

(二)传染病消毒应用

1. 适用范围 在传染病的预防性消毒和疫源地消毒中,紫外线消毒箱可用于小件生活用品和诊疗用品的消毒。如听诊器、叩诊锤、文件、处方签、刀、剪、实验室器材、笔、鼠标、理发美容工具、手表、玩具等的消毒。

2. 使用方法 用紫外线消毒箱进行预防性消毒时,一般照射 3~5 分钟。用于传染病疫源地消毒时,对消毒物品应照射 10~15 分钟。物品装量和装载方法,必须使消毒物品直接暴露于紫外线灯,或反射紫外线。具体消毒时间等可参照说明书执行。

3. 安全性和对物品的损害 紫外线不能直接照射到人,在开启紫外线灯前,必须确认门已关闭。消毒时,消毒箱的任何部分都不得泄漏紫外线。对臭氧的泄漏也必须控制在最低水平,消毒箱附近(1m 范围内)臭氧的浓度不能高于 $0.2mg/m^3$。紫外线对消毒物品无损害。因臭氧对橡胶有破坏作用,不宜用于橡胶制品消毒。

4. 消毒因子强度和剂量的测定 ①紫外强度的测定:采用紫外线照度计测定,按说明书操作。②臭氧浓度的测定:用臭氧测定仪测定,按说明书操作。

六、臭氧消毒器

(一)微生物灭活作用

臭氧是一种高效广谱杀菌剂,可灭活细菌繁殖体、病毒、真菌等,并破坏肉毒杆菌毒素。一般来说,臭氧对水和空气中的微生物灭活作用较强,面对污染环境和物品表面的微生物灭活作用较慢。不同臭氧消毒器的杀菌作用差别很大,消毒效果取决于臭氧浓度、温度和相对湿度、消毒作用时间等。虽然低浓度臭氧也有杀菌作用,但用于传染病消毒,作用时间不能太长。用臭氧空气消毒器灭活空气中的自然菌,臭氧浓度 $20mg/m^3$,作用时间 30 分钟,灭活率可达到 90% 以上。用臭氧水消毒器灭活水中的微生物,对治疗用水,臭氧浓度应为 $0.5\sim1.5mg/L$。水质较差时,用 $3\sim6mg/L$,作用时间大于 10 分钟,可达到消毒要求。灭活医院污水中的微生物,臭氧浓度为 $15\sim20mg/L$,作用 $10\sim15$ 分钟,可达到排放要求。灭活游泳池水的微生物,臭氧浓度为 $1\sim2mg/L$,作用 $2\sim3$ 分钟,可取得满意效果。用臭氧消毒器灭活表面污染的微生物,臭氧浓度应为 $60mg/m^3$ 以上,相对湿度 ≥70%,作用时间大于 120 分钟,灭活率可达到 90% 以上。用臭氧水作为消毒水使用,水中臭氧浓度 ≥10mg/L,作用时间 60 分钟,可达到消毒合格要求。臭氧的杀菌效果通常用 CT 表示,C 表示臭氧浓度(mg/L),T 表示接触时间(分钟),两者的乘积表示消毒效果。如游泳池水的净化采用的 CT 值不小于 1.6。温度越高,反应时间越短,所需 CT 值越小。

(二)传染病消毒应用

1. 适用范围

(1)臭氧水消毒器:大型臭氧消毒器,可用于自来水厂水消毒、污水消毒、游泳池循环水处理。游泳池水净化是防止皮肤病、眼病等传染病传播的重要环节。小型臭氧水消毒器可用于居民住宅水箱、污染地面水的消毒。

(2)臭氧表面消毒器:装在洗菜机和果蔬解毒机上,用于果蔬的消毒。装入鞋柜、衣柜内,对柜内鞋袜、衣物、被褥进行消毒和去除异味。装在洗碗机、消毒柜中,可对餐饮用具表面进行消毒。装在医用消毒器上,可对患者用被褥、衣物进行消毒。装入冰箱、冰柜内,可对食品消毒。

2. 使用方法 使用时应根据用途和环境条件选择不同的臭氧消毒器,按说明书要求正确使用。用于水消毒,可根据不同用途和处理水量的大小,选用适当臭氧产量和浓度的消毒器。用于空气消毒时,根据处理风量的对应空间大小,选择适当的空气消毒器。一般消毒时室内不得有人,消毒后通风散气,待臭氧浓度降低到容许浓度以下,人员才可进入。

3. 注意事项

(1)必须保证环境中臭氧浓度符合国家要求。高浓度臭氧对人体有害,国家规定大气中臭氧允许浓度为 $0.2mg/m^3$,室内臭氧允许浓度为 $0.16mg/m^3$。

（2）臭氧对铜、铁、碳钢有腐蚀作用，对不锈钢基本无腐蚀，对氯丁橡胶有影响，可使其弹性降低，对硅橡胶基本无影响。对有色织物有漂白作用，使用时应避免臭氧对消毒物品的损害。

（3）温度、湿度、有机物、pH、水的浑浊度和色度均影响臭氧发生器的杀菌效果。

（4）臭氧不稳定，容易分解，无法保存，臭氧消毒器应现场使用，现场发生臭氧气体。

（5）由于气体流动会使臭氧消毒机内部逐渐积累灰尘，应定期清理保养。

七、背负式手动喷雾器、机动式喷雾器

防制器械在病媒生物防制中占有极其重要的地位，常用的施药器械有喷雾器、喷粉器、烟雾机等。根据喷雾时携带方式可分为背负式喷雾器、手提式喷雾器、机动式喷雾器等。

（一）背负式手动喷雾器

1. 使用方法

（1）安装：按照使用说明书将各部分装合，安装时注意各部分的正确位置，塑料喷雾器各连接部位不要旋得过紧，以免破裂。

（2）试喷：在液桶内加少量清水，打气到一定压力试喷，检查各连接处有无漏气漏水，喷雾是否正常。

（3）装药液：将配好的药液过滤后倒入桶内，药液不能超过标准线，以保持桶内有一定的空间储存压缩气体。

（4）打气：装好泵体并旋紧至不漏气、不漏水时即可打气，有的喷雾器压力达到一定程度会自动排气，没有排气设备的，气压不宜太大。

（5）喷雾：液滴大小与压力强度有关，可根据灭杀对象和环境调整喷头进行喷洒。

2. 注意事项　①作业完毕应将桶内余气放掉、药液倒出，桶内及打气筒用清水清洗，并清洗打气喷雾软管、喷杆和喷头。②清除喷雾器表面的灰尘、污物、药液并晾干。③放置在阴凉、干燥、通风的地方。

（二）机动式喷雾器

1. 使用方法

（1）启动前的准备：检查各部位安装是否正确、牢固，检查油路系统是否通畅。

（2）启动：在油箱内加入按规定配制并经沉淀过滤的混合油，首次或夏季使用汽油与机油的比例为 15∶1。打开燃料油门开关，启动拉线门开关至 1/3~1/2 位置，适当调节阻风门，冷机及新机应关闭 2/3，热机可全开。按压加油针直至出油，启动拉绳将启动轮向上缓拉 3~5 次，使混合油进入汽缸，最后迅速拉动即可启动。启动后将阻风门打开。

（3）试喷：确认发动机及风门正常运转之后，应先加清水试喷，检查各连接处有无渗漏，喷雾功能和各个部位工作是否正常。

（4）喷雾操作：将药液加入药箱内，药液量不要太满，盖好盖子。加药液时可使发动机低速运转。适当调整发动机油门，使其达到额定转速并稳定工作。打开喷液开关，药液呈雾状喷出。

2. 注意事项　每日工作结束后，应将箱内残存的药液倒出，用清水清洗药桶和管道。清理机器表面的尘土、浊污。检查各连接处有无漏水、漏油，各部位连接螺钉有无松动。机器应放置于干燥通风及清洁的地方，避免日晒和高温。

第四节　公共场所消毒

正常情况下,公共场所以清洁卫生为主,预防性消毒为辅,当面临传染病威胁或人群密集性活动时才有必要进行消毒。根据不同公共场所人群密集程度的不同,所采取的消毒方式略有不同,对候车(机、船)室、公共交通工具等人员密集的场所应采取级别更高的消毒方式。

一、公共场所的室内空气的消毒方法

(一)通风换气

通风换气是保证室内(如旅店业客房等)空气卫生质量的重要措施,它既可以净化室内空气,又能减少室内空气微生物的含量。通风通常分为自然通风和机械通风两种。在一般情况下,应充分利用自然通风。如果由于旅店周围的建筑密度大,或受自身条件及气象条件的限制,自然通风难以实现或效果不够理想,可采用机械通风方式进行通风换气。机械通风采用排气扇和空气调节器两种方式。

一般来说,普通公共场所的室内通风以开窗通风为主,每日开窗通风2~3次,每次30分钟,并注意人员保暖。当公共场所出现疑似或确诊传染病病例时,如呼吸道传染病非典型肺炎流行期间,应确保公共场所的空调系统安全通风,防止暴发流行。同时,在上级消毒人员指导下,在无人条件下选择过氧乙酸、含氯消毒剂、二氧化氯、过氧化氢等消毒剂,对整个供风系统设备和送风管路擦拭消毒(如使用有效氯为500~1 000mg/L的含氯消毒剂溶液),并辅以喷雾法或熏蒸法对空气进行消毒,并做好清洁消毒记录。

(二)喷雾法消毒

将过氧乙酸原液配制成0.5%的消毒液置于气溶胶喷雾器中,以20ml/m³的用量对客房进行喷雾消毒,关闭门窗30分钟即可达到消毒目的。也可用3%的过氧化氢溶液喷雾消毒,用量30ml/m³,密闭门窗作用1小时左右即可。

(三)熏蒸法消毒

将过氧乙酸原液配制成3%的消毒液,用量为30ml/m³,放置于煮锅或烧杯中,加热至沸腾,将火焰调至最小以防蒸干,将房间密闭,作用1小时。过氧乙酸有一定的漂白和腐蚀作用,所以熏蒸时应注意房内物品(如电视机等)安全。同时熏蒸前后应注意个人防护,熏蒸后通风换气半小时后方可入内。

二、公共用品用具的消毒方法

包括卧具、毛巾、杯具、拖鞋、脸盆、脚盆及美容、美发、修脚工具和3D眼镜。

(一)卧具、毛巾的消毒方法

1. 煮沸消毒　煮沸消毒是最为简便的消毒方法,消毒效果可靠,杀菌能力强。此法只要将物品放入适当的容器中,加水量以能覆盖物品为度。煮沸时待水沸腾后再煮5~10分钟即可达到消毒目的。旅店毛巾消毒所使用的方法同样适用于理发店、美容院内毛巾和围巾的消毒。但由于大多数理发店和美容院规模较小,理发师或美容师人数较少,甚至仅为1名,故毛巾和围巾用量较少。最简便的消毒方法是采用电饭锅对物品进行蒸煮15~30分钟即可,此法不但消毒效果好,且简便易行。

煮沸消毒注意事项:①时间应从水沸腾时开始计时;②煮沸过程中不要再加入新的被消毒物品;③被消毒物品应全部浸入水中;④被消毒物品消毒前应清洗干净。

2. 流通蒸汽消毒　流通蒸汽消毒法又称常压蒸汽消毒法。流通蒸汽消毒可以用蒸笼、蒸锅或流通蒸汽消毒器。采用流通蒸汽消毒法消毒卧具、毛巾及洗浴按摩服的消毒时间同煮沸消毒,从沸腾水中冒出蒸汽时开始计时。采用流通蒸汽消毒应注意被消毒物品的耐热性,被消毒棉织品不宜过多,最好不要超过总容积的85%,摆放不宜过紧。

3. 含氯消毒剂消毒　含氯消毒剂对棉织品有一定腐蚀作用,如果漂洗不彻底还会有一定量残留,所以对日常使用的织物(如毛巾、衣物、被罩、床单、枕套等)物品的消毒,首选上述两种消毒方法,在以上条件不允许的情况下可采用此消毒方法。含氯消毒剂对床上用品进行消毒时,一般采用浸泡法。使用含有效氯浓度为 $250\sim500mg/L$ 的消毒液,浸泡物品 30 分钟左右。含氯消毒剂使用时应现用现配,消毒后应及时取出,用清水漂洗干净(注意:含氯消毒剂对织物有漂白作用)。

(二) 杯具消毒

可用煮沸消毒和蒸汽消毒,也可用烤箱或红外线消毒柜进行消毒,或使用有效氯浓度为 $250\sim500mg/L$ 的含氯消毒剂溶液,浸泡 $15\sim30$ 分钟后,再用清水洗净。

(三) 拖鞋、脸盆、脚盆消毒

对于表面不光滑物品(如拖鞋、脸盆、脚盆等)可以使用有效氯含量为 $250\sim500mg/L$ 的含氯消毒剂浸泡 30 分钟进行消毒,再用清水洗净。

(四) 美容、美发、修脚工具消毒

1. 远红外线消毒　远红外线消毒适用于一些金属制作的理发美容工具。将清理干净的工具放入远红外线消毒柜内,温度升至 125℃ 时开始计时,保持 $30\sim40$ 分钟即可达到消毒效果。由于消毒温度较高,剪刀、剃刀及修脚刀等有刃的工具不适用于此法消毒。

2. 紫外线消毒　应采用无臭氧紫外线消毒,一般用小型专供理发工具消毒的紫外线消毒盒。将清理干净的理发工具放入紫外线消毒盒内,关上消毒盒,开启电源进行消毒。由于紫外线消毒盒内紫外线的照射强度不同,所需的消毒时间也不同,一般需 $30\sim40$ 分钟,具体时间还应参照紫外线消毒盒说明书。紫外线消毒适用于任何理发工具,是较为理想、方便、实用的消毒方法。如果紫外线消毒盒内只设置单面紫外线灯管,则在消毒过程中应定时翻动被消毒物品,使物品的各个部位均能受到照射,达到满意的消毒效果。一般在消毒一半时间后将被消毒物品翻转。

3. 化学消毒法　可将 2% 戊二醛稀释 5 倍,将美容、美发、修脚工具浸泡在溶液中作用 $5\sim10$ 分钟,取出用清水冲净。戊二醛受有机物影响小,表面张力低,易于冲洗,无腐蚀性,可广泛用于金属、塑料、橡胶、竹木制品的消毒。消毒金属工具时,加入 1.2% 亚硝酸钠防锈,将配制好的溶液放入有盖容器中,可持续使用 $2\sim4$ 周。也可用 75% 酒精棉球擦拭美发、美容和修脚工具,如剃刀、修脚刀、推剪、挡刀片、塑料梳子等各个面,作用 $5\sim6$ 分钟,或将物品直接浸泡在 75% 酒精溶液中,$5\sim6$ 分钟后取出自然晾干。对于木质、塑料、橡胶制理发工具和胡须刷,可用含氯消毒液或过氧乙酸消毒液浸泡消毒,具体参照旅店业茶具消毒方法。

(五) 3D 眼镜的消毒

3D 眼镜应在每场电影的间隔期间,用 75% 酒精对上一场使用过的 3D 眼镜进行擦拭消

毒。消毒后的 3D 眼镜要及时保洁存放并有明显标志。

三、公共卫生间、地面和物体表面的消毒方法

公用卫生间应及时收集卫生间厕纸,保持清洁。便池及周边可用 1 000~2 000mg/L 的含氯消毒剂擦拭消毒,作用 30 分钟。卫生间内的表面应以消毒手经常接触的表面为主,如门把手、水龙头等。可用有效氯含量为 500~1 000mg/L 的含氯消毒剂或其他可用于表面消毒的消毒剂擦拭消毒,作用 30 分钟,清水擦拭干净。对公用坐便器垫圈、按钮等表面消毒可采用有效氯含量为 500~1 000mg/L 的含氯消毒剂喷雾消毒,作用 30 分钟,清水冲洗干净。

地面以保持清洁干燥为主,可不定时用 250~500mg/L 的含氯消毒剂进行湿式拖地,后用清水擦拭。当公共场所出现疑似或确诊传染病病例时,地面和可能被污染的墙壁等表面可用有效氯为 1 000mg/L 的含氯消毒剂擦拭或喷洒消毒,消毒顺序由外向内,作用时间不少于 30 分钟。呕吐物、排泄物及分泌物等污染物直接污染地面时,可用一次性吸水材料(如纱布、抹布等)蘸取 5 000~10 000mg/L 含氯消毒剂(或能达到高水平消毒的消毒湿巾)小心移除,用 1 000mg/L 含氯消毒剂擦拭被污染表面及其周围可能污染的表面。处理污染物时应戴手套与口罩,处理完毕后应洗手或手消毒。

对公共卫生场所高频接触的物体表面(如收银台、柜台、休息区、服务台、游戏机、电梯间按钮、扶手、公共桌椅座椅、门把手、临时物品存储柜、购物篮、购物车等)应保持环境物品整洁卫生,可于每日营业前和营业结束后用含有效氯 250~500mg/L 的含氯类消毒剂擦拭消毒,并做好清洁消毒记录。

四、集中空调通风系统的消毒方法

采用物理或化学方法灭活空调风管、冷却塔、表冷器、风口,空气处理单元和其他部件内与输送空气相接触表面及冷却水、冷凝水、积尘中的致病微生物。当微生物指标超标时应对集中空调系统的风管、设备、部件进行消毒处理。风管应先清洗,后消毒。可采用化学消毒剂喷雾消毒,金属管壁首选含氯制剂和季铵盐类消毒剂,非金属管壁首选过氧化物类消毒剂。

(一)冷却水宜采用物理或化学持续消毒方法

当采用化学消毒时首选含氯消毒剂,将消毒剂加入冷却水中,对冷却水和冷却塔同时进行消毒。紫外线系统可安装在冷却塔的水循环系统中以起到杀菌作用。如果和过滤器一并使用,紫外线可有效控制微生物在冷却塔中的生长。

(二)过滤网、过滤器、冷凝水盘的消毒

过滤网、过滤器、冷凝水盘应先清洗后消毒,采用浸泡消毒方法,部件过大不易浸泡时可采用擦拭或喷雾消毒方法,重复使用的部件首选季铵类消毒剂,不再重复使用的部件首选过氧化物类消毒剂。

(三)净化器、风口、空气处理机组、表冷器、加热(湿)器消毒

净化器、风口、空气处理机组、表冷器、加热(湿)器消毒首选含氯制剂和季铵盐类消毒剂,应先清洗,后消毒,采用擦拭或喷雾消毒方法。

(四) 冷凝水的消毒

在冷凝水中加入消毒剂作用一定时间后排放,首选含氯消毒剂。

(五) 集中空调通风系统消毒

集中空调通风系统消毒时,要使用风管消毒装置、气动(电动)超低容量喷雾器、消毒剂等。

风管内的空气也可采用紫外线消毒。通常,紫外线灯可安装在空气管道里。位于盘管的前端,或装于固定于墙上的架子。当空气经过时,空气中的微生物可被灭活。

五、游泳池水和洗浴用水的消毒方法

游泳池水和浴池水都易滋生微生物,如管理不善,容易引起传染病的暴发和流行,因此,要做好这些水的消毒管理工作。

(一) 游泳池水和浴池水的消毒

1. 池水的消毒方法　水的消毒方法可分为物理和化学两种。物理消毒方法有加热法、紫外线法、超声波法等。化学方法有加氯法、臭氧法、重金属离子法,以及其他氧化剂法等。其中以加氯法使用最为普遍(国内99%以上的游泳池都采用此法)。因为氯的消毒能力强、价格便宜、设备简单、余氯测定方便、便于加量调节等优点而得到广泛应用。

2. 消毒剂的选择　消毒剂的选择应符合下列要求。第一,杀菌消毒能力强,并有持续杀菌功能。第二,不造成水和环境污染,不改变池水性质。第三,对人体无刺激或刺激性很小。第四,对建筑结构、设备和管道无腐蚀或仅有轻微腐蚀。第五,费用低,且能就地取材。目前,游泳池常用的含氯消毒剂有无机氯消毒剂如次氯酸钠、漂粉精等;有机氯消毒剂如氯片、强氯丸、强氯精、溴氯海因等。但随着科技的发展,各类新型的消毒剂会不断出现。除考虑消毒杀菌效果外,还应考虑对人体生理有无不良影响,使用新的消毒剂应取得国家卫生部门的产品卫生许可证。

3. 加氯量的确定　在游泳池水处理中加氯量包含两个部分:一部分是实际消耗的需氯量。另一部分是用抑制水中残存细菌的再度繁殖而多加的剩余氯量,可通过比色器来测定池水中余氯的含量。

4. 加氯点的确定　加氯点主要是从加氯效果、卫生要求及设备保护来确定。①大多数情况是在过滤后的清水中加氯,加氯点是在过滤水到游泳池的管道上,或游泳池的进口处,以保证含氯消毒剂与水的充分混合,这样加氯量少,效果也好。②在过滤之前加氯或与混凝剂同时加氯,这样可以氧化水中的有机物质。这种方法,对污染较严重的池水或色度较高的池水,能提高混凝效果,降低色度和去除铁、锰等杂质。

5. 浸脚消毒池　在进入公共游泳池和水上游乐池的通道中应设置浸脚池,池长不得小于2.0m,池宽应与通道宽度相同,池内消毒液的有效深度不得小于0.15m。池内消毒液余氯量,应保持在5~10mg/L。池内消毒液宜采用连续供给、连续排放的供应方式。当有困难时,可采用定期更换供应方式,更换周期不得超过4小时。

6. 池补充水　游泳池水经过净化过滤和消毒,不能全部去除细菌和其他病原体,再加上池水蒸发,池水中的盐类浓缩,总溶解固体及其他溶解物、消毒的副产物会增加,超过了池水的允许水平就会导致游泳者有不舒适感。因此,要不断向游泳池补充新鲜水。有资料介绍:①按1个月将全部池水更新1次计算每日的补充水量。②按每日每1位游泳者补充新

173

鲜水量不少于30L计算。

（二）游泳池水和浴池水的其他消毒方法

1. 臭氧消毒 臭氧消毒泳池水,作用迅速,效果可靠,消毒后不会产生有致癌作用的卤代有机物(氯制剂会产生),所以是目前游泳池消毒剂中的发展方向。国外很早就在游泳池中采用臭氧消毒,目前国内新建的大型游泳场馆也已采用了此种消毒法。臭氧作为一种非常有效的消毒剂,已经越来越普遍地应用于水处理系统,但臭氧消毒设备投资大,耗电多,相对氯制剂臭氧无持续消毒功能。

2. 二氧化氯消毒 二氧化氯用于生活饮用水、游泳池水、浴池水的消毒,也可用于餐饮具、某些食品和卫生设施的消毒。二氧化氯作为消毒剂,具有高效、强力、快速、持久,广谱、灭菌、无毒、无刺激、安全、广泛的特点,是国际上公认的游离氯制剂的替代品。二氧化氯不与水中有机物形成三卤甲烷等致癌物,二氧化氯作为一个强氧化剂,还具有除藻、剥泥、防腐、抗霉、保鲜、除臭、氯化及漂白等多方面用途。

六、公共交通工具的消毒方法

公共交通工具是高度人工化环境,人群密集,人员复杂。由于来往频繁,对疾病的传播影响很大。《国内交通卫生检疫条例》对交通工具的消毒进行了明确规定。本部分重点介绍公交汽车、客运列车、民航飞机和客运船舶的消毒。

（一）空气的消毒

通风换气是保证空气卫生质量的重要措施。它既可以净化交通工具内的空气,又能减少空气微生物的含量。对于飞机、高铁、地铁等相对密闭环境,建议适当增加空调换风功率以提高换气次数,并注意定期清洁处理空调滤网。短途客车、公交车等有条件开窗的公共交通工具,有条件时可开窗低速行驶,也可在停驶期间开窗通风,保持空气流通。

密闭交通工具有呼吸道疾病流行时,需定期对旅客列车、汽车、轮船的空气消毒,可使用0.05%的二氧化氯或0.5%的过氧乙酸喷雾,使用浓度20~30ml/m³,作用时间为30~60分钟。也可采用15%过氧乙酸熏蒸,用量为1~3g/m³,密闭30分钟。消毒必须在无人的情况下进行。消毒时,无空调装置的旅客列车、汽车、轮船应关闭风扇和门窗。空调旅客列车、汽车、轮船要关闭空调系统,消毒后要开门开窗通风,或打开排风系统排风。

（二）物体表面的消毒

对于交通工具,日常情况下应保持公共交通工具上的环境整洁卫生,并采取预防性消毒措施。飞机、火车、地铁、公交车、轮船等公共交通工具运行结束后,对内部物体表面(如车身内壁、司机方向盘、车内扶手、桌椅、台面、茶几、门把手、扶手等),采用含有效氯250~500mg/L的含氯消毒剂、250mg/L二氧化氯,或用0.02%的过氧乙酸溶液进行喷雾或擦抹消毒,也可采用有效消毒湿巾进行擦拭。

开展交通检疫时,除对密切接触者进行隔离观察外,必须对传染病患者乘坐的交通工具实行终末消毒。采用1 500~2 500mg/L含氯消毒剂、500~1 500mg/L二氧化氯或0.5%的过氧乙酸溶液进行喷雾或擦拭,作用60分钟,清水涂擦。

当公共交通工具上出现人员呕吐时,应立即采用消毒剂(如含氯消毒剂)或消毒干巾对呕吐物进行覆盖消毒。清除呕吐物后,再使用新洁尔灭等消毒剂进行物体表面消毒处理。当有疑似或确诊传染病病例出现时,应在专业人员指导下,有肉眼可见污染物时应先完全清除污染物再消毒。无肉眼可见污染物时可用 1 000mg/L 含氯消毒剂或 500mg/L 二氧化氯消毒剂擦拭或喷洒消毒。地面消毒先由外向内喷洒 1 次,喷药量为 100~300ml/m²。待室内消毒完毕后,再由内向外重复喷洒 1 次,消毒作用时间应不少于 30 分钟。

(三)卧具的消毒

供旅客使用的卧具必须整洁卫生,床单、枕套、被单被套等纺织物应保持清洁,并定期进行洗涤、消毒处理。软席或三等舱以上旅客使用的卧具应一客一换。飞机、旅客列车座位的头套应及时更换。更换卧具日常消毒可用 65℃ 以上的温水在洗衣机内清洗 30 分钟,或用含有效氯 250~500mg/L 含氯消毒剂浸泡 30 分钟后再洗涤。毛毯应定期更换消毒,毛毯和棉被的消毒可采用环氧乙烷熏蒸,使用剂量为 450mg/m³,温度为 55~60℃,相对湿度为 50%~60%,作用时间为 6~12 小时。

(四)餐茶具的消毒

交通工具在运行过程中多采用一次性餐茶具。但必须使用符合国家卫生和环保部门规定的产品,使用过程中应防止污染。旅客餐车和轮船餐厅用的餐茶具,可采用 250~500mg/L 含氯消毒剂,或使用 250mg/L 二氧化氯作用 20 分钟。也可采用煮沸消毒 10 分钟,蒸汽消毒温度 100℃,保持 10 分钟,或红外线消毒,温度控制在 120℃,作用时间 20 分钟,即可达到消毒目的。

第五节　公共场所的卫生杀虫杀鼠

一、医学昆虫、鼠类概述

医学昆虫是指危害人体健康的节肢动物,能传播疾病的节肢动物(或病媒昆虫)可通过机械或生物性方式传播多种疾病。目前,国内报道的医学昆虫有 15 种,即蚊子、苍蝇、白蛉、吸血蠓(小咬)、蚋(大咬)、虻、虱子、跳蚤、臭虫、蟑螂、蜱类、螨类、家蚁、毒隐翅和肿腿蜂。与法定传染病有关的主要有蚊子、苍蝇、白蛉、吸血蠓、蟑螂、人体虱、吸血螨和软蜱、硬蜱等。此外,鼠类同样可传播疾病。

病媒昆虫传播多种疾病。中华按蚊能传播疟疾,病原体为疟原虫。淡色库蚊能传播丝虫病,病原体为班氏丝虫。三带喙库蚊能传播流行性乙型脑炎,病原体为流行性乙型脑炎病毒。白纹伊蚊能传播登革热,病原体为登革热病毒。家蝇能传播痢疾、伤寒、霍乱、阿米巴痢疾,病原体为痢疾杆菌、伤寒杆菌、霍乱弧菌、阿米巴痢疾包囊。舌蝇(采采蝇)能传播睡眠病,病原体为锥虫。中华白蛉能传播黑热病,病原体为杜氏利什曼原虫。印鼠客蚤(开皇客蚤)和人蚤能传播地方性斑疹伤寒,病原体为莫氏立克次体。人体虱能传播流行性斑疹伤寒和虱性回归热,病原体为普氏立克次体和回归热螺旋体。全沟硬蜱能传播森林脑炎,病原体为森林脑炎病毒。乳突钝缘蜱能传播蜱媒回归热,病原体为回归热螺旋体。亚洲璃眼蜱能传播克里木-刚果出血热(又称蜱媒出血热),病原体为出血热病毒。革螨能传播流行性出血热,病原体为病毒等。鼠类可以传播多种疾病,包括鼠疫、钩端螺旋体病、恙虫病、森林脑炎、流行性出血热等。

二、医学昆虫基本防治方法

（一）物理防治

利用热、电、光等物理方法,灭活病媒昆虫(如紫外灯光诱捕蚊器、静电诱/击蚊灯等),用热开水灭臭虫,蒸汽灭虱等。

（二）化学防治

用化学杀虫剂灭活病媒昆虫。常用的卫生杀虫药剂包括有机氯杀虫剂(三氯杀虫酯)、有机磷杀虫剂(敌百虫、敌敌畏等)、氨基甲酸酯类杀虫剂(残杀威、西维因等)、昆虫激素杀虫剂(保幼激素等)、拟除虫菊酯类杀虫剂(胺菊酯、溴氰菊酯、二氯苯醚菊酯、氯氰菊酯等)。卫生杀虫药有各种剂型,如粉剂、可湿性粉剂、乳油、烟剂、气雾剂、颗粒剂、涂抹剂等,通过不同途径作用于虫体,使昆虫中毒致死。毒杀医学昆虫的方式如下。

1. 触杀作用 药物与昆虫体表直接接触,透过体壁进入体腔和血液,使神经系统中毒、组织代谢障碍而致死。

2. 熏杀作用 杀虫药物以气态经昆虫体表的气孔(气门),进入体内而起毒杀作用。具有熏杀作用的药物叫作熏蒸剂,有的药具有熏蒸毒性。

3. 胃毒作用 药物与食饵一起经口进入昆虫的肠道,引起中毒死亡。具有胃毒作用的药物又称胃毒剂。

4. 内吸作用 药物经家畜体表吸收,分布于全身体液中,当昆虫刺吸家畜血液时,引起中毒死亡。在防治农业害虫上,常将具有内吸作用的杀虫剂涂于农作物根茎处,经内吸后,毒性分布于植株叶内,使害虫窃食茎叶而中毒死亡。

（三）生物防治

利用昆虫的天敌消灭病媒昆虫(如稻田、池塘养鱼、养鸭,捕食蚊的幼虫),利用霉菌、苏云金芽孢杆菌血清型 H-14 和球型芽孢杆菌及索科线虫、满江红(红萍)等灭蚊虫。保护蚊类天敌——燕子、蜻蜓、蝙蝠、蛙等。

（四）遗传防治

遗传防治又称遗传绝育防治,是释放大量绝育的雄性昆虫和自然界中的雌性昆虫交配,使雌虫不育,而达到消灭病媒昆虫的目的。其方法有化学绝育、辐射绝育和杂交绝育等。

（五）生态防治

生态防治又称环境防治,即改造生态环境的方法,其目的是使昆虫失去有利的生存条件和滋生地。

（六）防虫措施

在夏秋季节,安装纱门、纱窗,挂蚊帐、用纱罩盖饭菜等措施,以防蚊、蝇、白蛉的骚扰。室内也可用野生植物(如艾、蒿)或蚊香及喷涂防虫涂料等,以减少蚊、螺、蛉的叮咬。冬季要勤换洗衣服、勤晒被褥、勤洗澡,以防生虱和疥螨的侵袭等。

三、常见医学昆虫的防治

（一）蚊的防治

灭蚊重点是清除户内外滋生蚊虫场所,不使生蚊,这是治本措施。具体做法:翻盆倒罐、堵树洞,防止雨后积水招蚊产卵,院内养的水生植物花卉(如盆栽荷花、子午莲、水柳等),要定期换水。对污水池塘、渗水井(坑)、自来水表井、雨水口等易存水、生蚊处所,要做好保洁和不积存雨水的措施。防火水缸(桶)、水池,要加盖或定期换水,可防止蚊子产卵滋生孑孓。

根据蚊密度高峰季节,采取防蚊和灭蚊方法,如蚊香、无烟蚊香、电热蚊香药片和电气液体蚊香等驱(杀)蚊药剂,以杀灭空气中蚊虫。使用气雾杀虫剂,如香菊雾、克害威、宝力杀、灭害灵等卫生用杀虫剂喷雾罐或瓶。还可在纱门、纱窗上喷刷涂抹混有氯氟菊酯或者溴氰菊酯的长效杀虫剂涂料,也可使用滞留性杀虫剂药液浸泡的蚊帐。另外,电子杀蚊灯、紫外线诱蚊灯、静电击蚊器等相继问世,适合宾馆、饭店、招待所等单位使用。

(二)蝇的防治

灭蝇的重点要清除户内、外蝇类滋生场所,不使招蝇生蛆。做好院内环境卫生,经常清除粪便和厨房中的餐厨垃圾,对死亡的小动物尸体应予深埋或焚烧。腌菜、酱菜缸坛要盖严或密封,保持卫生,不使生蛆。养花不能直接使用生粪肥。食物、食具要有防蝇、灭蝇设备。在蝇密度高峰季节,可用蝇拍捕打、诱蝇笼捕杀、黏蝇纸黏扑、毒蝇纸和毒饵剂毒杀等办法灭蝇。室内可用化学药物灭蝇,常用的药物为5%氯氰菊酯可湿性粉剂(商品有卫害净和奋斗呐)和2.5%溴氰菊酯可湿性粉剂(商品名凯素灵),兑水100~200倍,喷洒屋内墙壁及屋顶、垂吊灯索等处,药物潜效可持续2~3个月,剂量要达到每平方米20~25mg。其他气雾杀虫剂也都对灭蝇有速杀、击倒快的作用。

另外,敌敌畏和敌百虫配成毒饵、毒汁(糖奶液体加药配制2%诱毒剂)使用,效果更佳,室内、外都可应用。灭蝇的治本措施,要强调大环境卫生治理,垃圾和粪便一定要管理好。加强餐饮副食行业、酿造行业的卫生管理,结合农村积肥,改良厕所、粪池密封加盖、宣传不随地大便等,可减少苍蝇滋生繁殖的机会。

(三)蟑螂的防治

灭蟑螂要坚持综合防治,治本为主的方法。杜绝蟑螂的隐蔽处所(如堵抹管道缝隙、墙壁、窗台缝隙等),减少蟑螂吃食的机会(如饭菜盖严、垃圾清扫干净),再用诱扑、胶粘、毒饵诱杀等方法加以消灭。具体做法有以下几种。

1. 粘捕法 可用"诱蟑木盒""塑料质蟑螂餐厅""ZA型蟑螂捕捉盒"和"灭蟑灵"等捕捉工具。这种方法简便,盒内放新鲜面包渣,开口处设有可供蟑螂爬入而不能再出去的轻质金属活门,一昼夜可捕数十只。在蟑螂活动处所放置涂抹松香糖胶、号外油等黏合剂的硬纸板或塑料薄膜,中间放蟑螂喜吃的诱饵,即可粘获。市售商品有现成黏胶板,效果很好。

2. 毒饵法 将香甜食物加上合适浓度的胃毒杀虫剂即成毒饵,有片、颗粒、丸、粉、水等多种剂型,可因地制宜选用。毒饵最好现用现配,以保持新鲜和较强的诱引力。一种毒饵使用一段时间后,应更换另一种,交替使用,避免蟑螂厌食和产生抗药性。市售商品有灭蟑螂蚂蚁药、蟑蚁净、硼酸丸、敌百虫蟑螂片等。

3. 药笔法 是一种新剂型的灭蝇药,它具有方便、省药的优点,并且药笔无味,对人、畜、禽基本无毒,碗柜、食品柜中皆可使用。使用时食物不用遮盖。用粉笔在蟑螂活动处画横竖线条,或在墙、柜面画方格条,蟑螂经过时接触画线药粉即中毒死亡。配制方法:将2.5%溴氰菊酯、20%杀灭菊酯或20%除虫菊酯用水稀释(杀灭菊酯为1%,笔中含药为5‰;溴氰菊酯为1%,笔中含药5‰),然后将粉笔浸入,待浸透药液后(5分钟左右),取出待阴干即可使用。每只笔浸药液为2.5~3ml(3种药可任选一种配制)。一般居民厨房用3~5只,即够灭蟑。

4. 滞留喷洒法 适用于大面积灭蟑螂的方法。将杀虫药剂兑水稀释后,喷洒于墙脚、碗柜和水池壁底面、冰箱周围及自来水管、暖气管道缝隙等蟑螂活动场所。喷药后 10 日内不要用水擦洗喷药处,以保持残效作用。常用药为 2.5% 溴氰菊酯可湿性粉剂和 5% 氯氰菊酯可湿性粉剂。

(四)臭虫的防治

防治臭虫首先要注意室内清洁,及时修补墙洞,抹堵缝隙,更换糊墙壁纸,清洗床架、被单床垫、帐子等,以防臭虫在室内滋生。购买旧家具在放入室内前,要检查有无臭虫,并及时喷洒杀虫药。因臭虫对高温抵抗力不大,在 45℃ 环境中 4 小时,虫卵及大小臭虫可全部死亡。另外,开水浇烫或高压蒸汽喷杀,都能杀灭臭虫。化学药物可使用 1% 浓度倍硫磷乳剂喷洒,用量为大床 500ml,小床 250ml,墙面每平方米 50ml。也可用诺毕速灭松杀虫剂,以 10% 浓度喷洒或涂刷缝隙。用 5% 氯氟菊酯可湿性粉剂或 2.5% 溴氟菊酯可湿性粉剂,兑水 200 倍滞留性喷洒在生臭虫处所,杀灭臭虫效果更好,因其残效长,可一次灭净。集体宿舍灭臭虫要联合行动,以免臭虫互相逃窜。

(五)虱的防治

1. 物理方法 ①开水浇烫,将生虱布衣服(棉织品内衣)放盆内,直接用开水浇烫,浸过衣服表面半寸即可,闷 10~20 分钟后,虱和虱蚋可全部烫死。②干热烫杀,将生虱衣、被铺平,用电熨斗或热烙铁(70℃ 以上),沿生虱、蚋的衣缝、褥被行缝线,慢慢熨烫(如烙铁过热,可垫一块湿布或湿毛巾,可将虱蚋烘烤烫死)。③高温蒸杀,以开锅后计时,20~30 分钟即可揭锅。

2. 药物方法 ①灭虱药物粉笔,将药笔半只划道涂擦头发或帽子衬里上,戴头上过夜,可灭头虱。②25% 百部酒精浸泡液擦头,将百部草 25g,浸泡于 10ml 75% 酒精中 48 小时(或百部草 25g 加白酒 250g 泡 2 日),用药酒擦头发或蘸液梳头,然后用毛巾包头或戴帽子,次日洗净,头虱即可杀灭。③百部水洗头,用百部草 50g 加水 1kg 煮沸半小时,滤过,取药液 1 份,加水 4 份,洗头。注意勿入眼内,洗后包头巾过夜,头虱即全部死亡。④2% 百治屠粉剂,将药粉装入纱布袋内,在头发内拍撒,每人 10~15g。或撒在布帽内,戴头上过夜(注意勿入眼内、口内)。⑤热醋洗头,将市售食醋加温至 40℃ 左右,倒脸盆内洗头发,可杀灭头虱和虱蚋。⑥二氯苯醚菊酯灭虱头油,将头油倒手心上擦揉头发,然后用毛巾包头 1~2 小时,1~3 日后,用肥皂水洗净,1 周后重复 1 次。剂量 13 岁以下小学生为 5ml,学龄前儿童为 3ml,成人为 10ml。⑦2% 百治屠粉剂、敌敌畏乳剂(1% 浓度)喷洒衣被,均可灭体虱。

(六)蚤的防治

注意环境卫生,房间要通风干燥,阳光充足,防止跳蚤滋生。阴暗的地方,不积存有机腐殖物、尘土,以免繁殖蚤的幼虫。灭鼠,并不使家猫身上染蚤,以杜绝跳蚤的传入和蔓延。灭蚤方法主要以化学药物效果最好最快。

四、鼠的防治

(一)防鼠与捕鼠

1. 注意环境卫生 保持室内整洁。建筑物周围应无杂草、垃圾,不得有马厩、猪舍等。鼠洞及墙缝要及时堵塞。公共场所地面必须铺装水泥或砖石,仓库物品要离墙 10~50cm 和垫高 50cm。定期清理室内死角,防止鼠类营巢。

2. 要断绝鼠粮，食品仓库应安装防鼠门。厨房内食品也应做到严防鼠类偷食，旅店旅客的个人食物更要妥善收藏。

3. 捕鼠是安全、简便和行之有效的灭鼠方法。有些公共场所不宜使用鼠药时，更宜采用本法。通常采用器械灭鼠法，常用器械有鼠夹、鼠笼、鼠套等。此法多利用金属（钢丝）弹性制成鼠夹、鼠笼及其他类型捕鼠器械灭鼠。将鼠夹、鼠笼的诱饵装置挂上诱饵，鼠盗食之时被捕获。但由于鼠的"新物反应"，即鼠对未见过的捕鼠器械在一开始总存有疑虑，不轻易进入，往往捕鼠效果欠佳。

（二）毒鼠

药物毒鼠的优点是效率高，易在较大范围内同时开展，且能在短期内使鼠密度大幅度下降。缺点是易造成人畜中毒和粮食及药物的浪费。毒鼠可用毒饵灭鼠和熏蒸灭鼠两种方法。

1. 毒饵灭鼠 是将药物加入食物和水中制成毒饵，投放于鼠经常活动场所灭鼠，使鼠食入中毒致死。毒饵的主要成分是灭鼠剂和诱饵。这种方法经济、易操作，效果好。此法的缺点是有些急性灭鼠毒饵使用不慎会造成人畜中毒。公共场所宜用磷化锌、敌鼠钠盐、毒鼠磷、杀鼠灵等。在毒鼠过程中，要定期更换鼠药及诱饵，以防止拒食发生。

毒饵灭鼠常采用按洞投毒或在鼠活动场所投毒两种方式。为防止人畜误食中毒，防止灭鼠剂污染食品、饲料，降低毒性衰减速度，延长毒饵有效期，还可采用布毒箱。

2. 熏蒸灭鼠 是用某些药物在常温下气化或通过化学反应产生有毒气体，投入有鼠害的环境中，加以封闭，从而使鼠类吸入中毒致死。本法适用于船舶、火车、仓库等密闭场所鼠患较重的灭鼠，但只能用于环境较封闭的鼠患现场。本法易造成其他动物中毒，食品污染等。但同时还兼具杀虫作用。常用的熏蒸剂有磷化铝（用量为 $6 \sim 12 g/m^2$）等。

毒鼠所用灭鼠剂对人畜均有较强毒性，尤其是熏蒸毒剂，更要注意安全。灭鼠剂应由专人保管、发放。配制和投放毒饵时不得用手直接接触，工作中不得吸烟和进食，工作结束应用肥皂水洗手。在公共场所施用毒鼠剂宜应夜间进行。剩余的毒饵和死鼠应焚烧或深埋。

（三）生物灭鼠

鼠的天敌主要有猫、犬、蛇、猫头鹰、鼬、黄鼠狼、狐狸等，可以利用它们达到灭鼠，降低鼠密度的目的，控制鼠害。对鼠有致病力的病原微生物是沙门菌，其次是病毒。虽然微生物灭鼠有一定的发展前途，但由于鼠体免疫力的出现和鼠密度大幅度下降后，易出现鼠间动物病流行等问题，目前只能作为比较次要的灭鼠方法，用于高鼠密度的地区。

（四）环境灭鼠

环境灭鼠法，即破坏鼠类生存环境，如改造环境堵塞鼠洞、设置防鼠网、断绝鼠粮等，不利于鼠类的生存繁衍，使鼠密度降低，鼠害得到控制。此法是目前认为行之有效的灭鼠法，因而得到提倡和推广使用。

第六节　个人防护

个人防护是为了防止化学、生物等环境有害物质对消毒人员造成危害所采取的措施，包括手卫生及防护用品的穿戴。

一、手卫生

手卫生是指从事职业活动过程中的洗手和手消毒。

(一) 洗手

洗手是用流动水和洗手液(肥皂)揉搓冲洗双手,去除手部皮肤污垢、碎屑和部分微生物的过程。洗手是控制病原体感染最简单、最有效、最方便、最经济的方法。当手部有肉眼可见的污染,或可能接触艰难梭菌、肠道病毒等对速干手消毒剂不敏感的病原微生物时,应进行洗手。

洗手时,应在流动水下淋湿双手;取适量洗手液(肥皂)均匀涂抹整个手掌、手背、手指和指缝;认真揉搓双手至少 15 秒,注意清洗双手所有皮肤,包括指背、指尖和指缝,揉搓完成后再在流动水下彻底冲洗干净,用干手巾或纸巾擦干。用洗手液(肥皂)正确洗手可以减少手部 90% 的细菌。

(二) 手消毒

手消毒是指灭活或清除手部病原微生物并达到消毒要求的过程,可分为卫生手消毒和外科手消毒。消毒员在从事职业活动过程中需做好卫生手消毒。

卫生手消毒是指手的预防性消毒过程。当手部没有肉眼可见污染时,宜使用速干手消毒剂进行卫生手消毒。当接触传染病患者的血液、体液和分泌物及被传染性病原微生物污染的物品后或处理传染病患者污物之后,应先洗手,然后进行卫生手消毒。

1. 卫生手消毒方法　①取适量的手消毒剂于掌心,均匀涂抹双手。②按洗手方法的揉搓步骤进行揉搓。③揉搓至手部干燥。

2. 手消毒剂　卫生手消毒时首选速干手消毒剂,过敏人群可选用其他手消毒剂。针对某些对乙醇不敏感的肠道病毒感染时,应选择其他有效的手消毒剂。特殊条件下,也可使用含氯或过氧化氢的手消毒剂。

3. 卫生手消毒注意事项　戴手套不能代替手卫生,摘手套后应进行手卫生消毒。

4. 卫生手消毒效果　应达到的要求检测的菌落数 $\leqslant 10\mathrm{CFU/cm}^2$。

二、防护用品的穿戴

(一) 一般防护

对公共场所及居民家庭、普通单位等普通场所的物品采用消毒剂进行擦拭消毒时,应采取一般防护措施。穿戴的防护用品有医用外科口罩、乳胶手套、工作服。正确佩戴方法和注意事项如下。

1. 医用外科口罩有白色和蓝色两面,将白色面向内贴着口鼻,蓝色面朝外。

2. 佩戴时,将折面完全展开,将嘴、鼻、下颌完全包住。用两手食指压紧鼻夹,使口罩与面部完全贴合。

3. 戴好后自行检查是否完全包裹面部,鼻夹处是否贴合。

4. 不可用污染的手触摸口罩的外侧,摘下口罩后应立即洗手。

5. 医用外科口罩只能一次性使用,口罩受到消毒剂污染后,应立即更换。

6. 一次性使用手套不可重复使用,破损后应及时更换。

7. 对公共场所、居民家庭、普通单位的地面和空气进行喷洒消毒时,应在一般防护的基础上佩戴护目镜,并穿专用工作鞋。

(二) 一级防护

对存在发热与经呼吸道传播的感染性疾病人群的场所的物品、地面和空气进行化学消毒时,应采取个人一级防护。穿戴的防护用品有工作帽、医用防护口罩、隔离服/工作服(连体工作服)、专用工作鞋、乳胶手套。

佩戴医用防护口罩时,应用两只手按压鼻夹固定。进入工作区域之前,还应进行密合性检查,工作帽应遮住全部头发。

第十章

公共场所现场快速检测技术

第一节　公共场所现场快速检测的定义和特点

一、定义

现场快速检测没有一个明确的定义,一般认为是与国标和传统检测方法相比能够在现场短时间内出具检测结果的行为。

二、特点

现场快速检测有以下特点。

1. 应用于现场。
2. 实验准备简化。
3. 样品处理简化或自动化。
4. 结果判读直观化。
5. 包括样品制备在内能够在 30 分钟内出具结果。

三、衡量快速检测方法优劣的指标

(一) 技术性指标

1. 灵敏性　即一种快速检测方法,对不合格项目的检出能力,这是作为快速检测方法首先要考虑的指标。快速检测方法只有达到一定的灵敏度(检测下限),才能保证不合格样品全部被检出而不漏检。针对不同样品中的污染物其快速检测方法需要相应的灵敏度。

2. 特异性　即针对性强,假阳性低,一种快速检测方法最好只针对所检测项目,其他非检测项目或物质对检测结果无影响。另外,特异性还意味着有较低的错检率,错检率和假阳性太高将会大大增加可疑阳性结果,增加实验室确认的工作量。假阳性可以通过重复的快速检测试验而降低。

3. 稳定性　结果稳定,重现性好,包括不同时间、不同地点、不同人员对同一样品同一项目的快速检测结果有较好的一致性,包括有较高的效期稳定性和温度稳定性。

(二) 可操作性指标

1. 便捷性　从采样到样品制备,从实验准备到操作过程,能够方便操作并快速完成。

尤其是仪器容易操作,结果容易判读,适合于基层一线人员开展工作。

2. 经济性 快速检测作为对不合格产品的一种筛检方法,需要筛检的数量大,要求单件快速检测成本要尽量低,以便于深入广泛开展各项快速检测工作。

3. 检测的种类多、范围广 一种快速检测方法可以通过不同的样品前处理方式,对尽可能多的样品种类进行筛检,以提高快速检测方法实际应用的广泛性。

第二节 现场快速检测的质量控制

一、质量控制的目的

通过有效手段,监控现场快速检测结果的有效性,以确保并证明检测过程受控及检测结果的准确性和可靠性。

二、开展现场快速检测质量控制的措施

可采取(但不限于)下列质量控制措施。

1. 采用参考物质进行核查。
2. 人员比对。
3. 仪器比对。
4. 与获得实验室资质认定的机构进行比对。
5. 参加行业组织的能力比对。
6. 空白试验。

检测人员应按要求开展质量控制活动,发现异常时,应分析原因并采取有针对性的措施。

三、现场采样操作的质量控制

1. 每次监测前应对现场监测人员进行工作培训,其内容包括监测目的、计划安排、监测技术的具体指导和要求、记录填写等,以确保工作质量。

2. 现场采样前,应详细阅读仪器的使用说明,熟悉仪器性能及使用范围,能正确使用监测仪器。

3. 每件仪器应定期进行检定,修理后的仪器应重新进行计量检定。每次连续监测前应对仪器进行常规检查。

4. 采样器的流量于每次采样之前进行流量校正。

5. 使用化学法现场采集样品时,应设空白对照,采平行样。

6. 微生物采样应无菌操作。采样用具,如采样器皿、试管、广口瓶、剪子等,应经灭菌处理,无菌保存。

四、现场快速检测仪器的主要技术指标及要求

(一)现场快速检测仪器的主要技术指标

现场快速检测仪器的主要技术指标有测量范围、检测限、稳定性(包括零点漂移和量程

漂移及噪声)、响应时间、精密度(包括重复性、再现性)、抗干扰能力和准确度等。

(二)技术指标要求

1. 测定范围 用于现场监测仪器的量程应包括 0~10s 范围[注:s 为标准中规定的限值或最高容许浓度(以下同),在测量范围内应尽可能呈线性关系]。

2. 检测限 分析仪器要求的最低测定量应小于或等于 1/5s。

3. 稳定性 分析仪器的零点漂移、量程漂移及噪声水平应小于或等于仪器测量范围的上限值(以下称满量程)±1%。

4. 响应时间 被测物的响应时间与仪器测量原理和类型有很大关系,很难作出统一规定。对于电化学分析仪应小于 5 分钟,而其他仪器应小于 2 分钟。

5. 精密度

(1)重复性误差:在仪器量程上、下限值点,重复测量相对标准偏差应小于 10%,全量程范围内平均相对标准偏差就应小于 7%。

(2)再现性误差:3 台或 3 台以上仪器,在仪器中间量程点,重复测量平均相对标准偏差应小于 7%。

6. 抗干扰能力 仪器对现场中可能存在的干扰物质的干扰系数总和应小于或等于 10%。

7. 准确度 在测量范围内仪器示值与约定真值之间相对误差应小于 10%。总不确定度小于或等于 25%。

(三)现场检测仪器的校准

1. 零点校准 仪器在正常工作状态,置于调零档,从进样口使零空气或零点校准气进入仪器,待基线平稳后,调节零点旋钮,使仪器基线对零。

2. 稳定性校准

(1)单点量程校准:是对呈线性关系的仪器常用的校准方法。实际上只校准仪器量程的上、下限值。上限值取满量程的 80%~90% 范围内任一浓度点,下限值取零点。上、下限值校准后,连成一条直线,也就是全量程都校准了。所以单点校准又称为线性度校准。校准步骤:待仪器零点校准后,从仪器进样口输入量程校准气(浓度为满量程的 80%~90% 标准气体)。待仪器输出示值稳定后,调节量程旋钮,使示值与标准气体浓度的约定真值相一致。

(2)多点量程校准:对于非线性仪器常用多点校准。一般校准全量程 5 个浓度点(0、20%、50%、70% 和 90%),校准步骤与绘制标准曲线方法相同。

3. 零点校准和单点量程校准需进行两次。

第三节 公共场所物理因素、室内空气质量的现场检测

一、各类公共场所卫生监测频次与样本量要求

依据《公共场所卫生检验方法第 6 部分:卫生监测技术规范》(GB/T 18204.6—2013)。

(一)宾馆、饭店、旅店、招待所等场所

1. 监测频次 空气质量监测:在场所监测 1 日,上午、下午各监测 1 次;经常性卫生监

测:随机监测。

2. 监测样本量 客房数量≤100 间的场所,抽取客房数量的 3%~5%进行监测;客房数量>100 间的住宿场所,抽取客房数量的 1%~3%进行监测;且每个场所监测的客房数量不得少于 2 间,每间客房布 1 个监测点。

(二) 影剧院、音乐厅、录像厅(室)等场所

1. 监测频次 空气质量监测:在场所监测 1 日,在 1 日中监测 1~2 场,每场开映前 10 分钟,开映后 10 分钟和结束前 10 分钟各监测 1 次;经常性卫生监测:只随机监测 1 场,开映前 10 分钟,开映后 10 分钟和结束前 10 分钟各监测 1 次。

2. 监测样本量 座位数量<300 个的场所布置 1~2 个监测点,座位数量 300~500 个的场所布置 2~3 个监测点,座位数量 501~1 000 个的场所布置 3~4 个监测点,座位数量>1 000 个的场所布置 5 个监测点。

(三) 游艺厅、歌舞厅等场所

1. 监测频次 空气质量监测:在场所监测 1 日,在 1 日中营业的客流高峰和低峰时各监测 1 次;经常性卫生监测:随机监测。

2. 监测样本量 营业面积<50m² 的场所布置 1 个监测点,营业面积 50~200m² 的场所布置 2 个监测点,营业面积>200m² 的场所布置 3~5 个监测点。

(四) 公共浴室、游泳馆等场所

1. 监测频次 经常性卫生监测:在场所营业的客流高峰时段监测 1 次。

2. 监测样本量 营业面积<50m² 的场所布置 1 个监测点,营业面积 50~200m² 的场所布置 2 个监测点,营业面积>200m² 的场所布置 3~5 个监测点。

需注意:场所营业面积应按不同功能(如更衣室、休息室、浴室、游泳池等)分别计算。

(五) 美容店、理(美)发店等场所

1. 监测频次 空气质量监测:在场所监测 1 日,在 1 日的营业时间内监测 2~3 次;经常性卫生监测:随机监测。

2. 监测样本量 座(床)位数量<10 个的场所布置 1 个监测点,座(床)位数量 10~30 个的场所布置 2 个监测点,座(床)位数量>30 个的场所布置 3 个监测点。

(六) 体育场(馆)

1. 监测频次 经常性卫生监测:随机监测。

2. 监测样本量 观众座位数量<1 000 个的场所布置 2 个监测点,座位数量 1 000~5 000个的场所布置 3 个监测点,座位数量>5 000 个的场所布置 5 个监测点。

(七) 展览馆、博物馆、图书馆、美术馆、商场(店)、书店、候车(机、船)室、餐饮等场所

1. 监测频次 经常性卫生监测:场所营业的客流高峰时段随机监测 1 次。

2. 监测样本量 营业面积<200m² 的场所布置 1 个监测点,营业面积 200~1 000m² 的场所布置 2 个监测点,营业面积>1 000m² 的场所布置 3 个监测点。

二、监测卫生指标及限值要求

依据《公共场所卫生指标及限值要求》(GB 37488—2019)。

(一) 物理因素

1. 室内温度 公共浴室和游泳场(馆)冬季室内温度宜达到表 3-1 的要求,其他公共场

所冬季采用空调等调温方式的,室内温度宜在16~20℃之间;公共场所夏季采用空调等调温方式的,室内温度宜在25~28℃之间。

2. 相对湿度　带有集中空调通风系统的游泳场(馆)相对湿度不宜大于80%;其他带有集中空调通风系统的公共场所,相对湿度宜在40%~65%之间。

3. 风速　宾馆、旅店、招待所、理发店、美容店及公共浴室的更衣室、休息室风速不宜大于0.3m/s,其他公共场所风速不宜大于0.5m/s。

4. 采光照明

(1)公共场所宜充分利用自然采光,室内游泳馆自然采光系数不宜低于1/4,其他利用自然采光的公共场所室内自然采光系数不宜低于1/8。

(2)游泳场(馆)游泳池区域的水面水平照度不应低于200Lx,理发店、美容店工作面照度不应低于150Lx,其他有阅读需求的公共场所照度不应低于100Lx。

5. 噪声

(1)对有睡眠、休憩需求的公共场所,环境噪声不应大于45dB(A计权),且空调、排风设施、电梯等运行所产生的噪声对场所环境造成的影响不应高于设备设施关闭状态时环境噪声值5dB(A计权)。

(2)候诊室、候车(机、船)室及公共交通工具客舱环境噪声宜小于70dB(A计权);影剧院、录像厅(室)、游艺厅、舞厅、音乐厅等娱乐场所及轨道交通站台环境噪声宜小于85dB(A计权);其他场所的环境噪声宜小于55dB(A计权)。

(二)室内空气质量

1. 新风量、二氧化碳　对有睡眠、休憩需求的公共场所,室内新风量不应小于30m³/(h·人),室内二氧化碳浓度不应大于0.10%;其他场所室内新风量不应小于20m³/(h·人),室内二氧化碳浓度不应大于0.15%。

2. 细菌总数　对有睡眠、休憩需求的公共场所,室内空气细菌总数不应大于1 500CFU/m³或20CFU/皿;其他场所室内空气细菌总数不应大于4 000CFU/m³或40CFU/皿。

3. 一氧化碳、可吸入性颗粒物(PM₁₀)、甲醛、苯、甲苯和二甲苯　公共场所室内空气中的一氧化碳、可吸入性颗粒物、甲醛、苯、甲苯和二甲苯浓度应符合表10-1要求。

表10-1　公共场所室内空气中的一氧化碳、可吸入性颗粒物、甲醛、苯、甲苯和二甲苯卫生要求

单位:mg/m³

指标	要求
一氧化碳	≤10
可吸入性颗粒物	≤0.15
甲醛	≤0.10
苯	≤0.11
甲苯	≤0.20
二甲苯	≤0.20

4. 臭氧、总挥发性有机物(TVOC)、氡(²²²Rn)　公共场所室内空气中的臭氧、总挥发性有机物、氡浓度宜达到表10-2的要求。

表 10-2　公共场所室内空气中的臭氧、总挥发性有机物、氡卫生要求

指标	要求
臭氧/$(mg \cdot m^{-3})$	≤0.16
总挥发性有机物/$(mg \cdot m^{-3})$	≤0.60
氡/$(Bq \cdot m^{-3})$	≤400

5. **氨**　理发店、美容店室内空气中氨浓度不应大于 $0.50mg/m^3$；其他场所室内空气中氨浓度不应大于 $0.20mg/m^3$。

6. **硫化氢**　使用硫磺泉的温泉场所室内空气中硫化氢浓度不应大于 $10mg/m^3$。

7. **地下空间**　室内空气质量除地铁站台、地铁车厢外,公共场所是地下空间的,其室内空气质量应符合 GB/T 17216 的要求。

第四节　公共场所水质的现场检测

各类公共场所卫生监测频次与样本量要求依据《公共场所卫生检验方法第 6 部分:卫生监测技术规范》(GB/T 18204.6—2013)。

一、宾馆、饭店、旅店、招待所等场所

1. **饮水监测**　按 GB 5749 执行。
2. **沐浴水监测频次**　随机监测。
3. **沐浴水监测样本量**　随机选择 5 间客房,各采集沐浴水样 500ml。

二、公共浴室、游泳馆等场所

1. **游泳池水卫生状况监测**
(1)监测频次:人工游泳场所经常性卫生监测在场所营业的客流高峰时段监测。
(2)监测样本量:儿童泳池布置 1~2 个采样点,成人泳池面积≤1 000m² 的布置 2 个采样点,成人泳池>1 000m² 的布置 3 个采样点。
(3)样品采集:在泳池水面下 30cm 处采集水样 500ml。
2. **沐浴水卫生状况监测**
(1)监测频次:经常性卫生监测为随机监测。
(2)监测样本量:随机选择 5 个淋浴喷头,各采集淋浴水样 500ml;在沐浴池选择 3 个采样点,采集水面下 30cm 处水样 500ml。

第五节　物理因素快速检测

一、温湿度计(图 10-1)

(一)测点布置要求

1. **测点数量**　室内面积不足 50m² 的设置 1 个测点,50~200m² 的设置 2 个测点,200m²

以上的设置 3~5 个测点。

2. 测点位置 室内 1 个测点的设置在中央,2 个采样点的设置在室内对称点上,3 个测点的设置在室内对角线四等份的 3 个等份点上,5 个测点的按梅花布点,其他按均匀布点原则布置。

3. 测点距离 测点距地面高度 1~1.5m,距墙壁不小于 0.5m,室内空气温度测点还应距离热源不小于 0.5m。

(二)仪器使用方法

1. 打开电源。

2. 按"℃/F"键,选择以℃为显示的温度单位。

3. 在此状态下,停留 2 分钟待数值稳定后,记录检测值。

4. 为了读数方便,如仪器设有"HOLD"键,可按一次锁定显示读数,再按一次可解除锁定。

5. 检测结束后,立即将开关关闭。

6. 结果表达 一个区域的测定结果以该区域各测点测量值的算术平均数给出。

需注意:此步骤为一般仪器操作步骤,不同仪器操作步骤不一致,应以仪器操作说明书为准。

二、空盒气压表(图 10-2)

(一)测点布置要求

无具体要求。

(二)仪器使用方法

1. 打开气压表盒盖,读取附温,准确到 0.1℃。

2. 轻敲盒面(克服空盒气压表内机械摩擦),待指针摆动静止后读数。读数时视线需垂直刻度面,读数指针尖端所示的数值应准确到 0.1hPa。

3. 结果计算 大气压力的计算式:$P=P1+P2+P3$;式中 P 为大气压力,单位为帕(Pa);$P1$ 为刻度订正值,由仪器说明书中给出,单位为帕(Pa);$P2$ 为温度修正值,单位为帕(Pa);$P3$ 为补充订正值,由检定证书中给出,单位为帕(Pa)。

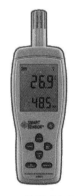

图 10-1 数显式温湿度计

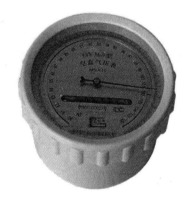

图 10-2 空盒气压表

三、风速计(图 10-3)

(一)测点布置要求

1. 测点数量　室内面积不足 50m^2 的设置 1 个测点,50~200m^2 的设置 2 个测点,200m^2 以上的设置 3~5 个测点。

2. 测点位置　室内 1 个测点的设置在中央,2 个采样点的设置在室内对称点上,3 个测点的设置在室内对角线四等份的 3 个等份点上,5 个测点的按梅花布点,其他按均匀布点原则布置。

3. 测点距离　测点距地面高度 1~1.5m,距墙壁不小于 0.5m。

(二)仪器使用方法

1. 将探头插入到"探头插座",按开关键打开仪表给传感器供电。选择风速单位和温度单位。

2. 归零操作　将传感器盖滑动向上的"传感器"位置,让热线感器封闭。等数字稳定后按"Hold/Zero"键 2 秒,显示 4 个"0"后的风速值为零。

3. 将传感器盖滑动向下的位置,让热线感器与测量的空气接触。将探头手柄拉伸到合适的长度。

4. "传感器"的顶部有方向标志,测量时这个标志必须面对测量的风向,仪表的主显示读数为该风速值,副显示读数为温度值。

5. 多点平均计算按"Mean"键,记录的测量值将会在屏幕的第一排显示,第二排显示的是目前测量值。按"Flow/Temp"键,可以在风速、温度和流量之间切换。

6. 锁定显示读数按下"Hold/Zero"键锁定屏幕上的读数,屏幕上就会显示 HOLD。

7. 最大、最小和平均值读数按"Max/Min"键在最大读数和最小读数之间选择,已保存的最大值和最小值及其记录的时间会一起显示在屏幕上。

8. 用后随时关掉电源开关,将传感器盖滑动向上,封闭热线感器。

9. 结果表达　一个区域的测定结果以该区域各测点测量值的算术平均数给出。

需注意:此步骤为一般仪器操作步骤,不同仪器操作步骤不一致,应以仪器操作说明书为准。

四、照度计(图 10-4)

(一)测点布置要求

1. 测点数量　室内面积不足 50m^2 的设置 1 个测点,50~200m^2 的设置 2 个测点,200m^2 以上的设置 3~5 个测点。

2. 测点位置　室内 1 个测点的设置在中央,2 个采样点的设置在室内对称点上,3 个测点的设置在室内对角线四等份的 3 个等份点上,5 个测点的按梅花布点,其他按均匀布点原则布置。

3. 测点距离　测点距地面高度 1~1.5m,距墙壁不小于 0.5m。

(二)仪器使用方法

1. 打开电源。

2. 选择适合的测量档位。

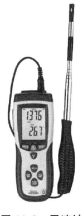

图 10-3　风速计

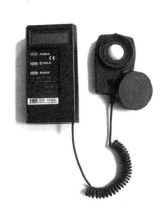

图 10-4　照度计

3. 打开光检测器头盖,并将光检测器放在欲测光源的水平位置。

4. 读取照度计 LCD 的测量值。

5. 读取的测量值,如左侧最高位数显示"1",即表示过载现象,应立刻选择较高档位测量。

需注意:设定 20 000Lx/fc 档位时,所显示读值,须×10 倍才是测量的真值。设定 200 000Lx 档位时,所显示读值,须×100 倍才是测定的真值。

6. 读值锁定开关,按 HOLD 开关一下,LCD 显示"H"符号,且显示锁定数值。再按一下 HOLD 开关,则可取消读值锁定功能。

7. 峰值锁定　欲测量光脉冲信号,按 PEAK 开关一次,LCD 显示"P"符号,以及脉冲峰值。再按 PEAK 开关一次,即恢复正常状态。

8. 测量工作完成后,将光检测器头盖盖回,电源开关切至"OFF"。

9. 结果表达　一个区域的测定结果以该区域各测点测量值的算术平均数给出。

五、声级计(图 10-5)

(一)测点布置要求

1. 测点数量

(1)噪声源在公共场所外:室内面积不足 50m² 的设置 1 个测点,50~200m² 的设置 2 个测点,200m² 以上的设置 3~5 个测点。

(2)噪声源在公共场所内:设置 3 个测点。

2. 测点位置

(1)噪声源在公共场所外:室内 1 个测点的设置在中央,2 个采样点的设置在室内对称点上,3 个测点的设置在室内对角线四等份的 3 个等份点上,5 个测点的按梅花布点,其他按均匀布点原则布置。

(2)噪声源在公共场所内:在噪声源中心至对侧墙壁中心的直线四等份的 3 个等份点上设置。

3. 测点距离　测点距地面高度 1~1.5m,距墙壁和其他主要反射面不小于 1m。

（二）仪器使用方法

1. 开机,进入测量状态。

2. 使用校准器对声级计进行校准。

3. 对于稳态噪声,用声级计快档读取 1 分钟指示值或平均值,对于脉冲噪声读取峰值和脉冲保持值。

4. 对于周期性噪声,用声级计慢档每隔 5s 读取一个瞬时 A 声级值,测量一个周期。

5. 对于非周期非稳态噪声,用声级计慢档每隔 5 秒读取一个瞬时 A 声级值,连续读取若干数据。

6. 室内环境噪声为稳态噪声的,声级计指示值或平均值即为等效 A 声级 L_{Aeq}。

7. 室内环境噪声为脉冲噪声的,声级计测得的峰值即为等效 A 声级 L_{Aeq}。

8. 室内环境噪声为周期性或其他非周期性非稳态噪声的,等效 A 声级 L_{Aeq} 的计算式为：$L_{Aeq} = 10\lg(\sum_{i=1}^{n}10^{0.1L_{Ai}}) - 10\lg n$；式中 L_{Aeq} 为室内环境噪声等效 A 声级,单位为分贝(dB)；n 为在规定时间 t 内测量数据的总数,单位为个；L_{Ai} 为第 i 次测量的 A 声级,单位为分贝(dB)。

9. 结果表达　一个区域的测定结果以该区域各测点等效 A 声级的算术平均数给出。

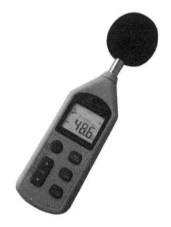

图 10-5　声级计

第六节　室内空气质量快速检测

一、一氧化碳、二氧化碳

（一）仪器

不分光红外线气体分析仪(图 10-6)。

（二）原理

一氧化碳/二氧化碳对红外线具有选择性的吸收。在一定范围内,吸收值与气体浓度呈线性关系,根据吸收值可以确定样品中的一氧化碳/二氧化碳的浓度。

（三）测点布置要求

1. 室内面积不足 $50m^2$ 的设置 1 个测点,$50\sim200m^2$ 的设置 2 个测点,$200m^2$ 以上的设置

3~5 个测点。

2. 室内 1 个测点的设置在中央,2 个采样点的设置在室内对称点上,3 个测点的设置在室内对角线四等份的 3 个等份点上,5 个测点的按梅花布点,其他的按均匀布点原则布置。

3. 测点距离地面高度 1~1.5m,距离墙壁不小于 0.5m。

4. 测点应避开通风口、通风道等。

(四)仪器使用方法

1. 打开电源,预热 30 分钟。

2. 将切换阀旋钮调至"调零"位置,进行零点校准。

3. 将切换阀旋钮调至"测量"位置,关闭抽气泵,将标准气接入仪器进气口,进行终点校准。

4. 零点与终点校准重复 2~3 次,使仪器处在正常工作状态。

5. 打开抽气泵,开始样品检测,待读数稳定后,直接读取浓度值。

6. 结果表达　一个区域的测定结果以该区域内各采样点质量浓度的算术平均数给出。

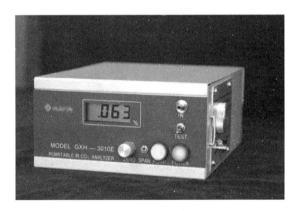

图 10-6　不分光红外线气体分析仪

二、可吸入颗粒物 PM_{10}

(一)仪器

光散射式粉尘仪(图 10-7)。

(二)原理

当光照射在空气中悬浮的颗粒物上时,产生散射光。在颗粒物性质一定的条件下,颗粒物的散射光强度与其质量浓度成正比。通过测量散射光强度,应用质量浓度转换系数 K 值,求得颗粒物质量浓度。

(三)测点布置要求

1. 室内面积不足 $50m^2$ 的设置 1 个测点,$50~200m^2$ 的设置 2 个测点,$200m^2$ 以上的设置 3~5 个测点。

2. 室内 1 个测点的设置在中央,2 个采样点的设置在室内对称点上,3 个测点的设置在室内对角线四等份的 3 个等份点上,5 个测点的按梅花布点,其他的按均匀布点原则布置。

3. 测点距离地面高度 1~1.5m,距离墙壁不小于 0.5m。

4. 测点应避开通风口、通风道等。

(四) 仪器使用方法

1. 打开电源,待仪器自检通过。

2. 切换至调零模式,接上过滤膜,点击开始,等待仪器进行零点标定,完成后移除过滤膜。

3. 切换至测量模式,接上合适的切割头,点击开始,待仪器按设定时间完成采样程序,屏幕显示数值即为现场可吸入颗粒物浓度。

4. 结果表达 一个区域的测定结果以该区域内各采样点质量浓度的算术平均数给出。

5. 粉尘仪使用环境的相对湿度应小于90%,平均风速小于1m/s。

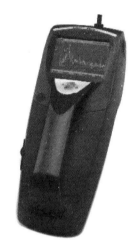

图 10-7 光散射式粉尘仪

三、甲醛

(一) 仪器

甲醛检测仪(光电光度法,图10-8)。

(二) 原理

甲醛气体通过检测单元时,检测单元中浸有发色剂的试纸因化学反应其颜色由白色变成黄色。变色的程度所引起反射光强度的变化与甲醛浓度呈函数关系。根据反射光量强度变化率测定甲醛的浓度。

(三) 测点布置要求

1. 室内面积不足 $50m^2$ 的设置 1 个测点,$50{\sim}200m^2$ 的设置 2 个测点,$200m^2$ 以上的设置 3~5 个测点。

2. 室内 1 个测点的设置在中央,2 个采样点的设置在室内对称点上,3 个测点的设置在室内对角线四等份的 3 个等份点上,5 个测点的按梅花布点,其他的按均匀布点原则布置。

3. 测点距离地面高度 1~1.5m,距离墙壁不小于 0.5m。

4. 测点应避开通风口、通风道等。

(四) 仪器使用方法

1. 打开电源,待仪器自检通过。

2. 安装检测 TAB,选择检测 TAB 类型,点击 START 开始检测。

3. 待仪器检测时间结束,直接读数。

4. 结果表达　一个区域的测定结果以该区域内各采样点质量浓度的算术平均值给出。

5. 仪器进气口应离开人体正面呼吸带 1m。

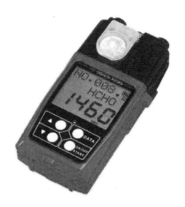

图 10-8　甲醛检测仪

四、氨

(一) 仪器

氨气检测仪(电化学法,图 10-9)。

(二) 原理

氨气通过膜电极时,发生氧化还原反应并产生与气体浓度成正比的电信号,根据电信号强度,测定氨气的浓度。

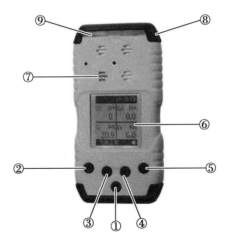

①电源键;②加键;③菜单键;④退出键;⑤减键;⑥液晶显示屏;
⑦传感器气室;⑧防震套;⑨报警区。

图 10-9　氨气检测仪

(三) 测点布置要求

1. 室内面积不足 50m² 的设置 1 个测点,50~200m² 的设置 2 个测点,200m² 以上的设置

3~5 个测点。

2. 室内 1 个测点的设置在中央,2 个采样点的设置在室内对称点上,3 个测点的设置在室内对角线四等份的 3 个等份点上,5 个测点的按梅花布点,其他的按均匀布点原则布置。

3. 测点距离地面高度 1~1.5m,距离墙壁不小于 0.5m。

4. 测点应避开通风口、通风道等。

(四)仪器使用方法

1. 打开电源,待仪器自检通过。

2. 待仪器读数稳定后,直接读数。

3. 结果表达 一个区域的测定结果以该区域内各采样点质量浓度的算术平均数给出。

4. 仪器进气口应离开人体正面呼吸带 1m。

五、臭氧

(一)仪器

臭氧分析仪(紫外光度法,图 10-10)。

(二)原理

臭氧对 254nm 波长的紫外光有特征吸收,空气样品以恒定的流速进入仪器的气路系统,通过光检测器测量光强度,依据朗伯-比耳定律得出臭氧的浓度。

(三)测点布置要求

1. 室内面积不足 50m² 的设置 1 个测点,50~200m² 的设置 2 个测点,200m² 以上的设置 3~5 个测点。

2. 室内 1 个测点的设置在中央,2 个采样点的设置在室内对称点上,3 个测点的设置在室内对角线四等份的 3 个等份点上,5 个测点的按梅花布点,其他的按均匀布点原则布置。

3. 测点距离地面高度 1~1.5m,距离墙壁不小于 0.5m。

4. 测点应避开通风口、通风道等。

(四)仪器使用方法

1. 打开电源,待仪器自检通过。

2. 在进气口连接臭氧涤去器,对仪器进行调零。

3. 去除臭氧涤去器,开始进行检测,待仪器读数稳定后,直接读数。

4. 结果表达 一个区域的测定结果以该区域内各采样点质量浓度的算术平均值给出。

5. 仪器进气口应离开人体正面呼吸带 1m。

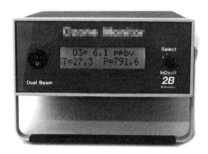

图 10-10 臭氧检测仪

六、总挥发性有机物

(一) 仪器

总挥发性有机物(TVOC)检测仪(光离子化,图 10-11)。

(二) 原理

利用惰性气体真空放电现场所产生的紫外线,使待测气体分子发生电离,通过测量离子化后的气体所产生的电流强度,得到待测气体的 TVOC 浓度。

(三) 测点布置要求

1. 室内面积不足 $50m^2$ 的设置 1 个测点,$50\sim200m^2$ 的设置 2 个测点,$200m^2$ 以上的设置 $3\sim5$ 个测点。

2. 室内 1 个测点的设置在中央,2 个采样点的设置在室内对称点上,3 个测点的设置在室内对角线四等份的 3 个等份点上,5 个测点的按梅花布点,其他的按均匀布点原则布置。

3. 测点距离地面高度 $1\sim1.5m$,距离墙壁不小于 0.5m。

4. 测点应避开通风口、通风道等。

(四) 仪器使用方法

1. 打开电源,待仪器自检通过。

2. 待仪器读数稳定后,直接读数。

3. 结果表达　一个区域的测定结果以该区域内各采样点质量浓度的算术平均值给出。

4. 仪器进气口应离开人体正面呼吸带 1m。

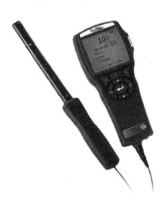

图 10-11　TVOC 检测仪

第七节　水质快速检测

一、便携式多参数水质测定仪简介

便携式多参数水质测定仪(图 10-12)是一种可以同时、快速检测水质的新型仪器,操作简便,结果准确。可与配套试剂同时使用,不需配制标准溶液、绘制标准曲线即可快速得到结果,便于野外采样,现采现测。

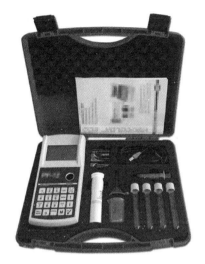

图 10-12 便携式多参数水质测定仪

二、饮用水检测

(一) 浑浊度

1. 浑浊度 是反映水源水及饮用水的物理性状的一项指标。水源水的浑浊度是由于悬浮物或胶态物,或两者造成在光学方面的散射或吸收行为。

2. 原理 在相同条件下用福尔马肼标准混悬液散射光的强度和水样散射光的强度进行比较。散射光的强度越大,表示浑浊度越高。

3. 福尔马肼标准混悬液 分别吸取硫酸肼溶液 5.00ml、环六亚甲基四胺溶液 5.00ml于 100ml 容量瓶内,混匀,在(25±3)℃放置 24 小时后,加入纯水至刻度,混匀。此标准混悬液浑浊度为 400NTU,可使用约 1 个月。

4. 分析步骤

(1) 打开比色计。

(2) 从测试菜单中选择浊度。

(3) 用去离子水冲洗一个干净的试管,并在试管中加入去离子水至刻度线。

(4) 将试管插入比色计,测量空白样品。

(5) 用水样冲洗第二个干净的试管,并在试管中加入水样至刻度线,摇匀。

(6) 将试管插入比色计,测量样品,记录结果。

(二) 色度

1. 色度的形成主要归因于腐殖质、泥炭、浮游生物、植被和天然金属离子。

2. 原理 用氯铂酸钾和氯化钴配制成与天然水黄色色调相似的标准色列,用于水样比色测定。规定 1mg/L 铂[以 $(PtCl_6)^{2-}$ 形式存在]所具有的颜色作为 1 个色度单位,称为 1度。即使轻微的浑浊度也干扰测定,浑浊水样测定时需先离心使之清澈。

3. 铂-钴标准溶液 称取 1.246g 氯铂酸钾和 1.000g 干燥的氯化钴,溶于 100ml 纯水中,加入 100ml 盐酸($\rho_{20}=1.19g/ml$),用纯水定溶至 1 000ml。此标准溶液的色度为500 度。

4. 分析步骤

(1)打开比色计。

(2)从测试菜单中选择色度。

(3)用去离子水冲洗一个干净的试管,并在试管中加入去离子水至刻度线。

(4)将试管插入比色计,测量空白样品。

(5)用水样冲洗第二个干净的试管,并在试管中加入水样至刻度线。

(6)将试管插入比色计,测量样品,记录结果。

(三) pH

1. 原理　不同的酸碱指示剂在一定的 pH 范围内显示出不同的颜色。通过在水样中加入指示剂,显色后比对测得水样的 pH。

2. 指示剂量程　氯酚红 4.8~6.4;酚红 6.8~8.4;百里酚蓝 8.0~9.6。

3. 分析步骤

(1)打开比色计。

(2)依据所使用的指示剂从测试菜单中选择相应的测试程序名。

(3)用水样冲洗一个干净的试管,并在试管中加入水样至刻度线。

(4)将试管插入比色计,测量空白样品。

(5)在样品试管中加入定量的指示剂,混匀。

(6)将试管插入比色计,测量样品,记录结果。

(四) 氨氮

1. 原理　水中氨与纳氏试剂在碱性条件下生成黄至棕色的化合物,其色度与氨氮含量成正比。

2. 分析步骤

(1)打开比色计。

(2)从测试菜单中选择氨氮。

(3)用水样冲洗一个干净的试管,并在试管中加入水样至刻度线。

(4)将试管插入比色计,测量空白样品。

(5)在样品试管中加入定量的 1 号试剂,盖上盖子混匀,等待 1 分钟。

(6)再向样品试管中加入定量的 2 号试剂,盖上盖子混匀,等待 5 分钟。

(7)将试管插入比色计,测量样品,记录结果。

(五) 亚硝酸盐氮

1. 原理　在 pH 1.7 以下,水中亚硝酸盐与对氨基苯磺酰胺重氮化,再与盐酸 N-(1-萘)-乙二胺产生偶合反应,生成紫红色的偶氮染料,比色定量。

2. 分析步骤

(1)打开比色计。

(2)从测试菜单中选择亚硝酸盐氮。

(3)用水样冲洗一个干净的试管,并在试管中加入水样至刻度线。

(4)将试管插入比色计,测量空白样品。

(5)在样品试管中加入定量的 1 号试剂,盖上盖子混匀。

(6)再向样品试管中加入定量的 2 号试剂,盖上盖子反复振摇混匀,等待 5 分钟。

(7)将试管插入比色计,测量样品,记录结果。

(六) 硝酸盐氮

1. 原理　镉还原剂能还原水中硝酸盐成为亚硝酸盐,连同水样中原有的亚硝酸盐与对氨基苯磺酸酰胺重氮化,再与盐酸 N-(1-萘)-乙二胺偶合,形成玫瑰红色偶氮染料,用比色计比色,减去不经还原的水样用同法测得的亚硝酸盐,得出硝酸盐的含量。

2. 分析步骤

(1)打开比色计。

(2)从测试菜单中选择硝酸盐氮。

(3)用水样冲洗一个干净的试管,并在试管中加入水样至刻度线。

(4)将试管插入比色计,测量空白样品。

(5)在样品试管中加入定量的 1 号试剂,盖上盖子混匀。

(6)再向样品试管中加入定量的 2 号试剂,盖上盖子反复振摇混匀,等待 10 分钟。

(7)将试管插入比色计,测量样品,记录结果。

(8)将结果减去水样的亚硝酸盐氮结果即为硝酸盐氮含量。

(七) 硫化物

硫化物分析步骤如下。

(1)打开比色计。

(2)从测试菜单中选择硫化物。

(3)用水样冲洗一个干净的试管,并在试管中加入水样至刻度线。

(4)将试管插入比色计,测量空白样品。

(5)在样品试管中加入定量的 1 号试剂,盖上盖子混匀。

(6)再向样品试管中加入定量的 2 号试剂,盖上盖子反复振摇混匀,等待 1 分钟。如有硫化物存在,溶液应呈蓝色。

(7)再向样品试管中加入定量的 3 号试剂,盖上盖子反复振摇混匀,溶液立即呈现稳定的颜色。

(8)将试管插入比色计,测量样品,记录结果。

(八) 游离余氯

1. 原理　DPD 与水中游离余氯迅速反应而产生红色,通过比色得到水中游离余氯的浓度。

2. 分析步骤

(1)打开比色计。

(2)从测试菜单中选择余氯。

(3)用水样冲洗一个干净的试管,并在试管中加入水样至刻度线。

(4)将试管插入比色计,测量空白样品。

(5)在样品试管中加入定量的试剂,盖上盖子混匀,等待 1 分钟。

(6)将试管插入比色计,测量样品,记录结果。

(九) 总硬度

总硬度分析步骤如下。

(1)打开比色计。

（2）从测试菜单中选择硬度。

（3）用水样冲洗一个干净的试管,并在试管中加入水样至刻度线。

（4）将试管插入比色计,测量空白样品。

（5）在样品试管中加入定量的试剂,盖上盖子混匀至粉末完全溶解,等待 1 分钟。

（6）将试管插入比色计,测量样品,记录结果。

三、游泳池水、沐浴用水检测

依据《公共场所卫生指标及限值要求》(GB 37488—2019)要求,人工游泳池及沐浴用水中原水及补充用水应符合《生活饮用水卫生标准》(GB 5749—2006)的要求,相关指标检验按《生活饮用水卫生标准检验方法》(GB/T 5750—2006)执行。

各项目及快速检测仪器操作见本节"饮用水检测"部分。

第十一章

公共场所危害健康事故处置

第一节 公共场所危害健康事故的定义与分类

一、公共场所危害健康事故的定义

《公共场所卫生管理条例实施细则》定义：公共场所危害健康事故是指公共场所内发生的传染病疫情或者因空气质量、水质不符合卫生标准、用品用具或者设施受到污染导致的危害公众健康事故。

二、公共场所危害健康事故的分类

（一）按照传播途径分类

根据传播途径，可以将公共场所危害健康事故中传染病疫情分为以下 5 类。

1. 呼吸道传染病　多见于冬春季节。如流行性感冒、严重急性呼吸综合征、流行性脑脊髓膜炎（流脑）、上呼吸道感染（上感）、肺结核等。传播方式是病原体通过空气、借助飞沫经呼吸道侵入人体引起感染。

2. 肠道传染病　多见于夏秋季节。如甲型病毒性肝炎、伤寒、霍乱、细菌性痢疾。通过公共场所的食品、公共用具和用品、水源而传播。

3. 血源传染病　如乙型病毒性肝炎、艾滋病等。通过输血或共用不洁医疗用品而传播。

4. 性传播疾病　如艾滋病、淋病、梅毒、阴道滴虫病等。通过不洁性交或公共场所的公共用品传播。

5. 虫媒和自然疫源性传染病　多见于夏秋季节。如流行性乙型脑炎、斑疹伤寒。以公共场所的蚊子、虱子为传播媒介。

还有一些传染病，如沙眼、流行性结膜炎（红眼病）、手足癣等。主要通过公共场所的公共用品传播。

（二）按照危害事故污染源的性质分类

1. 生物性污染　主要指细菌及细菌毒素、霉菌与霉菌毒素、病毒，以及通过公用物品传播的寄生虫、螨虫及其他有毒有害昆虫。

2. 化学性污染　包括各种公共场所使用的设施设备、公用物品、水质中产生的有毒有害化学物质，如涂料、消毒剂、消毒副产物、洗涤剂、臭氧等。

3. 放射性物质　主要由使用的建筑材料、装饰材料对公共场所造成的污染，特别是半衰期比较长的放射性核素。

（三）根据危害事故发生的原因和表现形式分类

1. 空气质量不符合卫生标准　公共场所建筑材料污染、公共场所装潢材料污染、室外环境污染、公共场所人类活动产生的污染。主要包括有机污染物（如甲醛、苯、丙酮、氯乙烯、苯乙烯等）、无机污染物（如氨、一氧化碳、二氧化碳等）、放射性污染物（如氡等）和可吸入颗粒物（如 PM_{10}、$PM_{2.5}$ 等）。

2. 水质不符合卫生标准

（1）饮用水水质超标：水源水质污染、水厂制水工艺问题、供水管网污染、二次供水污染、直饮水水质超标、投毒行为等。

（2）游泳池水质超标：游泳池水质未按规定进行循环净化消毒，造成游泳池水质不符合国家标准发生的危害健康事故，主要包括急性出血性结膜炎、游泳池热、感染性腹泻等。

3. 公共用品用具或设施受到污染　公共用品用具和卫生设施未按规定清洗消毒，化妆品等公共用品受到汞、铅等化学物或致病菌微生物污染而发生的传染性疾病和皮肤病，如性病、艾滋病、皮肤癣等；因使用化妆品所致的毁容、脱发及皮肤病，如过敏性皮炎及各种皮肤损伤等。

4. 意外事故　由于公共场所经营者故意或过失导致操作不当而发生危害健康事故，如氯气泄漏，消毒剂保存、使用操作不规范，锅炉、餐饮加工等过程中泄露或燃烧不完全等造成氯气中毒、CO 中毒（包括煤气中毒）、CO_2 中毒和其他中毒事件。

三、公共场所危害健康事故的特点

公共场所危害健康事故有别于其他一般事故，与其他一般事故比较，特点如下。

1. 隐蔽性　一般的事故容易被人们所察觉，如爆炸、火灾。公共场所危害健康事故虽然有些现象如水质、公共用品外观有所改变，被人们所发现，但更多污染事故必须通过检验、周密调查才能发现，如游泳池水污染、集中空调通风系统污染、公共用品污染等，在事故发生之前，只有通过微生物检验，才可能被发现。

2. 区域性　一般公共场所危害健康事故多表现为局部性，主要发生在事发地的公共场所内。

3. 长期性　有的危害健康事故的致病因子进入人体内有蓄积性不易排出，对人体健康造成长期危害，如使用的涉水产品不符合标准和规范要求，化学性危害健康因素长期作用于人体，危害人体健康。

4. 事故持续时间较长　一般公共场所危害健康事故过程是短暂的，但有的事故在未找到事故原因之前，会持续一段时间。

第二节　公共场所危害健康事故应急处置

一、公共场所危害健康事故分级

目前国家没有统一的公共场所危害健康事故的分级标准，依据原卫生部制定的《突发中毒事件卫生应急预案》,根据突发中毒事件危害程度和涉及范围等因素,将突发中毒事件分为4级,分别为特别重大(Ⅰ级)、重大(Ⅱ级)、较大(Ⅲ级)、一般(Ⅳ级)。

(一)特别重大(Ⅰ级)

1. 一起突发中毒事件,中毒人数在100人及以上且死亡10人及以上;或死亡30人及以上。

2. 在一个县(市)级行政区域24小时内出现2起及以上可能存在联系的同类中毒事件时,累计中毒人数100人及以上且死亡10人及以上;或累计死亡30人及以上。

3. 全国2个及以上省(自治区、直辖市)发生同类重大突发中毒事件(Ⅱ级),并有证据表明这些事件原因存在明确联系。

4. 国务院及其卫生行政部门认定的其他情形。

(二)重大(Ⅱ级)

1. 一起突发中毒事件暴露人数2 000人及以上。

2. 一起突发中毒事件,中毒人数在100人及以上且死亡2~9人;或死亡10~29人。

3. 在一个县(市)级行政区域24小时内出现2起及以上可能存在联系的同类中毒事件时,累计中毒人数100人及以上且死亡2~9人;或累计死亡10~29人。

4. 全省2个及以上市(地)级区域内发生同类较大突发中毒事件(Ⅲ级),并有证据表明这些事件原因存在明确联系。

5. 省级及以上人民政府及其卫生行政部门认定的其他情形。

(三)较大(Ⅲ级)

1. 一起突发中毒事件暴露人数1 000~1 999人。

2. 一起突发中毒事件,中毒人数在100人及以上且死亡1人;或死亡3~9人。

3. 在一个县(市)级行政区域24小时内出现2起及以上可能存在联系的同类中毒事件时,累计中毒人数100人及以上且死亡1人;或累计死亡3~9人。

4. 全市(地)2个及以上县(市)、区发生同类一般突发中毒事件(Ⅳ级),并有证据表明这些事件原因存在明确联系。

5. 市(地)级政府及其卫生行政部门认定的其他情形。

(四)一般(Ⅳ级)

1. 一起突发中毒事件暴露人数在50~999人。

2. 一起突发中毒事件,中毒人数在10人及以上且无人员死亡;或死亡1~2人。

3. 在一个县(市)级行政区域24小时内出现2起及以上可能存在联系的同类中毒事件时,累计中毒人数10人及以上且无人员死亡;或死亡1~2人。

4. 县(市)级及以上人民政府及其卫生行政部门认定的其他情形。

各地方、各部门及公共场所经营单位应该根据本地区、本部门及本单位实际情况制定相应的事故应急预案及事故具体分级标准。

二、公共场所危害健康事故处置依据

依据《中华人民共和国传染病防治法》《中华人民共和国突发事件应对法》《突发公共卫生事件应急条例》《公共场所卫生管理条例》《危险化学品安全管理条例》《公共场所卫生管理条例实施细则》《国家突发公共卫生事件应急预案》《国家突发公共事件医疗卫生救援应

急预案》《卫生部突发中毒事件卫生应急预案》《国家卫生计生委印发人感染 H7N9 禽流感疫情防控方案》《非职业性一氧化碳中毒事件应急预案》、其他致病微生物引起的感染性和传染性疾病按相关预案,以及各地政府、部门、单位出台的相关应急预案处置。

三、公共场所危害健康事故应急处置预案

应急预案又称应急计划,是针对可能的突发公共事故(件)或灾害,为保证迅速、有序、有效地开展应急与救援行动、降低事故损失而预先制定的有关计划或方案。它是在辨识和评估潜在的重大危险、事故类型、发生的可能性及过程、事故后果及影响严重程度的基础上,对应急机构职责、人员、技术、装备、设施(备)、物资、救援行动及其指挥与协调等方面预先作出的具体安排。应急预案明确了在突发事故发生之前、发生过程中及刚刚结束之后,谁负责做什么,何时做,以及相应的策略和资源准备等。

应急预案符合相关法律、法规、规章、标准和政策等规定;与相关预案紧密衔接;与突发事件公共卫生风险相适应;分工合理,责任明确;程序规范,措施具体;内容完整,信息准确;文字简明,通俗易懂;具有实效性、科学性、可操作性,并根据需要不断修订完善。公共场所经营单位要针对本区域、本单位常发突发公共事件,组织开展从业人员参与度高、应急联动性强、形式多样、节约高效的应急预案演练。

(一)应急预案的核心要素

应急预案是整个应急管理工作的具体反映,它的内容不局限于事故发生过程中的应急响应和救援措施,还应包括事故发生前的各种应急准备和事故发生后的紧急恢复及预案的管理与更新等。因此,完整的应急预案按相应的过程可分为 6 个一级关键要素。

1. 方针与原则　方针与原则反映了应急救援工作的优先方向、政策、范围和总体目标,应急的策划和准备、应急策略的制定和现场应急救援及恢复,都应围绕方针和原则开展。

2. 应急策划　在全面系统的认识和评价所针对的潜在事故类型的基础上,识别出重要的潜在事故、性质、区域、分布及事故后果,同时,根据危险分析的结果,分析应急救援力量和可用资源情况,为所需的应急资源准备提供建设性意见。

3. 应急准备　应急准备基于应急策划的结果,明确所需的应急组织及其职责权限、应急队伍的建设和人员培训、应急物资的准备、预案的演习、公众的应急知识培训等。

4. 应急响应　应急响应明确了在应急救援过程中实施的核心功能和任务,具体包括接警与通知、指挥与控制、警报和紧急公告、通信、事态监测与评估、警戒与治安、人群疏散与安置、医疗与卫生、公共关系、应急人员安全、消防和抢救、泄露物控制。

5. 现场恢复　现场恢复是将现场恢复到一个基本稳定的状态,在现场恢复的过程中往往仍存在潜在的危险,如余烬复燃、受损建筑倒塌等,所以充分考虑现场恢复过程中的危险,制定现场恢复程序,防止事故的再次发生。

6. 预案管理与评审改进　对预案的制定、修改、更新、批准和发布作出明确规定,并保证定期或在应急演练、应急救援后对应急预案进行评审,针对预案中所暴露出的缺陷,不断更新、完善和改进应急预案文件体系。

（二）应急预案的具体内容

1. 总则　包括编制目的、编制依据、适用范围和工作原则等。

2. 卫生应急组织指挥体系与职责　包括领导机构、工作机构、地方机构或现场指挥机构、专家组等。

3. 预防与预警　包括卫生应急准备措施、事件分级标准、风险评估、预警发布或解除的程序和预警响应措施等。

4. 应急处置　包括应急预案启动条件、信息报告、先期处置、分级响应、指挥与协调、应急联动、信息发布、应急终止等。

5. 善后处理　包括总结与评估、抚恤和补助、恢复重建等。

6. 应急保障　包括卫生应急队伍保障、技术保障、物资保障、经费保障、通信与交通保障等。

7. 培训演练　包括应急预案宣传、培训、演练等。

8. 监督管理　包括监督检查、责任与奖惩。

9. 附则　包括名词术语和应急预案解释等。

10. 附件　包括突发公共卫生事件分级标准、组织指挥体系结构图、卫生应急处置流程图、相关部门和单位通信录、标准化格式文本等。

四、公共场所危害健康事故报告

（一）事故报告范围

在公共场所发生以下危害健康事故必须报告。

1. 微小气候或空气质量不符合卫生标准所致的虚脱休克。

2. 饮用水遭受污染和饮水污染所致的介水传染病流行或中毒，或饮用水遭受污染有可能造成人员健康损害。

3. 公共用具、用水卫生设施遭受污染所致的传染性疾病、皮肤病。

4. 意外事故所致的一氧化碳、氨气、氯气、消毒杀虫剂等中毒。

5. 其他不明原因造成的传染性疾病的流行。

（二）责任报告人

公共场所危害健康事故的发生单位的负责人、卫生负责人、卫生管理员为责任报告人员，其他人员为义务报告人。

（三）报告时限和程序

报告单位和报告人发现公共场所危害健康事故，应在发生事故2小时内报告当地卫生健康行政部门，必要时（如重大或涉及刑事案件等）必须同时报当地公安部门。

接到公共场所危害健康事故报告后，接报人应及时填写"公共场所危害健康事故报告登记表"，对事故发生情况进行登记，登记内容应准确、详细记录，不能缺项。应在2小时内向所在地卫生健康行政部门报告。接到报告的卫生健康行政部门应在2小时内向本级人民政府报告，同时向上级卫生健康行政部门报告，并应立即组织进行现场调查确认，及时采取措施，随时报告情况，并指定机构进行网络直报。

（四）报告内容

公共场所危害健康事故报告的主要内容包括事件发生时间、地点、发病人数和范围、患者主要症状、可能的原因及已经采取的措施、事件的发展趋势等。

五、公共场所危害健康事故的处置原则和方法

(一) 处置的原则

1. 抢救受害者 应尽快将受害者脱离事故现场,防止其继续遭受有害因素危害。迅速送患者到医疗机构救治;对危害较轻、暂无临床表现者妥善安置,认真进行医学观察。将受害人登记造册,将受害人的基本情况记录在案,为下一步调查作准备。

2. 消除有害因素 根据事故现场特征和受害人的临床表现,迅速作出事故原因的初步判断,采取有效措施,防止有害因素继续危害人群。如开窗通风换气、暂停空调、临时关闭泳池。

3. 保护现场 在优先抢救患者的前提下,应采取有效措施,尽可能保护现场。

(二) 处置的基本方法

1. 建立组织指挥体系,明确工作职责 成立公共场所危害健康事故应急处置工作领导小组,由公共场所经营单位负责人、公共场所卫生管理员、各有关部门负责人及相关人员组成的应急处置组,统一负责危害健康事故的应急处置。明确各部门的工作职责,形成统一领导、各司其职,高效统一的应急处置体系。

2. 调查 公共场所经营单位在公共场所危害健康事故发生后,应保护好现场,及时上报、及时救治患者,积极配合有关部门对事件开展调查工作。

卫生健康部门接报后,立即召集有关人员对报告情况进行初步分析和判断,组织公共场所危害健康事故应急处理小组人员,携带相关文书(如"公共场所危害健康事故个案调查表""现场笔录""询问笔录""卫生监督意见书""卫生行政控制决定书""封条""当场行政处罚决定书")、取证和采样工具、医疗救治设备等赶赴事件现场。现场调查、检查所需的测试、采样及调查取证器材包括照相机、录音笔、摄像机及快速测定仪器等;另外,还需携带防护器材、防护服、身份证、工作证、执法证等。

对可疑公共场所危害健康事故场所进行现场卫生学调查,并制作相关的调查笔录,采集与公共场所危害健康事故调查相关的样品送检。

3. 控制 控制相关可疑的公共用具、用水和卫生设施。

在现场卫生学调查和采样任务完成后,由相关单位对事故现场进行杀菌消毒、通风排毒等无害化处理。

4. 处理 涉及患者救治的,在第一时间组织救治患者。

根据流行病学及现场卫生学调查和实验室检验结果,撰写调查报告,内容包括事件发生时间、地点、发病人数和范围、患者主要临床症状、流行病学资料分析、检验结果、调查结论、采取的措施和处理意见。对公共场所危害健康事故资料进行整理并归档。

对疑难的公共场所危害健康事故,由卫生健康行政部门组织专家进行分析论证,并按规定报告。经排查,如属于传染病疫情的,按相关传染病控制预案进行应急处理;疑似投毒的案件,应及时通知公安部门。

公共场所单位和个人违反公共场所卫生法规造成公共场所危害健康事故的,由卫生健康行政部门及卫生监督机构依据卫生法律法规实施行政处罚。

第三节 常见公共场所危害健康事故的处置要点

一、传染病疫情发生的应急处置

发生传染病传播事故时,公共场所经营单位要及时进行疫情报告,不得瞒报、缓报、谎报或授意他人隐瞒、缓报、谎报;要落实疑似传染病患者、密切接触者和/或传染病患者及其环境、物品消毒隔离措施。

疾病预防控制中心开展病例检测、个案调查、分析。卫生监督机构调查经营场所是否采用有效的空气消毒措施、是否有消毒记录,其中采用集中空调通风系统的,管道系统是否采用有效的空气消毒措施;现场检查室内是否加强通风换气,是否按规定对消毒效果进行抽检。检查所使用的消毒产品是否合法、有效,索证及卫生安全评价报告相关资料是否齐全;需要审批的产品,消毒方法(含消毒时间、消毒剂量等)应与审批的一致,需要进行卫生安全评价的产品,消毒方法(含消毒时间、消毒剂量等)是否与卫生安全评价的一致。是否建立健全卫生管理制度、重大突发传染病应急预案或预防控制方案;现场检查空气、环境表面、公共用品用具是否进行有效的清洗消毒、处理措施及其相关记录。对事故现场采取行政控制措施,对违法行为实施行政处罚。

二、因空气微小气候或空气质量不合格导致的危害健康事故的处置

当大量人群聚集在气温高、湿度大、空气污秽的密闭场所发生室内空气微小气候不符合卫生标准所致的虚脱休克的急、慢性事故时,经营者要及时将患者脱离现场,送医疗机构救治,疏散人群;采取开窗、机械送风等措施加强场所的通风,并及时按规定报告;疾病预防控制中心具体承担事故样品检测、个案调查、分析。卫生监督机构调查经营单位环境选址、设计、装修、通风设施等是否符合相关卫生标准、规范要求;使用集中空调通风系统的,是否符合相关卫生规范和清洗消毒规范要求;对事故现场采取行政控制措施,对违法行为实施行政处罚。

三、因意外事故所导致的危害健康事故的处置

如在通风不良的房间内使用燃气沐浴,引起一氧化碳中毒,以及游泳池氯气使用不当造成氯气泄露等危害健康事故,经营者要及时将患者脱离现场,送医疗机构救治,疏散人群,并按规定报告;及时关闭或移除有毒有害气体来源;暂停空调使用,采用开窗换气、机械送风等措施加强场所的通风;疾病预防控制中心开展事故样品检测、个案调查、分析。卫生监督机构调查经营单位环境选址、设计、装修、通风设施等是否符合相关卫生标准、规范要求;使用集中空调通风系统的,是否符合相关卫生规范和清洗消毒规范要求;对事故现场采取行政控制措施,对违法行为实施行政处罚。

四、因公共用具用品污染造成的危害健康事故的处置

如理发店未设头癣患者专用理发工具、修脚工具清洗消毒不彻底引发皮肤病等危害健康事故发生时,经营者要停止使用被污染的用品用具和设施,及时将患者脱离现场,送医疗

机构救治,并按规定报告。疾病预防控制中心开展事故样品检测、个案调查、分析。卫生监督机构调查经营场所是否设置符合规范要求的清洗、消毒、保洁等卫生设施,卫生设施能否正常使用;可以反复使用的顾客用品用具是否一客一换,是否对用品用具和设施进行彻底清洗、消毒并做好保洁工作;是否重复使用一次性用品用具。是否按照规定配备有效的预防控制蚊、蝇、蟑螂、鼠和其他病媒生物的设施设备,是否配备废弃物存放专用设施设备,相关设施设备能否正常使用;是否及时清运产生的废弃物。对事故现场采取行政控制措施,对违法行为实施行政处罚。

五、因游泳设施、浴池设施污染发生的危害健康事故的处置

发生泳池水、浴池用水微生物污染所致疾病暴发(如急性出血性结膜炎等)等事故时,经营者要及时关闭遭污染的游泳场所或沐浴场所;及时将患者脱离现场,送医疗机构救治,并按规定报告。疾病预防控制中心开展事故样品检测、个案调查、分析。卫生监督机构调查经营场所是否配备池水循环净化消毒装置;游泳场所是否设置强制淋浴室和浸脚池并正常使用;是否对游泳和沐浴场所进行彻底的清洗消毒;是否对泳池水、沐浴用水进行有效的清洗消毒并更换新水,水质检测合格后才重新开放。对事故现场采取行政控制措施,对违法行为实施行政处罚。

六、因生活饮用水污染发生的危害健康事故的应急处置

发生饮用水或二次供水事故时,公共场所经营单位要采取停止供水措施,及时报告,不得隐瞒、缓报、谎报或授意他人隐瞒、缓报、谎报;疾病预防控制中心开展水质检测、个案调查、分析。卫生监督机构调查二次供水管道走向;水箱结构和水箱内水质、内壁情况;水箱及水箱管道周围环境卫生情况;水箱的卫生防护情况,包括通气孔防护网罩、出入口封闭严密程度、泄水管溢水管防护网罩、有无防倒虹吸的阀门等;水箱管道(如泄水管、溢水管)是否与下水道直接相连,有无破损、渗漏;水箱日常维护情况和清洗消毒水箱记录等。公共场所经营单位是否建立健全二次供水卫生管理制度和卫生管理档案,是否定期检查各项卫生制度、措施的落实,及时消除供水安全隐患;是否安排未经相关卫生法律知识和供水卫生知识培训和未取得健康合格证明的供、管水人员上岗;是否安排患有有碍饮用水卫生的或病原携带者从事直接供、管水工作;储备、使用的涉及饮用水卫生安全的产品、消毒产品是否合法、有效,索证及卫生安全评价报告是否齐全,产品说明书、标签铭牌是否与审批或卫生安全评价报告时的一致;对使用的涉水产品、消毒产品进行自检,检测结果是否符合国家相关标准、规范。

第四节　危害健康事故发生单位违法行为的责任追究

一、《中华人民共和国传染病防治法》有关规定

根据《中华人民共和国传染病防治法》第七十三条规定:违反本法规定,有下列情形之一,导致或者可能导致传染病传播、流行的,由县级以上人民政府卫生行政部门责令限期改正,没收违法所得,并处五万元以下的罚款;已取得许可证的,原发证部门可以依法暂扣或者吊销许可证;构成犯罪的,依法追究刑事责任。

1. 饮用水供水单位供应的饮用水不符合国家卫生标准和卫生规范的。
2. 涉及饮用水卫生安全的产品不符合国家卫生标准和卫生规范的。
3. 用于传染病防治的消毒产品不符合国家卫生标准和卫生规范的。

根据《中华人民共和国传染病防治法》第七十七条规定:单位和个人违反本法规定,导致传染病传播、流行,给他人人身、财产造成损害的,应当依法承担民事责任。

二、《公共场所卫生管理条例实施细则》有关规定

根据《公共场所卫生管理条例实施细则》第三十九条的规定:公共场所经营者对发生的危害健康事故未立即采取处置措施,导致危害扩大,或者隐瞒、缓报、谎报的由县级以上卫生行政部门责令限期改正,给予警告,并处五百元以上五千元以下罚款;逾期不改正的,处五千元以上一万五千元以下罚款。

第十二章

公共场所健康教育

健康教育是公民素质教育和公共卫生建设的重要内容,通过大力推进健康教育,全面提升公民健康素养,是维护健康、减少疾病,最简便、直接、经济的首选策略。特别是在2020年抗击新冠肺炎疫情的战斗中,健康教育与健康促进显示出无可替代的重要作用,健康教育与健康促进工作日益受到政府和有关部门的高度重视。

第一节 健康教育与健康促进概述

一、健康教育的概念

健康教育是通过有计划、有组织、有系统的社会教育活动,使人们自觉地采纳有益于健康的行为和生活方式,消除或减轻影响健康的危险因素,预防疾病,促进健康,提高生活质量,并对教育效果作出评价。健康教育的核心是教育人们树立健康意识,促使人们改变不健康的行为生活方式,养成良好的行为生活方式,以降低或消除影响健康的危险因素。

二、卫生宣传、健康教育、健康促进三者之间的关系

1. 卫生宣传　卫生宣传是通过各种方式向人们传播卫生知识,它侧重于知识的传播,宣传对象比较泛化,宣传活动为卫生知识的单向传播,不注重效果评价。简言之,卫生宣传就是单纯的卫生知识的传播。

2. 健康教育　健康教育是通过卫生知识的传播,提高人们的健康知识水平,帮助人们树立正确的健康观念和健康信念,通过干预帮助人们改变不健康行为,建立健康的生活方式。健康教育是卫生宣传在功能上的拓展、内容上的深化,它更加关注行为的改变。

3. 健康促进　健康促进是指运用行政的或组织的手段,广泛协调社会各相关部门及社区、家庭和个人,使其履行各自对健康的责任,共同维护和促进健康的一种社会行为和社会战略。也可以简单地认为健康促进就是在健康教育的基础上加上"环境"支持(组织、政策、经济、法律等)。

4. 卫生宣传、健康教育、健康促进三者的关系　例如,向大众宣传吸烟有害健康的知识就是卫生宣传,其实绝大多数吸烟者也知道吸烟有害健康,可他们还在继续吸烟,这就是卫生宣传的欠缺。在宣传吸烟有害健康知识的基础上,通过有计划、有针对性的干预措施,帮助吸烟者采取行动戒烟,这就是健康教育。健康教育尽管能成功地帮助个体改变行为方式,

但有时也显得无能为力,在健康教育的基础上,通过调整税收政策,出台在公共场所禁止吸烟、禁止向未成年人出售烟草的法律法规,进一步强化健康教育的效果,这就是健康促进。

三、健康教育的作用和价值

1. 帮助人们建立健康的生活方式 健康生活方式是指有益于健康的习惯化的行为方式。健康生活方式主要包括合理膳食、适量运动、戒烟限酒、心理平衡4个方面,主要表现为生活有规律,没有不良嗜好,讲求个人卫生、环境卫生、饮食卫生,讲科学、不迷信,平时注意保健,生病及时就医,积极参加健康有益的文体活动和社会活动等。健康生活方式的核心是养成良好的生活习惯,健康教育通过知识的传播、行为的干预,对帮助人们树立健康观念、自愿采纳有利于健康的行为和生活习惯具有重要意义。

2. 预防慢性非传染性疾病 随着城市化、工业化、老龄化进程的不断加快,我国的疾病谱、死亡谱也发生了深刻改变。高血压、冠心病、脑卒中、糖尿病、恶性肿瘤等慢性非传染性疾病已占到了死亡总数的80%以上,成为威胁人群生命健康的最主要因素。所消耗的费用已经占到了医疗总费用的80%以上,给国家、社会和家庭带来沉重负担。慢性病又被称为"生活方式病",这些疾病的发生主要是长期不健康的生活方式造成的。国内外的研究都充分证明,大力开展健康教育,提高全民健康素养,是减少疾病和伤残,提高寿命和生活质量,最为经济、有效、简便、直接的首选策略。

3. 预防传染病 甲型肝炎、乙型肝炎、痢疾、性病等传染性疾病,除生物性因素外,还与不健康的生活方式密切相关。如艾滋病,全球感染者已超过7 000万人,由于目前尚无疫苗和特效治疗药物,通过广泛开展健康教育,控制好自身行为、作出安全的行为选择,被公认为当前预防控制艾滋病传播的主要手段。

4. 遏制医疗费用的急剧上涨 随着老年人口的不断增加,CT、磁共振等高科技检查设备的普遍应用以及器官移植、心脏手术、血液透析等医疗技术的发展,近年来医疗费用也急剧上涨,成为我国医疗卫生工作面临的重大挑战。要遏制医疗费用的急剧上涨,最有效的办法就是减少疾病的发生,健康教育就是减少疾病发生的主要手段之一。

5. 适应群众心理健康服务需求 随着社会、经济的飞速发展,市场竞争的不断加剧,人们的生活节奏也越来越快,家庭问题、婚姻问题、住房问题、老人赡养问题、独生子女教育等问题使人们的身心面临着空前的巨大压力,正如WHO专家指出的,心理问题将是21世纪人类面临的最为严重的健康问题之一,心理健康将会成为许多人追求的目标。心理教育和心理干预是健康教育工作的重要组成部分,提供健康教育服务将是群众心理健康服务需求的重要方面。

第二节 公共场所卫生管理员健康教育任务和应具备的能力

一、公共场所卫生管理员的健康教育任务

1. 宣传卫生健康政策 改革开放以来,我国颁布了《中华人民共和国食品卫生法》《中华人民共和国传染病防治法》《公共场所卫生管理条例》等一系列法律、法规,各级政府也颁布了大量地方性卫生法规。公共场所卫生管理员要在各级政府的领导和专业医疗卫生机构

的指导下,宣传、贯彻、推进、落实各项卫生健康政策、法律法规,尤其是与人民群众密切相关的政策与服务,提高公众对卫生健康服务的满意度和获得感。

2. 提供健康教育资料　配合健康教育活动或日常健康教育工作发放相关健康教育资料。健康教育资料可以自己编写印制,也可以到相关医疗卫生机构领取。对于海报、折页等简单的宣传资料要能够进行正确的讲解;对于健康教育小册子、音像制品等较为复杂的宣传材料,要了解其主要内容、使用要求及适用人群,能够按要求做到精准发放。

3. 健康教育宣传栏内容的更换和维护　做好健康教育宣传栏内容选取、内容更换、资料存档、日常维护等工作,要理解、掌握健康教育宣传栏的内容,为有需要的人进行讲解。

4. 协助开展公众健康咨询活动　协助专业医疗卫生机构组织开展义诊咨询活动,组织协调好义诊的时间、地点,张贴义诊咨询的通知或通过口头、微信等方式进行告知,准备好义诊咨询必要的桌椅板凳、召集目标人群、帮助现场发放宣传资料、维护现场秩序、收取群众意见和建议,及时填写活动记录,做好资料的归档。

5. 协助开展调查研究　准确掌握本单位、本辖区人口信息底数,为政府和相关专业机构提供基础性数据;协助专业医疗卫生机构开展问卷调查、调研走访等工作;根据工作要求,做好调查对象的摸底排查、知情告知、提前预约等工作,帮助收集有关信息,协助完成调查任务。

6. 做好计划与总结工作　每年年初制订切实可行的健康教育计划,明确工作重点和时间进度,年末对健康教育的开展情况及效果进行客观评价,总结成功经验和亮点工作,梳理出工作中的不足和欠缺,提出改进措施和思路,不断提升公共场所健康教育服务水平。

二、公共场所健康教育的主要内容

以《中国公民健康素养——基本知识与技能》为基础,结合纪念日、健康主题日,开展不同主题、不同形式的健康保健知识宣传活动。

1. 身体保健知识教育　重要器官如心、肺、肝、胃、肾的位置、生理功能与保健;口腔与眼睛的保健等。

2. 疾病防治知识教育　高血压病、冠心病、脑血管病、癌症、糖尿病等慢性非传染性疾病的症状、体征、治疗、护理、预防和康复等知识;各种急性传染病的症状、预防、隔离、消毒、疫情报告等知识;家庭急救与护理,包括冠心病、脑血管病急性发作,触电、溺水、煤气中毒的急救,心脏按摩和人工呼吸操作方法,烧伤、烫伤、跌打损伤等意外事故的简单处理。

3. 生活卫生知识教育　包括膳食的合理搭配,食物的科学烹调,餐具的消毒,食物的贮存,酗酒、偏食、暴饮暴食对健康的影响等;常用药的保管和服用方法,体温计、血压计的使用方法等;室内采光、通风、温度、湿度对健康的影响;苍蝇、老鼠、蚊子、臭虫、蟑螂等害虫的生活习性、对健康的危害、药物和其他防治方法。

4. 心理卫生知识教育　如何调节情绪,保持心理平衡;如何防止和消除紧张刺激;如何正确处理夫妻之间、婆媳之间、父母与子女之间、同事之间的关系,如何保持家庭和睦和良好的人际关系等。

5. 安全教育　交通事故、煤气中毒、溺水、自杀、劳动损伤等意外伤害是死亡和伤残的常见原因,对公众进行安全教育,提高公众自我防护意识,注意安全防护,自觉使用安全设施,以降低和防止意外事故的发生。

6. 环境保护知识教育　环境对健康的影响,生活垃圾的处理,噪声、空气污染对人体健康的危害及预防方法等。

7. 卫生服务教育　包括了解并自觉利用社区卫生服务和医疗卫生防疫机构提供的卫生服务,主动参与健康普查、健康咨询、健康教育、健康促进活动;主动接受预防接种;有病及时就医及就医常识等。

8. 个体行为教育　饭前便后洗手、每日早晚刷牙、定期洗澡、理发、剪指甲、服装整洁、勤晒被褥;讲卫生讲公德,不乱扔乱倒、不随地吐痰、不吸烟、不酗酒、每日进行锻炼等。

三、公共场所卫生管理员开展健康教育工作需要具备的能力

1. 自主学习的能力　卫生保健是一项技术含量很高的工作,要从事与卫生健康相关的工作就必须具备较强的自学能力,具有独立发现问题和解决问题的能力,通过自主学习熟悉国家卫生健康政策,不断更新知识和观念,在工作实践中不断提高自己的能力,跟上时代发展的步伐,满足新形势对卫生健康工作的要求。

2. 人际沟通能力　公共场所卫生管理作为一种社会实践活动,其中存在着大量的多种形式与层面的人际关系交往。作为管理员,需要与主管部门沟通,及时汇报工作进展及遇到的问题,寻求上级的指导与帮助;与医疗卫生专业机构沟通,学习、掌握健康知识和技能,获取专业的知识和建议;与服务对象沟通,了解他们的诉求和愿望,获得他们的支持和喜欢,尽可能地减少摩擦和阻力,这都需要掌握娴熟的人际交往技能。

3. 组织协调能力　能够广泛开展社会动员,协调社会资源参与、支持卫生健康工作;能够顺利地组织本单位、本辖区人群完成健康知识讲座、义诊咨询、流行病学调查、调研访谈等工作任务;能够和当地卫生健康行政部门、医疗卫生机构、社区居委会、社区团体保持顺畅的沟通,多方位争取上级领导的帮助和支持。

4. 执行与管理能力　按照工作要求,能够有计划、有步骤地开展健康教育与健康促进工作,保证工作质量。发现问题及时向上级部门汇报,积极寻求解决办法。认真填写工作记录,收集培训过程、调查过程、工作过程、会议过程照片。定期开展阶段性工作总结,及时上报工作进展,总结经验与不足,积累工作执行和管理经验,不断提升执行能力和管理效果。

第三节　健康传播材料及其使用

健康传播材料是健康信息的载体,既是开展健康教育与健康促进活动时使用的宣传资料,也是常用的健康传播手段。健康传播材料具有科学性、实用性、艺术性的特点。

一、健康传播材料的分类及特点

1. 平面传播材料　平面传播材料又称印刷材料,是指用纸质媒介作为健康知识传播载体的一类传播材料,包括海报、传单、折页、挂图、小册子等。平面传播材料的优点是信息量大、信息完整、设计相对简单、制作成本低、可反复阅读或选择性阅读;缺点是信息震撼力和感染力差,且对阅读者识字能力有一定要求。

2. 音像传播材料　是指利用音频视频技术,通过讲解、示范、展示、演示、动画等表现形式,将健康知识和技能可视化而形成的一类传播材料。音像资料的载体包括录像带、录音

带、光盘、优盘等。音像传播材料的优点是直观、形象、生动,感染力强、趣味性大、受众范围广、对文化程度的要求较低,传播速度快;缺点是受众接触信息时间短,不易深入理解,制作要求和成本较高,且对播放设备有一定要求。

3. 实物传播材料　实物传播材料是将健康信息印在实用物品上,以实物为载体的一类传播材料。常见的形式有购物袋、雨伞、背心、水杯、围裙、扇子、台历等。实物传播材料的优点是具有一定的使用价值,人们乐于长时间留存;缺点是承载的信息量有限,制作成本较高,不适于大范围发放。

在实际工作中,应根据不同的健康教育活动的目的,受众的文化背景及经费情况,选择不同的健康传播材料。一般来说,宣传某种健康理念、创造支持性社会氛围多使用海报、标语、公益广告等,传播具体的健康知识和健康技能多采用折页、小册子等。

二、获取健康传播材料的主要途径

为了保证提供给受众健康信息的科学、正确,首先应从正规渠道、权威机构获取健康传播材料。常见的获取途径如下。

1. 各级卫生行政部门或其官网。
2. 各级健康教育机构发放或在其官方网站下载的电子文件。
3. 各级疾病预防控制中心发放或在其官方网站下载的电子文件。
4. 其他公共卫生专业机构发放或在其官方网站下载的电子文件。
5. 辖区基层医疗卫生服务机构提供(社区卫生服务中心、社区卫生服务站、乡镇卫生院、村卫生室)的宣传品。

三、健康教育宣传栏的使用

1. 健康教育宣传栏的特点　早期的墙报、黑板报及后来的健康教育宣传栏在健康传播过程中发挥过重要作用。健康教育宣传栏具有设置简单、制作成本低、位置固定、信息更换及时、设计灵活等特点,在信息技术高度发达的今天,健康教育宣传栏的作用虽然不如以前,但时至今日,健康教育宣传栏仍是健康信息传播的重要方式和常用的宣传方法。

2. 健康教育宣传栏的设置要求　健康教育宣传栏应设置在受众经常路过驻足或聚集的地方,如企事业单位门口、小区出入口、主要街道两旁;宣传栏周围没有物品遮挡视线,防止光线太强或太弱,影响阅读;宣传栏中心距地面高度 1.5~1.6m,以保证成年人观看时不过于仰视和俯视。

3. 健康教育宣传栏的设计要求　健康教育宣传栏内容应紧紧围绕当前卫生健康工作重点,单位或辖区主要健康问题,季节性多发病(如冬春季的呼吸道疾病、夏季的消化道疾病),突发公共卫生事件等来设计;宣传栏背景尽量选择白色或淡蓝、淡绿、淡粉、淡黄等浅颜色,做到背景与文字反差明显,避免使用黑色、深蓝、大红作为背景;不建议使用图案作为背景,文字与图案叠加在一起会给阅读带来困难;文字要疏密得当,不要因为文字过小、过密影响阅读。

4. 健康教育宣传栏的内容要求　健康教育宣传栏内容要科学、准确,把科学、适宜受众的健康信息传递给大家。不能为吸引眼球,用猎奇的态度引用一些低俗,甚至是道听途说、背离科学的"路边社"消息,如"接触宠物的孩子抗病力更强""往鼻孔里抹香油能防止新冠病毒进入体内"。健康教育专栏内容要剔除"无作者""无来源""无考证"的三无产品,要对自己宣传的内容负责,要对受众负责。

5. 健康教育宣传栏的管理要求　健康教育宣传栏内容要定期更换,一般应每2个月更换一次宣传内容,建议每期宣传内容都拍照存档,用于本单位的自查和上级部门的检查。

四、健康教育海报的使用

1. 健康教育海报的特点　海报的特点是具有强烈的视觉冲击力,文字和构图的震撼力较强,信息简单明确,字数少、字号大,让人们通过短暂的目光扫视就能获得海报的主要内容。

2. 健康教育海报的张贴地点　健康教育海报的宣传效果,除了海报本身的制作质量外,还取决于张贴的地点、位置、光线等诸多因素。健康教育海报的张贴地点应尽可能选择在有较多人经过,方便受众观看的工作或生活场所,如办公楼的入口、小区广场、集市等;如张贴在街道,需事先征得城管部门的同意;如张贴在房屋的墙壁上,需要事先征得建筑物所有者的同意;张贴海报还要符合当地的文化习俗和社会规范,不能随意张贴或悬挂,如宗教场所等。

3. 健康教育海报的张贴位置　健康教育海报的张贴位置既要光线充足,让人们能注意到,也要防止因为过度的阳光直射造成海报的褪色;既要保持环境上的空间,方便多人同时观看,避免被其他物体遮挡干扰,还要尽可能避免雨水冲刷而损坏;张贴位置的背景最好与海报颜色有明显反差,如把红色的海报张贴在红色的墙面上会降低海报的吸引力和观看舒适度。

4. 健康教育海报张贴后的管理　健康教育海报张贴后要不定期的巡查,防止海报因张贴不牢而脱落,对于已破损、褪色的海报要及时更换或取下,否则有时候不但起不到宣传作用,甚至还会起反作用。

五、健康教育折页和小册子的使用

1. 健康教育折页和小册子的特点　折页一般是指正反面都印有健康教育知识的单页,通常为彩色印刷,常见的形式有两折页和三折页。折页设计精美、图文并茂,有较强的吸引力,信息简单明了,便于携带和保存,设计要求、制作成本相对较低。小册子是指介于折页与图书之间的一种科普读物,一般是对某一方面的健康问题进行比较全面、系统的阐述,信息量大,内容系统完整,可以长时间反复阅读。

2. 健康教育折页和小册子的使用方式　一是自行取阅,健康教育折页和小册子可以放在受众经常去的地方,如办事处、居委会,银行、电信、电力、燃气、邮政营业厅,社区卫生服务站,有兴趣的可以在办事、就诊的时候自行取阅;二是集中发放,在开展义诊、咨询,举办健康教育讲座、职工会议时集中发放。

3. 健康教育折页和小册子使用的注意事项　公共场所卫生管理员在拿到材料后,首先需要了解材料的内容,哪些内容是自己不了解和需要弄明白的,以便在发放材料的同时向目标人群进行准确讲解,强化宣传效果。还要了解材料的适用人群如发放的内容是"孕产妇保健知识",发给老大爷、中小学生就没有了宣传效果。

第四节 公共场所健康教育

公共场所是指人群经常聚集、供公众使用或服务于人民大众的活动场所,是人们生活中不可缺少的组成部分,是反映一个国家、民族物质条件和精神文明的窗口。近年来,以场所为基础的健康教育干预理念在国际上得到广泛推崇,使得以往以疾病预防控制为中心和以人群为中心的健康教育干预更具可操作性,最终形成了干预地点、干预内容、目标人群三维定位的健康教育与健康促进模式。

一、公共场所健康教育的概念和意义

公共场所健康教育指通过有计划、有组织、有系统的健康教育活动,帮助加强行政管理,促使公共场所中的个体和群体建立科学和健康的行为和生活方式,改善环境,扩大资源,互相支持,预防疾病,促进健康和提高生活质量,最终达到形成健康的人群、健康的环境、健康的社会的目标。

公共场所是建设精神文明的重要阵地,也是反映一个地区精神文明的窗口,将健康教育穿插在公共场所业务宣传之中,做到商品知识与卫生知识的协调统一,商品广告栏和卫生科普专栏的协调统一,服务活动与健康教育的协调统一,是各类公共场所应尽的社会义务。

二、公共场所健康教育的内容

1. 宣传党和政府有关卫生工作的方针、政策、法律、法规 如《中华人民共和国食品卫生法》《公共场所卫生管理条例》《突发公共卫生事件应急条例》和地方政府关于爱国卫生运动、控烟和其他卫生工作的规定、决定、办法等。

2. 公共卫生道德方面的宣传教育 如倡导人们树立爱清洁、讲卫生的风气,号召人们自觉行动起来向不文明、不卫生、愚昧落后的习惯作斗争。公共场所健康教育在传播健康知识、提高公民健康素养的同时,还可以有效保持公共场所环境卫生,减少工作人员清扫劳动,有促进服务和经营活动的作用。

3. 传染病防治知识健康教育 公共场所具有人群密集、流动频繁的特点,是某些传染病易于传播和扩散的地方。做好公共场所的健康教育工作,不仅对广大群众的身体健康有利,对公共场所本部门职工的身体健康也非常有益。如一些大型的室内公共场所,空气很容易被污染,通常是呼吸道传染病容易传播的地方;一些饮食和副食品商店,往往是肠道传染病、寄生虫病容易传播的地方;各种不清洁的主、副食品,餐具,用具,钞票及服务人员的手都可能成为传播的媒介。所以,各类公共场所与卫生防病的关系极为密切,作为公共场所卫生管理员,需要了解流感、痢疾、肝炎、结核病等常见传染病相关知识,并做好宣传工作。

4. 商业公共场所健康教育 各类不同的商业场所应按其经营内容开展健康教育。如餐饮行业,以宣传经营食品的营养成分、科学烹调,防止食品污染和腐败变质的方法及直接与食品有关的疾病;药店宣传合理用药知识;家电、通信器材商家可以宣传科学照明、视力保护等相关知识。

5. 娱乐性公共场所健康教育 应以宣传环境卫生知识、精神(心理)卫生知识为主要内容,并结合时令季节和传染病流行情况,开展相应健康教育活动。

6. 服务性公共场所健康教育　应以呼吸道和接触性传染病的防治知识、防止头癣及勤理发、常洗澡的益处为主。

许多公共场所都设有专门从事营销宣传工作的部门、人员、设备,这些部门、人员和设备也为健康教育工作的开展提供了条件。

第五节　突发公共卫生事件应急健康教育

我国自 20 世纪 80 年代以来,发生了一系列重大公共卫生事件,如 1988 年暴发的上海市甲型肝炎,2003 年暴发的非典疫情,2008 年汶川特大地震,以及 2019 年 12 月底突如其来的新冠肺炎疫情等,严重威胁公众健康和生命安全,对社会稳定和经济发展产生了重大影响。

一、突发公共卫生事件的概念

突发公共卫生事件是指突然发生,造成或可能造成社会公众健康严重损害的重大传染病疫情、群体性不明原因疾病、重大食物和职业中毒及其他严重影响公众健康的事件。根据突发公共卫生事件性质、危害程度、涉及范围,突发公共卫生事件可划分为特别重大(Ⅰ级)、重大(Ⅱ级)、较大(Ⅲ级)和一般(Ⅳ级)四级。

二、突发公共卫生事件的特征

1. 突发性　突发公共卫生事件都是突然发生,突如其来的。它包含两层意思:一是突发公共卫生事件暴发偶然因素更大一些,一般不具备一般事物发生前的征兆,如各种恐怖事件、自然灾害引起的重大疫情和食物中毒,常骤然而至并迅速扩散,很难预测其发生的时间和地点;二是突发公共卫生事件发生后,要求人们必须在极短的时间内作出分析判断。

2. 危害性　突发公共卫生事件往往影响范围大,波及范围广,不但对人的身心健康有影响,而且对政治、经济、环境、军事、文化等诸多领域都有很大的影响。甚至还伴有后期效应,在较长时间内对人们的心理产生影响,如日本的福岛核电站事故。

3. 群体性　突发公共卫生事件所危及的对象不是特定的个人,而是不特定的社会群体。事件发生时,在事件影响范围内的人群都可能受到伤害,尤其对儿童、老人、妇女和体弱多病等特殊人群的影响更为突出。

4. 多样性　许多公共卫生事件都与自然灾害有关,如地震、水灾、火灾、火山爆发、泥石流、台风等。自然灾害发生后,基础设施、公共交通、供电供水、医疗卫生系统等可能遭受到严重破坏,"大灾"之后很容易出现"大疫",所以大灾之后的防疫是各级政府极为重视的工作。

5. 差异性　在时间分布上,不同的季节传染病的发病率也会不同,如流感往往发生在冬春季节,肠道传染病则多发生在夏季。传染病的差异性还表现在空间的分布上,如我国南方和北方的传染病就不一样,此外还有人群的分布差异等。

6. 综合性　突发公共卫生事件的发生和应急不仅仅是一个公共卫生问题,还是一个社会问题,往往涉及社会诸多方面,需要全社会都动员起来共同应对。因此,突发公共卫生事件的应对处理,必须由政府统一指挥,各有关部门共同努力,有时候还需要通过国际合作妥善处置。

7. 全球性 全球化为疾病的快速传播提供了便利条件,使疾病能够跨越洲际、国界和疆域,不分民族、种族和社会群体,跨越不同的文化和社会制度,常引发"多米诺骨牌"效应。如 2019 年 12 月才刚刚出现的新冠肺炎疫情,截至 2020 年 9 月 21 日,全球 215 个国家和地区已累计报告确诊病例 3094 万例,累计死亡 95.9 万人。

公共卫生事件不但影响人们的健康,还影响社会的稳定,影响经济的发展。公共卫生事件有很多特点,公共场所卫生管理员只有掌握这些特点,才能很好地完成自己的工作。

三、突发公共卫生事件的分类

1. 重大传染病疫情 指某种传染病在短时间内发生、波及范围广,出现大量的患者或死亡病例,其发病率远远超过历年发病率的平均水平。传染病肆虐曾造成过世界性的巨大灾难,尽管科技进步发明了抗生素及疫苗等药物和生物制剂,使传染病有所控制,但是目前传染病的发病率仍占全世界每年疾病总发病率的第一位,其原因:一是新的传染病相继发现如艾滋病、埃博拉病、新冠肺炎;二是一些被控制的传染病如结核、疟疾等又死灰复燃,卷土重来。

2. 自然灾害 自然灾害如地震、火山爆发、泥石流、台风、洪涝等,会在顷刻间造成大批生命财产的损失、生产停顿、物质短缺,灾民无家可归,不但几十年辛勤劳动的成果付之东流,并且还会带来很多严重的公共卫生问题,引发多种疾病,特别是传染性疾病的发生和流行。

3. 食物中毒事件 食物中毒是指人摄入了含有生物性、化学性有毒有害物质后或把有毒有害物质当作食物摄入后所出现的非传染性的急性或亚急性疾病,属于食源性疾病的范畴。

4. 有毒有害因素污染造成的群体中毒 这类公共卫生事件由于是污染所致,如水体污染、大气污染、放射污染等,所以波及范围极广。据统计,全世界每分钟有 28 人死于环境污染,每年有 1 472 万人因此丧命,并且由于是有毒有害物质所致的污染,常会对下一代造成极大的危害。

5. 群体性不明原因疾病 指在短时间内,某个相对集中的区域,同时或相继出现具有共同临床表现的患者,且病例不断增加,范围不断扩大,又暂时不能明确诊断的疾病。该类事件的原因不明,公众缺乏相应的防护和治疗知识,在控制上也有很大的难度。同时,日常也没有针对该事件的特定的监测预警系统,使得该类事件常造成严重的后果。

四、突发公共卫生事件健康教育应对原则

突发公共卫生事件中的健康教育与健康促进不同于日常健康教育与促进活动,一般来说,应遵守以下原则。

1. 预防为主 通过开展当前常见突发公共卫生事件的健康教育和健康促进工作,提高公众对突发公共卫生事件的防范意识,增强忧患意识,提高公民自救互救和应对各类突发公共卫生事件的综合素质。

2. 充分发挥政府主导作用 公众对传播渠道的信任度会直接影响健康传播效果。中国政府的号召力、执行力、物资调配能力、工作效率明显高于西方国家,我们要有充分的制度

自信,在突发公共卫生事件的应急健康教育中必须坚持政府主导,在政府的领导下积极开展健康教育活动,才能使健康传播达到科学、有效、迅速、一致的效果。

3. 宣传形式的多样性　应急健康教育要因地制宜,根据不同区域、不同年龄和文化层次,选择最为合理有效的健康信息传播方式,如对于年轻人用快手、抖音、互联网传播效果可能更好,而在农村,大喇叭依然发挥着重要作用。

4. 贴近生活　在 2020 年新冠肺炎疫情防控期间,为了方便市民居家消毒,石家庄市通过社区居委会向每户居民都发放了“二氧化氯泡腾片”,但一些居民对使用方法却不清楚。石家庄市疾病控制中心及时录制了“如何使用二氧化氯泡腾片”的短视频,把一片泡腾片配 1 000ml 水,改成了更接地气的“一片泡腾片,两瓶矿泉水”,让公众一看就懂,一学就会,在疾病控制中心微信公众号上获得了很高的点击量。

5. 加强心理健康教育　突发公共卫生事件一旦发生,必然会对人们造成巨大的心理压力,对事件的应急处置产生较大的消极影响,要适时开展心理干预,帮助公众克服恐惧心理,缓解焦虑和抑郁情绪,这对突发公共卫生事件的成功处置非常重要。

五、突发公共卫生事件健康教育应对策略

1. 事件发生期　在事件刚刚出现时,健康教育与健康促进的目标是及时让公众了解相关信息和知识,起到预警作用并提高人们的防范意识。公共场所卫生管理员要认真学习国家和当地政府事件处置的工作要求和技术规范,实时了解事件动态,提前收集和制作相关健康教育材料,为应对突发公共卫生事件做好充分准备。

2. 事件发生后　以“短、平、快”为宗旨,迅速将事件防控宣传海报、折页,在机场、车站、地铁、商超、医院、居民小区出入口广泛张贴、发放。应急健康教育的核心是快速性和权威性,让事件处置核心信息在短时间内达到家喻户晓。

3. 事件持续期　此时突发公共卫生事件已处于“高潮期”,公众高度重视,政府全力应对。此期健康教育工作的关键是在前期广泛宣传的基础上,开展有针对性的健康教育。让公众及时了解事件进展,避免谣言满天飞,掌控好应急健康教育的权威性和规范性。

4. 事件恢复期　在突发公共卫生事件结束或接近尾声时,相关卫生应急措施已经结束,但健康教育工作还远没有结束。此时健康教育的重点是总结成功经验和失败的教训,以帮助全社会进行反思,应及时将健康教育重心转向革除陋习,将前期大力倡导的健康行为固化为人们日常的生活习惯,促进公众健康素养的提升。

5. 提供权威科普信息　随着事件的进展,一些居民可能会出现恐慌心理。一些劣质健康信息,如新冠肺炎疫情期间出现的“戴多层口罩才能防住病毒”“新型冠状病毒是人为从艾滋病毒改造的”等在网上快速传播。公共场所卫生管理员要在国家卫生健康委、中国疾控中心官网等权威部门获取信息,对网上炒作的疑问予以澄清,让权威信息成为谣言的“粉碎机”。

突发公共卫生事件发生后,公共场所卫生管理员要在当地政府的统一组织部署下,在专业卫生机构的技术支持下,积极参与健康教育与健康促进工作,通过积极的宣传和沟通,让公众及时了解突发公共卫生事件的发生、发展情况和其他相关信息,帮助受到突发公共卫生事件影响的人群尽快恢复正常的社会生活状态,把事件的影响降低到最小。

附 录

相关法律、法规

1. 《中华人民共和国传染病防治法》(修订草案征求意见稿)
2. 《公共场所卫生管理条例》(2019 年 4 月修订)
3. 《公共场所卫生管理条例实施细则》(2017 年 12 月修正)
4. 《公共场所控制吸烟条例》(送审稿)
5. 《公共场所卫生管理规范》(GB 37487—2019)
6. 《公共场所卫生指标及限值要求》(GB 37488—2019)
7. 《公共场所设计卫生规范》(GB 37489—2019)
8. 《公共场所卫生学评价规范》(GB 37678—2019)
9. 《公共场所卫生检验方法》(GB 18204—2013)
10. 《公共场所集中空调通风系统卫生规范》(WS 394—2012)